今日のメンタルヘルス

―健康・医療心理学の実践的展開―

（新版）今日のメンタルヘルス（'23）

装丁デザイン：牧野剛士
本文デザイン：畑中　猛

i-50

まえがき

メンタルヘルスの維持向上は，現代に生きる人々の重大な関心事である。学業・仕事・家事・娯楽など生活のどの側面をとっても心の健康は重要な成功のカギであり，心の健康なくして日々の暮らしを快適に営むことは難しい。成長途上の人々は未来の確かな土台を築くために，高齢の人々は長い人生の終盤を実りあるものとするために，メンタルヘルスへの目配りを欠かすことができない。

翻(ひるがえ)って現実に目を向ければ，メンタルヘルスの危機が至るところで話題になり，危機を生み出す出来事や状況が毎日のように報じられる。職場や学校におけるハラスメントやいじめ，家庭内の虐待やDV，震災や風水害などの天災やさまざまな人災が，適応障害・ストレス障害・うつ病などを恒常的につくりだす現実がある。また，2020年に本格化した新型コロナウイルス感染症とそれに伴う社会的混乱（いわゆるコロナ禍）は，慢性的な脅威となって各方面を圧迫した。ようやく減少傾向にあったわが国の自殺者数が，女性や若者を中心として増加に転じたことは象徴的な現れであろう。そうした危機にあたって心の防波堤となるべきコミュニティの絆は，地域・社会・家庭における伝統的な共同体の消滅に代わる新たな形を未だ見いだすことができずにいる。

そんな状況のなかでメンタルヘルスをしっかり保っていくために，私たちはどのような考え方を知り，どのような知識を身につければよいか。生活者としてぜひとも必要な，この方面でのリテラシーを養う科目として，『今日のメンタルヘルス』は2011年度に開設された。2015年度からはTV科目となり，2019年の改訂を経て，このたび通算4代目の教材をここに提供する次第である。この間，当科目は関係各位の協力に支えられ，多くの受講者の支持を得て今日に至っている。

今回の改訂における５名の執筆者は前回と同じ顔ぶれであり，全体の構成もこれまでの基本構造を踏襲した。すなわち総論に続いて，ライフサイクルに沿ったメンタルヘルスのあり方，ストレス対処方略，代表的な精神疾患の概説を三本の柱とし，これにいくつかのトピックを重ねるという形式である。特に今回は新たなトピックとして，人生の中で誰もが必要とするグリーフケアをとりあげ，１章を割くこととした。このため精神疾患のうち，かつて神経症と呼ばれた群については割愛することになったが，これについては『精神疾患とその治療』や『精神医学特論』など関連科目で学んでいただきたい。

コロナ禍は教材作成作業にもさまざまな影響を与えている。とりわけ放送教材作成のための取材活動に制約の生じることは痛手であったが，そんななかでも講師一同は，可能な限り工夫してロケーションを行うとともに，過去の資料から特に価値の高いものを選んで再活用するなど，創意を凝らして準備にあたってきた。印刷教材と併せて味わっていただければ幸いである。

本科目の学びがコロナ禍収束後の世界を望見し，メンタルヘルスの充実を図る一助となることを願いつつ。

2022 年 12 月　講師一同を代表して

石丸昌彦

目次

1　メンタルヘルスとは何だろうか

石丸昌彦

《目標＆ポイント》
WHO による健康の考え方が示すとおり，メンタルヘルスとは単に精神疾患がないことにとどまらず，知的・情緒的・社会的・人間的に良好に機能できることを意味し，特に身体的な健康とは不可分の関係にある。精神疾患の増加にもかかわらず，わが国の現状は統計的にみれば諸外国と比べて悪くない水準にあるが，自殺率の高位持続など問題も多い。歴史的な背景や社会の状況を踏まえ，広い視野に立って学習していくことを心がけたい。
《キーワード》　メンタルヘルス，包括的な健康観，精神疾患，身体的健康，健康なパーソナリティ

1．健康の定義とメンタルヘルス

（1）健康の定義

健康とは何だろうか？

わかりきったことのようでいて，いざきちんと定義しようとすると意外に難しい。この難問に対する WHO（世界保健機関）の解答はすでに半世紀以上にわたって世界的に共有され，現代人の健康に関するイメージの中核をなすものとなってきた（表 1-1）。

この定義は「単に病気ではなく病弱でもないだけでは健康とは言えない」とするところに大きな特徴がある。その背景には 20 世紀を通じて鮮明になってきた現代の流れがあり，以下に述べるような疾病構造の変化が深くかかわっている。

表 1-1　WHO（World Health Organization）による健康の定義

> Health is a state of complete physical, mental and social well-being and not merely the absence of disease or infirmity.（WHO 1948）
>
> 健康とは身体的・精神的・社会的に完全に良好な状態のことであり，単に病気や病弱を免れていることではない。（筆者訳）
>
> ※1998～99 年には a state を a dynamic state に，mental and social を mental, spiritual and social に変更する提案がなされたが，WHO 総会では採択が見送られ変更は行われていない。

かつて人は伝染病などの感染症によって命を落とすことが多かった。感染症はいったん罹患すれば重い症状を呈して命取りにもなるが，罹患しさえしなければ健康でいられる。危険な感染症に罹らずにいることが，とりもなおさず健康を意味するという時代が人類史上つい最近まで続いた。

現代の先進地域では多くの感染症が克服され，これに代わって生活習慣病などの慢性疾患が健康に対する大きな脅威となった。高血圧・糖尿病や「メタボ問題」を考えればわかるとおり，これらの疾患は健康と病気との境界が曖昧である。このため健康と病気の間のグレーゾーンが広がり，「健康か病気か」の二分法ではなく，「より健康か不健康か」という連続的・相対的な健康イメージが適合的となっている。これら生活習慣病の背景として，病気のリスクを増すような不健康な生活のあり方が指摘され，そうした生活を生み出す個人のライフスタイルと社会のあり方が問われている。

一方，発展途上の多くの国や地域では，感染症は依然として健康に対する主要な脅威である。これらの地域においては医療体制や人員が不足しているばかりでなく，貧困・飢饉・戦争など政治経済的な問題のために人々の健康が脅かされ，とりわけ子ども・高齢者・障害のある者など社会的弱者の生存の基盤が深刻な危機にさらされている。このような意味でも，健康や医療をより広い展望のもとに考えることが必要なのである。

そうした背景のなか，2020年以来持続しているコロナ禍，すなわち新型コロナウイルス感染症（COVID-19）に起因する全世界規模の健康被害と社会問題は，感染症が依然として人類の生存と健康に対する大きな脅威であることを想起させた。その対策にあたっては経済的利害や政治的主張を超えた協力が必要であること，しかし対策遂行にあたって人と人との間に深い不信や断絶を生じ得ることなど，さまざまな教訓をもたらしつつ進行している。

このような現状のなかで「身体的・社会的・精神的に完全に良好な状態」というWHOの定義は，あらためて健康問題の深さと広がりを想起させ，健康の貴さとそれを維持する困難を実感させるものとなっている。

（2）メンタルヘルスとは何か？

WHOはこのような全般的な健康の定義に加え，メンタルヘルスの概念についても解説を提示している（表1-2）。わが国で2000年以来推進された「健康日本21」（21世紀における国民健康づくり運動）および2013年からの「健康日本21（第二次）」も，ほぼWHOと同様の考え方をとっている。これらに沿ってメンタルヘルスの定義や特徴を考えるならば，おおよそ以下のようにまとめることができる。

①精神疾患に罹患しておらずその危険を免れていることは，メンタルヘルスの重要な前提条件である。ただしそれだけで十分ではなく，メンタルヘルスには②以下のさまざまな側面がある。

②メンタルヘルスは，いきいきと自分らしく生きるための重要な条件で

表 1-2　WHO によるメンタルヘルスの考え方

メンタルヘルスは個々の人間が良好な状態を保って効果的に機能するための基礎である。それは単に精神疾患を免れているということにとどまらず，考えたり学習したりできること，自分自身の感情やそれに対する他人の反応を理解でき，それらと共生できることを含むものである。メンタルヘルスはまた，人の内部において，人と人との間において，また人と環境との間において，バランスのとれている状態ともいえる。このようなバランスは，身体的・心理的・社会的・文化的・霊的要因のほか，相互に関連する多くの要因が関与して生み出される。また，精神的な健康と身体的な健康との間には不可分のつながりのあることも明らかにされている。

（原文は英語，筆者訳）

あり，生活の質（quality of life：QOL）に深いかかわりをもっている。

③メンタルヘルスは，以下の諸要素に分けて考えることができる。

a．状況に応じて適切に考え，現実的に問題を解決できること（知的健康）

b．自分の感情に気づいてこれを表現するとともに，他人の感情について理解し共感できること（情緒的健康）

c．他人や社会との間に建設的なよい関係を築けること（社会的健康）

d．人生の目的や意義を見いだし主体的に人生を選択できること（人間的健康）

④メンタルヘルスは個人の精神的な資質や能力のほかに，身体状況，社会経済的な状況，住居や職場の環境，対人関係など，多くの要因に支えられている。なかでも身体的健康とメンタルヘルスは相互に強く支え合うものである。

以上の考え方は，多彩な要因を視野に入れた包括的な健康観に立つもので，今日における多くの人々の実感を反映する最大公約数といえよう。さしあたり本書でも，メンタルヘルスをこのような方向に沿って考えていくことにする。

2. わが国のメンタルヘルスの現状

(1) 精神疾患の増加～DALY 値から

今日の日本の社会のメンタルヘルスは，どのような状況にあるのだろうか。そのように問われれば，多くの人は「よくない」と答えるであろう。前述のコロナ禍の影響ばかりでなく，それ以前から漠然とした不調感が社会を覆っていることが，毎日のニュースやメディアの論調からも感じられていた。実際にはどうなのだろうか。

前述のとおり，精神疾患がないことはメンタルヘルスの前提であってすべてではないが，メンタルヘルスを促進するうえで重要な指標となる。メンタルヘルスの積極的側面，すなわち知的健康・情緒的健康・社会的健康・人間的健康などは客観的に評価することが難しいこともあり，社会のメンタルヘルスの現状を把握するためには精神疾患に関する調査データや統計数値が有力な材料となる。

ここでは，WHO が採用している DALY という指標に注目してみよう。DALY（disability-adjusted life year）は障害調整生命年と訳されるもので，ある特定の疾患による寿命の短縮（years of life lost：YLL）と，その疾患による健康の損失を時間に換算したもの（years lost due to disability：YLD）の合計で表される。悪性腫瘍のように致命的となることの多い病気では YLL が大きく，多くの精神疾患のように長期にわたって生活の質を損なうようなものでは YLD が大きくなる。DALY は，死因統計だけでは過小評価されがちな生活の質への影響を適切に評価しようとするもので，WHO の健康の定義とも相通じる発想に立っている。

2004 年におけるわが国の主要疾患の DALY 値を，図 1-1 に示した[1)]。死因統計で上位を占める悪性腫瘍・脳血管疾患・虚血性心疾患などの身

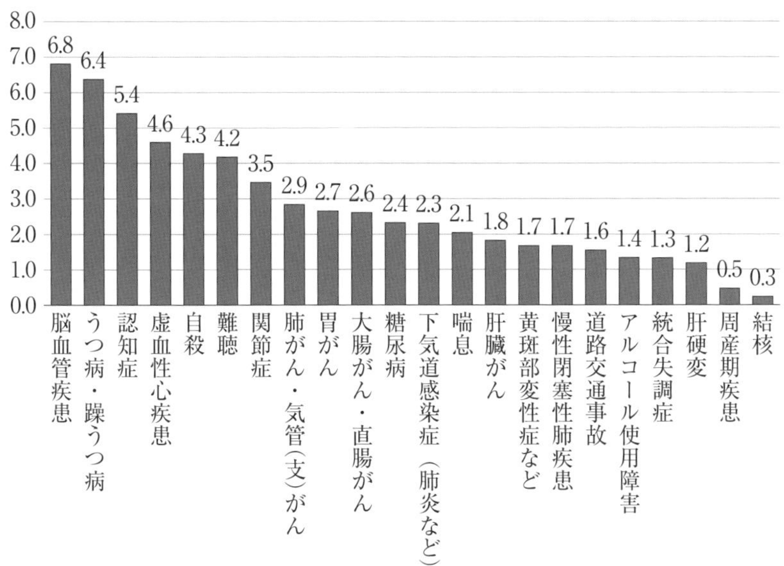

図 1-1　わが国における主な疾患の DALY（障害調整生命年）値
数字は各疾患の DALY 値の全体に占める割合（%）。
(Disease & Injury Country Estimates 2004, WHO 2009 のデータに基づいて作成)

体疾患に混じって，各種の精神疾患が上位に位置することがわかる。

DALY 値を疾患群別の割合でみたものが図 1-2 である[1]。うつ病・躁うつ病，認知症，アルコール使用障害，統合失調症やその他の精神疾患の DALY 値を合計すると，全体の 19.0%に達し，がんや循環器系疾患と並ぶ最大の項目となっている。自殺はこの中に含まれていないが，実際にはそのかなりの部分が精神疾患と関連しているものと考えられる(第 15 章参照)。

このように，精神疾患による健康の損失はほかの疾患と比べても大きな重みをもつものとなっており，多くの人々の実感を裏づけるものとなっている。超高齢社会の進展に伴い，認知症やうつ病の DALY 値は今

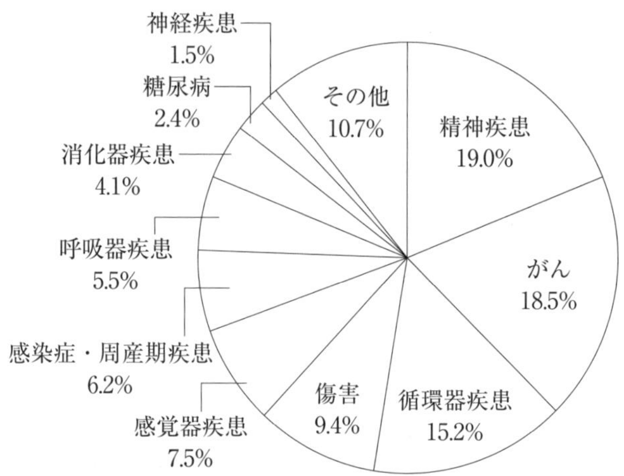

図 1-2　わが国における DALY（障害調整生命年）値の疾病群別割合
数字は各疾患群の DALY 値の全体に占める割合。
(Disease & Injury Country Estimates 2004, WHO 2009 のデータに基づいて作成)

後いっそう高まるとの予想がある（表 1-3）[2]。

（2）メンタルヘルスの国際比較

上述のようなわが国のメンタルヘルスの現状は，諸外国と比較してどのような位置にあるのだろうか。

図 1-3 は各国のメンタルヘルス関連障害の有病率を示したものである。日本の数値はスペイン・ドイツ・イタリアなどと同水準であり，米国やフランスよりも有意に低いことがみてとれる。このデータはやや古いものであるが，うつ病の有病率の世界的な分布を検証したより新しい報告においても，やはりわが国は比較的良好な地域に属している（図 1-4）。欧米の研究者の論調からも，日本はメンタルヘルスの良好な地域に属するとの認識が伝わってくることが多い。

表 1-3　DALY 上位疾患の将来推計（女性）

	2015 年	2040 年
1.	腰痛	アルツハイマー病
2.	アルツハイマー病	腰痛
3.	脳卒中	脳卒中
4.	虚血性心疾患	虚血性心疾患
5.	転倒	老人性難聴
6.	老人性難聴	転倒
7.	頭痛	糖尿病
8.	うつ病	うつ病
9.	頸部痛	頸部痛
10.	大腸がん	下部呼吸器感染症

（野村周平「我が国の疾病負担に基づく医薬品，医療機器および医療技術の開発等の資源配分の確立のための研究」（平成 30 年度厚生労働科学特別研究事業）より一部改変）

このようにわが国のメンタルヘルスは，精神疾患の有病率や健康損失に注目する限り，想像されるほどには悪くない。そのことを多くの人が意外に感じるとすれば，その理由は何なのだろうか。

1990 年代にバブル経済の崩壊を経験して以来，わが国の経済は長期的な停滞を経験してきた。1995 年の阪神・淡路大震災，2011 年の東日本大震災など繰り返す自然災害や，社会不安を煽る各種の事件，超高齢社会の到来，さらにはコロナ禍など問題が山積する中で，人々が漠然とした不安や閉塞感を抱き将来に希望を見いだせずに過ごしてきたことは重要な背景であろう。うつ病の有病率は諸外国に比べれば低率であっても，わが国では近年急速に有病率が高まってきたために印象が強いのかもしれない（第 10 章参照）。

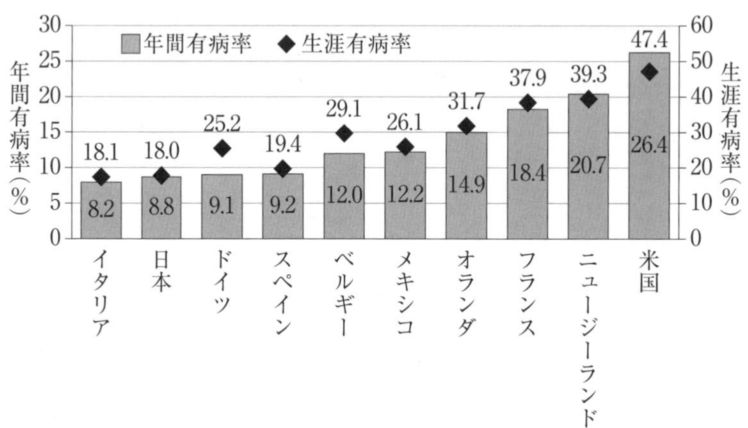

図 1-3　メンタルヘルス関連障害の有病率(2003 年までの最新年データによる国際比較)

(OECD Fact Book 2009 に基づいて作成)

さらに，有病率が示すのは現に医療機関を受診した人数であり，その背後には不調を抱えながら受診に至らない多くの人々がいることも考えねばならない。精神科等を受診することへの心理的抵抗は以前に比べれば減少したが，なお十分に克服されたとはいえず，これが欧米との大きな違いであるとの指摘もある。

(3) 自殺の問題

現状を考えるうえで見逃がすことができないのは，自殺の問題である。第 15 章で詳しく学ぶので，ここでは概略をみておこう。

わが国の自殺者数は長らく年間 2 万人強の水準で推移してきたが，1998 年に急増して以来，2011 年まで年間 3 万人超という状態が続いた。その後は自殺者数の減少がみられたものの，2017 年度の自殺対策白書によれば日本人の自殺率はなお世界で 6 番目に高く，とりわけ女性は 3 番

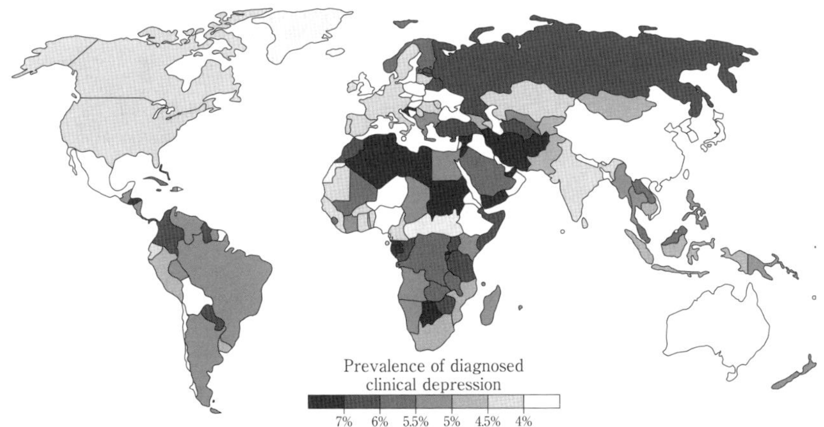

図 1-4　世界各国におけるうつ病の有病率

（Ferrari AJ, et al. Burden of Depressive Disorders by Country, Sex, Age, and Year : Findings from the Global Burden of Disease Study 2010. PLOS Medicine (2013) https://doi.org/10.1371/journal.pmed.1001547 のデータに基づいて作成）

目の高さであることが指摘された（男性は12番目）。コロナ禍が本格化した2020年には自殺者数が増加に転じ，とりわけ女性の自殺者の大幅な増加が報告された。自殺対策は依然として日本の社会の重要な課題なのである。

自殺者の多くは直前になんらかの精神疾患に罹患している可能性が高いとされ，特にうつ病・躁うつ病との関連が重視されるが，うつ病・躁うつ病は前述のとおり諸外国よりも有病率が低い。1例としてフィンランドとわが国を比較してみると，うつ病の有病率ではフィンランドがわが国のほぼ2倍である（図1-4）のに対して，自殺率はわが国のほうが有意に高いのである（第15章，図15-2参照）。これをどう理解したらよいだろうか。

1つの仮説として，自殺予防に成功したフィンランドと対照的に，わが国ではメンタルヘルスの問題を抱えた人々に十分有効な援助を提供できておらず，それが高い自殺率につながっている可能性が考えられるだろう。第 15 章で学ぶように，「悩んでいる人を孤立させない」ことは自殺予防において最も強調される点である。そもそもメンタルヘルスの水準を全般的に向上させていくためには，コミュニティの再構築と人の絆の回復が欠かせない。自殺の問題はそのことを端的に表すものといえるだろう。

3. メンタルヘルスを支えるもの

こうした現状のなかで個人のメンタルヘルスを維持・増進し，社会の活力を増していくためには，どのような方策が考えられるだろうか。前述の WHO による健康観を参考にしながら，重要と思われることがらを展望してみよう。

(1) からだの健康～身体的次元

メンタルヘルスと身体的健康は密接不可分の関係にある。この関係は双方向的なものであり，身体的な健康によってメンタルヘルスが支えられるとともに，メンタルヘルスによって身体の健康が良好に維持されるという両面があり，いずれも日常生活の中で実感されることである。疲労や睡眠不足，女性の月経に伴う身体的な変調などによって精神状態が影響されることは多い。逆に精神的な悩みから身体の調子が崩れることもよくみられ，心身症などの形で重症化することもある。

身体的健康の重要性は，WHO のメンタルヘルス概念や健康日本 21 においても指摘されている。健康日本 21 は，「適度の運動」「バランスのとれた栄養・食生活」「休養」の 3 要素が，身体的健康のみならずメンタルヘルスにおいても重要であるとし，とりわけ十分な睡眠をとることの意義を強調した。

良質で十分な長さの睡眠は心身の健康を維持するための必須条件であるが，今日のわが国ではそのことが著しく軽視されている。繁忙期などに自宅に仕事を持ち帰り，睡眠時間を削ってこれを遂行することは，勤勉の証しとして黙認されがちであり，暗に要求される場合すらある。その結果，日本の勤労者は世界でも一，二を争う睡眠不足に陥っているとの指摘がある。

睡眠時間には個人差があるものの，多くの人にとっては7～8時間の睡眠が必須である。うつ病などの精神疾患で不眠が出現することはよく知られているが，逆に睡眠不足や不眠が続くと精神疾患の発症や自殺の危険が高まるとの事実は意外に知られていない。必要な睡眠時間を織り込んだ生活設計を個人が心がけるとともに，それを可能にする条件を職場や家庭で整えていかなければならない*。

(2) ストレス対処とパーソナリティ～心理的次元

個人を取り巻く外界が変化すると，それまでと違ったやり方で新たに対応することが要求される。このような外界の変化はストレッサーと呼ばれ，これに応じて内部に誘起される緊張状態がストレス反応である。ストレス反応は誰にでも起こることであり，環境への適応や課題への挑戦に際して必要なプロセスでもあるが，過度のストレスが続くと心身両面の健康に悪影響が生じてくる。

変化・変動の激しい現代社会では過剰なストレスによる精神的変調が生じがちであり，仕事，出産や育児，家庭の問題，加齢や健康問題などをめぐってストレスの高まることが実際の調査でも報告されている。こ

---

* 睡眠のしくみと意義に関して，特に放送大学科目『睡眠と健康』を勧めたい。

うした状況に対処できるような，柔軟で効果的なストレス対処能力を備えているかどうかは，メンタルヘルスの良否に大きな影響を与えるだろう（ストレス理論とストレス対処については第6〜8章，ストレスに関連した精神疾患については第12章参照）。

一方，パーソナリティ（personality）は個々の人間の思考や行動様式を規定する内面的なシステムのことであり，もって生まれた気質や性格傾向を核としながら，その後の人生体験や学習の影響のもとに形成されていくものである。以前は「人格」という訳語をあてていたが，日本語の「人格」とはニュアンスの違いがあるなどの事情から，最近はパーソナリティと表記することが多い。

この言葉はしばしば精神医学的診断としての「パーソナリティ障害」との関連で語られるが，より広く積極的・建設的な意味で用いるべきものである。幼少期に十分な愛情を注がれ，信頼できる人間関係の中で育つならば，人は健康で安定したパーソナリティを培うことができる。こうして形成された健康なパーソナリティは，いわば精神の基礎体力としてその後の適応やストレス対処の土台となる。適切な運動によって健康な身体を養うのと同様に，日々の生活の中で健康なパーソナリティを養うことにも，もっと関心が注がれてよいであろう（第2〜5章参照）。

（3）人と人との絆〜社会的次元

人は本来，一人で生きるものではなく，家族・学校・職場・地域などさまざまな人間関係の中で支え合う存在である。しかしながら，核家族化，産業構造の変化，終身雇用制の崩壊，都市人口の増加，地域の生活形態の変化など，社会集団の根本的な変容が急速に進んだ結果，今日のわが国では人と人とを結ぶコミュニティの紐帯が希薄となり，個々の人間がばらばらに存在する状態が日常化している。個人が元気に活動できる間はそれでもよいが，いったん病気などのために心身の困難を生じた際には周囲に援助を求めることができず，孤立して悩みを深めることになりやすい。前述の自殺率の高さも，この点に関連しているだろう。

このような世相の中で，人と人との絆を回復し深めていく努力はメンタルヘルスの観点からも重要である。実際にも，精神疾患を抱えた当事者や患者のピア・サポート（相互援助）が，精神疾患からの回復にあたって大きな有効性をもつことが示されてきた。具体的な例として，アルコール依存症における断酒会活動や，浦河べてるの家に代表される精神障害者の当事者活動などをあげることができる（第10章，第11章参照）。こうした活動は，今後のわが国におけるコミュニティの再建という社会的課題にもヒントを与えるものであろう。一般住民を対象として比較的短時間の研修を行い，「心のサポーター」を養成する計画が自治体などで計画されつつある（第9章参照）。

人間関係に由来するストレスがメンタルヘルス上の課題として言及されることが多いが，人のメンタルヘルスを支えるのもまた人間関係なのである。

（4）スピリチュアル spiritual～霊的次元

以上の3つの次元は，前述のWHOによる健康の定義における「身体的・精神的・社会的に良好な状態」にそれぞれ対応する。表1-1に付記したように，1998年頃この定義にspiritualという言葉を加えようという提案がなされたことがある。最終的に採択されるには至らなかったが，国際的に多くの支持を集めた主張であった。

spiritualという言葉は「霊的な」「魂の」などと訳されるが，いずれも日本語の健康論議にはなじみにくく，「スピリチュアル」とカタカナで表記されることが多い。そしてこのスピリチュアルという言葉は，非科学的な信念や超常現象を連想させがちである。しかし欧米においては，人生の意味や目的，良心や倫理，死生観などにかかわる精神の働きに広くかかわるものと理解され，「宗教的」「実存的」といった言葉と近い関係にある。アウシュヴィッツを生き延びた精神科医フランクルが，20世紀後半の欧米社会に「実存的空虚」が蔓延していると指摘したのは，まさしくスピリチュアルな次元での問題提起であった。

緩和ケアの現場において余命を宣告された患者が，人生の目的や死後の運命について思い悩むことは，スピリチュアルな問題の典型例である。こうした悩みに伴う苦痛はスピリチュアル・ペイン（spiritual pain）と呼ばれ，これに対するスピリチュアル・ケア（spiritual care）の提供を受けることが，欧米では患者の権利と考えられるようになっている。わが国ではこうした問題に対する認識がなお乏しく，スピリチュアルな問題に十分な関心を向け日本人にふさわしい死生観を養うことが，メンタルヘルスの底力を向上させるためにも望まれている。

4. メンタルヘルスの歴史と現在

メンタルヘルスをめぐる人の歩みには世界各地での長い歴史があり，それを学ぶことは現在と未来を考えるための重要なヒントを与えてくれる。ここでは精神疾患の見方や精神障害者の処遇をめぐるいくつかの歴史的トピックと人物を紹介し，学びの糸口を示しておくことにする。

（1）ヒポクラテス～アニミズムから科学へ

今日のわれわれは，身体の疾患と同様に精神の疾患が存在することを，科学的医学観に基づいて当然のことと考えている。しかし，近代科学を知る以前の人間にとって，目に見えない「精神」が身体と同じように病気にかかることは容易には理解し難いことだった。精神疾患のために様子が変わり，不可解な言動を示す病者を前にして，人が最も考えやすいことは「目に見えない何物かが憑いた」という解釈であっただろう。万物の背後に見えない霊（anima）の存在を想定するアニミズム（animism）の世界観のもとでは，このような解釈が広く行われていたと推測される。

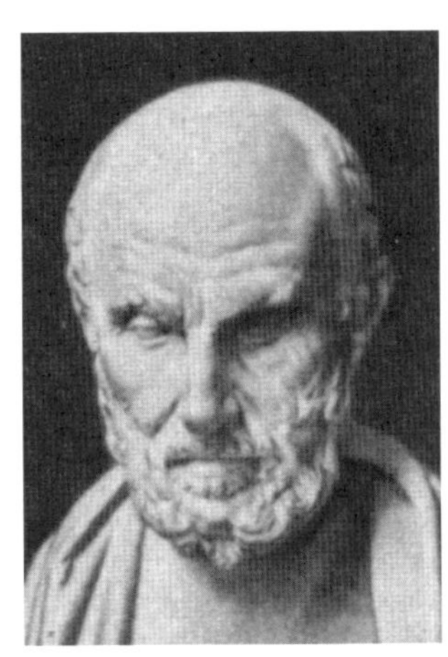

図1-5　ヒポクラテスの像

てんかんは大脳皮質の電気活動の異常によって多彩な症状が発作的に生じる症候群である。古代ギリシアのある地域では，てんかんもまた霊の憑依によるものとされ，「神聖病」と呼んで患者を特別扱いすることが行われた。これに対し，エーゲ海コス島の医師ヒポクラテス（B.C. 460–377）は，てんかんが1つの病気であることを指摘し，患者が必要とするのは宗教的な意味づけによる特殊な待遇ではなく，病人として治療を受けることであると主張した。メンタルヘルスの領域において，アニミズムから科学への最初の一歩を画したものといえよう。

ヒポクラテスはこのように科学的な医学観を展開するとともに，「ヒポクラテスの誓い」と呼ばれる医療者の倫理原則を定めたことで知られ，その先駆性と後世への影響によって「医学の父」と呼ばれている（図1-5）。

（2）ピネルとビアーズ〜鎖からの解放

ヒポクラテスの提唱したような科学的な医学観がヨーロッパ世界で優勢となるまでには，古代から中世，ルネッサンスを経て近代に至るまで，

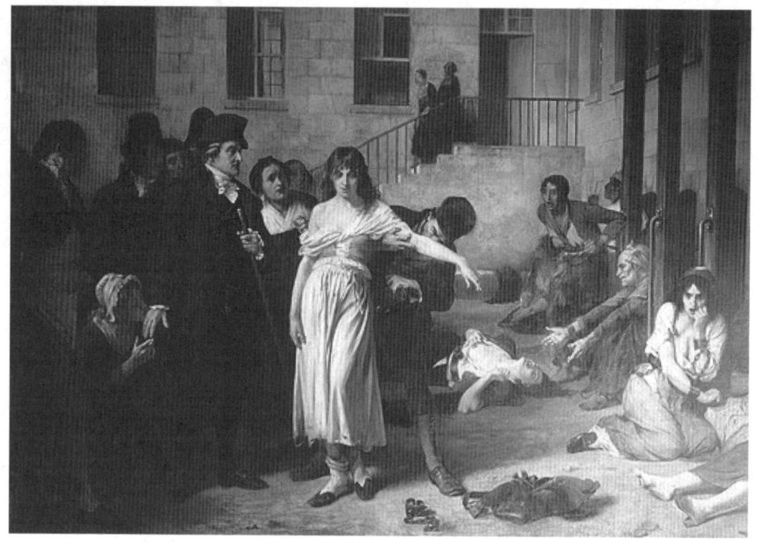

図 1-6　精神障害者を鎖から解き放つピネル
https://commons.wikimedia.org/wiki/File:Philippe_Pinel_à_la_Salpêtrière_.jpg

2000 年以上の歳月が必要であった。近世末のヨーロッパ都市部では，精神障害者は伝染病などの患者や軽犯罪者などとともに大施設に雑然と収容され，その待遇も劣悪で鎖などによる拘束が日常的に行われていたという。

18 世紀後半に入ると，近代科学の勃興や啓蒙思想の発展を受けて人権意識が伸張しはじめる。フランス革命期の 1793 年，精神科医ピネル（Phillippe Pinel）はパリのビセートル病院で 49 名の患者を鎖から解放し，拘束に代えて人道的な治療を導入するよう努めた（図 1-6）。このことは，新しい時代の先駆けを画すものとして記憶されている。しかし当時は重い精神疾患に対する有効な治療法がなかったこともあり，ピネルの精神は直ちに定着するには至らなかった。

さらに1世紀以上が経過し，1908年にアメリカのビアーズ（Clifford Beers）は，精神病院への自らの入院体験を『わが魂にあうまで』と題して刊行し，精神医療の実態を世に知らせた。この書物は記録的なベストセラーとなり，精神病院の環境改善などを求める精神衛生運動が起こるきっかけをつくった。精神衛生運動はヨーロッパ諸国やわが国にも強い影響を及ぼし，第二次世界大戦後の本格的な精神医療改革へとつながっていった。

（3）呉秀三～私宅監置への痛憤

わが国は1868年に始まる明治維新以降，社会のあらゆる面において急速な近代化を進めた。医学の面では当時最先端とされたドイツ医学の導入が急がれたが，富国強兵を国是とする流れの中で，メンタルヘルスの充実や精神障害者への福祉的配慮は長い間置き去りにされてきた。欧米では精神病院の環境や患者処遇の改善が課題とされ始めた時期であったが，わが国では精神病床そのものの絶対数が大きく不足する状態が長く続いた。そのような状況下で1900年（明治33年）に制定された精

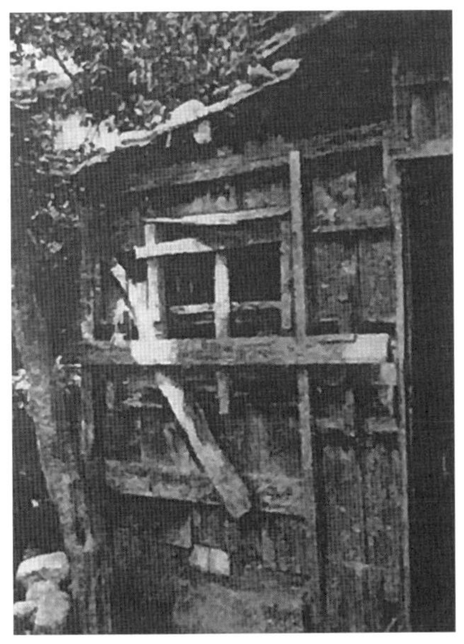

図1-7　私宅監置の1例
（呉 秀三，樫田五郎著：精神病者私宅監置ノ実況及ビ其統計的観察．p73，新樹会 創造出版，2002より転載）

表 1-4　精神保健福祉立法の推移（国際情勢との関連）

年次	法律	主な要点	国際的背景
1900 年（明治 33 年）	精神病者監護法	旧民法下の「家」の責任において精神障害者を監督させるもの。私宅監置を認める。	不平等条約改正に向け法制度整備が急がれる。
1919 年（大正 8 年）	精神病院法	公立精神病院の設置を規定したが予算不足などで進まず。	第一次世界大戦（1914-18 年）。
1950 年（昭和 25 年）	精神衛生法	精神病院の設置を都道府県に義務づけた。私宅監置を廃止。措置入院制度創設。	第二次世界大戦（1939-45 年）と日本の敗戦。GHQ による民主化政策。
1965 年（昭和 40 年）	精神衛生法改正	保健所の機能強化。精神衛生センター設置。通院医療費公費負担制度新設。	ライシャワー事件（ライシャワー米駐日大使が統合失調症の少年に刺される。）
1988 年（昭和 63 年）	精神保健法	任意入院，医療保護入院など入院形態と手続きの整備。精神保健指定医制度等新設。	宇都宮病院事件をきっかけに精神障害者の非人道的処遇が国際的非難を浴びる。
1995 年（平成 7 年）	精神保健福祉法	「自立と社会参加の促進のための援助」が謳われる。	

神病者監護法は，精神障害者の監督義務を旧民法下の家長に負わせ，そのために必要であれば家屋内に患者を監禁する，いわゆる「私宅監置」を認めるものであった。

東京帝国大学教授であった呉秀三は，門下生たちの協力を得て全国の私宅監置の実態を調査し，1918(大正 7)年に書物として刊行した(図 1-7)[3]。そのなかに記された「わが国十何万の精神病者はこの病を受けたるの不幸のほかに，この国に生まれたるの不幸を重ぬるものというべし」との言葉はよく知られている。

呉秀三は東京府立巣鴨病院（後の松沢病院）の院長として精神病院改革や患者の人道的処遇の実現に尽力し，法制度の改善を主張して1919年（大正8年）の精神病院法制定に影響を与えるなどしたが，その理想の実現までには長い時間が必要であった。

明治以降の主な精神保健関連法規について表1-4に示した。その歩みを振り返ると，国外からの強い圧力がかかるか，そのおそれが生じることによってはじめて制度改革が行われるというパターンが繰り返されてきたことに気づく。わが国のメンタルヘルスを主体的に考え改革していくことは，21世紀に生きるわれわれの重要な課題である。

1. わが国のメンタルヘルスが数字に現れている以上に悪い印象があるのはなぜだろうか。自殺率の高さ以外にも原因を考えてみよう。
2. メンタルヘルスの維持・向上のため，教材に書かれている以外のどんな方策が考えられるか。考えたり話し合ったりしてみよう。
3. メンタルヘルスの歴史について，それぞれの関心に応じていろいろ調べてみよう。

さらなる学習のために

世界保健機関（WHO）:『世界の精神保健』明石書店，東京，2004

多田羅浩三:『健康日本21推進ガイドライン—厚生科学特別研究事業：健康日本21推進の方策に関する研究』ぎょうせい，東京，2001

精神保健福祉研究会（監修）:『わが国の精神保健福祉—精神保健福祉ハンドブック（平成27年度版）』太陽美術，東京，2017

厚生労働省:『自殺対策白書〈平成29年版〉』日経印刷，東京，2017

上里一郎（監修）:『メンタルヘルス事典・心の健康大百科（増補新訂版）』同朋舎メ

ディアプラン，東京，2005
ヴィクトール・フランクル（山田邦男訳）：『意味への意志』春秋社，東京，2002
石丸昌彦，山崎浩司：『死生学のフィールド』放送大学教育振興会，東京，2014
中井久夫：『西欧精神医学背景史』みすず書房，東京，1999
クリフォード・ビアーズ（江畑敬介訳）：『わが魂にあうまで』星和書店，東京，1980
岡田靖雄：『日本精神科医療史』医学書院，東京，2002

引用文献

1）わが国におけるDALY（障害調整生命年）値の疾病群別割合．Disease & Injury Country Estimates 2004. WHO 2009
gbddeathdalycountryestimates2004.xls（live.com）
2）野村周平：我が国の疾病負担に基づく医薬品，医療機器および医療技術の開発等の資源配分の確立のための研究．厚生労働科学特別研究事業，2018
https://www.mhlw.go.jp/content/10601000/000511705.pdf
3）呉 秀三，樫田五郎：精神病者私宅監置ノ実況及ビ其統計的観察（精神医学古典叢書 1）．新樹会 創造出版，東京，2002

2 ライフサイクルとメンタルヘルス (1) 周産期・乳児期・幼児期

山口　創

《目標＆ポイント》

深刻な少子高齢化を迎えている現代の日本社会にとって，子どもの健やかな心身の成長を促すことは重要な課題である。子どものメンタルヘルスは胎児期から考えていくことが重要であるため，それを保証する母親の周産期のメンタルヘルスからみていくことが必要である。周産期は妊娠・出産という大きなライフイベントを体験し，それに伴いホルモンや家族関係などに大きな変化が生じ，メンタルヘルスを悪化させやすい時期である。本章ではまず，周産期の母親の心身の特徴と，メンタルヘルスを低下させる種々の問題について論じ，次に子どものメンタルヘルスについて心理・社会的な視点から幅広く学習する。

《キーワード》　妊娠，出産，アタッチメント，児童虐待，産後うつ

1. 周産期の母親のメンタルヘルス

(1) 周産期に起こる心身の問題

①周産期とは

周産期とは出産前後の期間を指す。世界保健機関（World Health Organization：WHO）が公表している「疾病及び関連保健問題の国際統計分類」(ICD-10）では妊娠 22 週から出生後 7 日未満と定義されており，厚生労働省も 1995 年から ICD-10 の定義を採用している。この時期は，妊娠出産という急激な身体的・心理的変化を経験し，それらへの心理的

適応といった課題に直面することになる。周産期はこれらに対処していく過程で，不安やうつなどになりやすい時期である。

妊娠に伴う心身の変化について，グロジャー＝チッペルト（Gloger-Tippelt G）は，初めての妊娠によって生じる心理・社会的変化の過程を，混乱期，適応期，焦点期，そして予期・準備期の4つの段階に分けて説明している[1)]。まず混乱期は受精から妊娠12週までの時期で，月経の停止，性ホルモン産生の増加といった急激な身体的変化を経験する。心理的には，「女の子」から「成熟した女性」への新たなアイデンティティの獲得を迫られる時期である。次の適応期（妊娠12〜20週）は，妊娠によって生じた心身の急激な変化に適応していく時期である。身体的には悪阻の症状が軽減し，胎児の発達による子宮や乳腺の発達を経験し，それに伴い自らが妊娠していることや母親になることの認識が深まる時期である。次の焦点期（妊娠20〜32週）は，急速に発育している胎児の存在が母親に強く意識される時期である。身体的には胎動が力強くなり腹部の膨張や体重の増加が著しくなる。心理的には胎児が現実のものであると強く意識されるようになり，その受容が促進される。そして予期・準備期（妊娠32週から分娩まで）では，子宮や乳房の膨隆，体重の増加が生じ，さらに胎児の頭部が骨盤の下方に下がってくるにつれて便秘や腹痛，不眠などの身体症状が生じる。心理面では，将来に目を向けるようになり，出産時の苦痛や障害児の出産といった不安が高まりやすい。

②周産期のメンタルヘルス

近年，妊娠出産から子育てへと向かう女性と家族を取り巻く社会的環境は急速に変化している。また女性の社会参画に伴う晩婚化により，初めて妊娠・出産を迎える時期が幅広くなっている。さらに医療面では生殖医療の技術の進展により，不妊治療などさまざまな状況で妊娠出産を迎える女性も増えている。また胎児診断が可能になることで，それが否

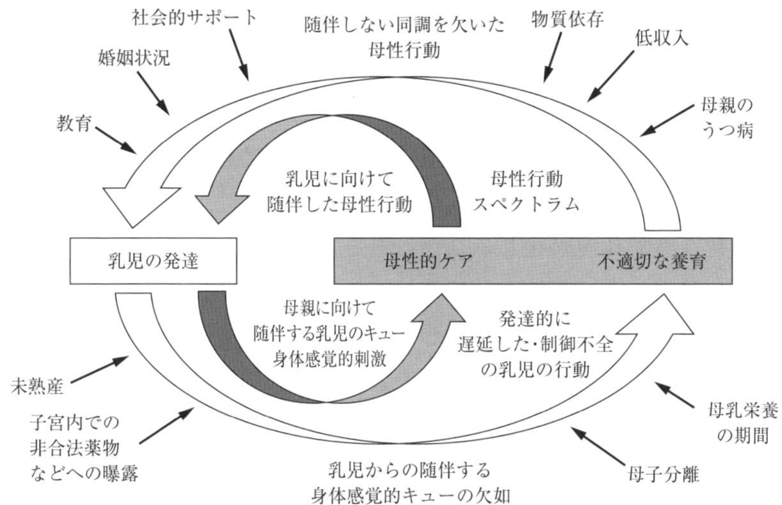

図 2-1　周産期の心理社会的問題と母性行動スペクトラム

(Strathearn L：Exploring the neurobiology of attachment. より転載)
(Reproduced from Developmental Science and Psychoanalysis, 1 st edition by Peter Fonagy, Linda Mayes, Mary Target, published by Routledge, © 2007, Taylor & Francis Group, reproduced by arrangement with through Japan UNI Agency, Inc., Tokyo)

定的な内容であった場合は，家族は新たな苦悩や葛藤を経験するだろう。また一方では，予期せぬ妊娠や若年妊娠も問題になっている。いずれの状況においても共通する重要な点は，周産期が親子の絆を育てるうえでかけがえのない時期であることであり，そこに支障をもたらす悪影響はできるだけ排除することである。図 2-1 はスウェイン（Swain JE）らが提示した，周産期のメンタルヘルスを悪化させるさまざまな要因について示したモデルである[2)]。

図の内側の灰黒色の矢印のように，子どもの発信する安全と成長を求めるニーズに対し，養育者が適切に応答する随伴性のある相互作用が展開していれば，健全な母子関係が築かれているといえるだろう。ところがその外側には，それを妨げるさまざまなリスク要因も存在する。社会的な孤立や産後うつ病などの母親の側の問題も悪循環のリスク要因になる。さらに子どもの側の問題として，低出生体重や早産で生まれてきた子どもの中には，身体面の合併症に加え刺激への過敏さや反応の乏しさなど独自の神経発達のプロセスをたどることも多く，睡眠や保育の問題など困難な育児状況が生じることもある。

さらには親子の関係性の問題として，子どもが発信するシグナルが過剰あるいは過小なために応答しづらいとか，養育者がシグナルを読み取ることが困難な精神状態にある場合は，“ずれ”が深まり，困難さが増す悪循環の育児状況も生じる。

ただし，健全な育児と不適切な養育とは，白黒に二分されるものではなく，多様な程度と段階があるため，「母性行動スペクトラム」とも呼ばれている。

③マタニティーブルーズ・産後うつ病

出産直後から１週間頃までに現れる軽度の抑うつや涙もろさ，緊張・困惑，疲労感などの一過性の気分変調や不安定さをマタニティーブルーズ（maternity blues）と呼ぶ。その原因は，産後直後のホルモンなどの内分泌的な要因や，妊娠期の強い不安や抑うつなどの心理社会的要因も関連しているが，ほとんどの場合は一過性である。

ところがより深刻な症状は，産後うつ病である。これは抑うつ，興味や喜びの喪失，不安，焦燥感，睡眠障害，疲労感などが主な症状である。産後１か月頃をピークに発症し，2〜3か月で症状が軽快することもあるが，出産後１年頃まで気分の落ち込みが続く場合や，産後数か月経ってから発症することもあるため，産後１年頃までは継続的な観察が必要である。

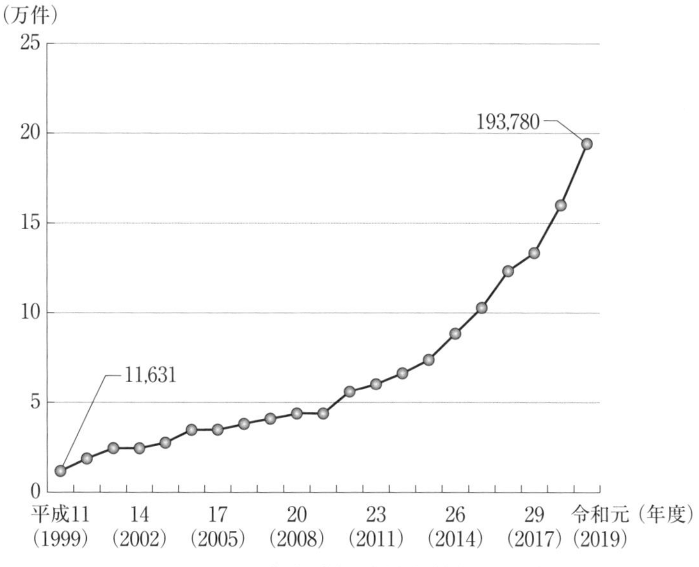

図 2-2　児童虐待相談対応件数の推移

（注）平成 22 年度の数値は，東日本大震災の影響により，福島県を除いて集計したもの。

（厚生労働省「福祉行政報告例」，文献 3）より転載）

④児童虐待

厚生労働省の調査によると，全国の児童相談所における児童虐待に関する相談対応件数は，児童虐待防止法施行前の平成 11（1999）年に比べ，令和元（2019）年には約 16.7 倍にも増加し 193,780 件になっている（図 2-2）[3)]。

その原因としては，平成 27（2015）年 7 月 1 日から児童相談所全国共通ダイヤルの 3 桁化（189）が知られるようになったことや，マスコミによる児童虐待の事件報道などにより，多くの人の児童虐待に対する意識が高まったことから，通告が増加していると考えられる。

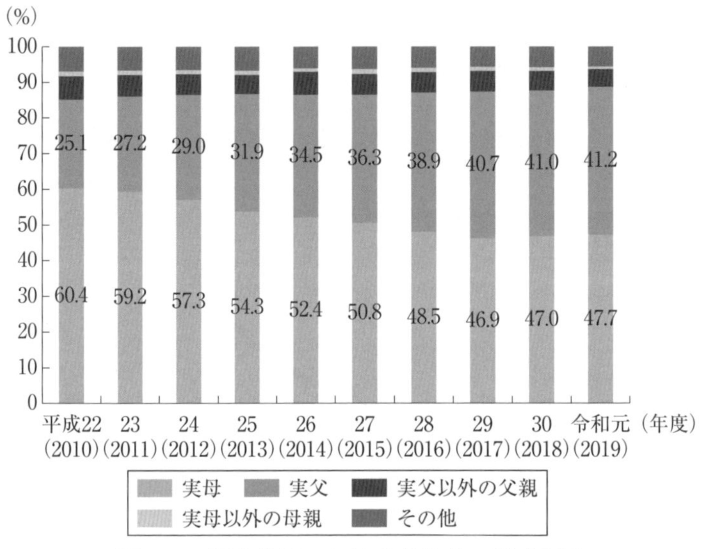

図 2-3　児童虐待における虐待者の構成割合

（文献 3）より転載）

しかし子どもの生命が奪われるなど重大な児童虐待事件も後を絶たず，平成 31（2019）年に警察が検挙した児童虐待事件の被害児童 1,991 人のうち，54 名が死亡に至っている[3)]。

さらに令和 2（2020）年明けから世界規模で流行し始めた COVID-19（新型コロナウイルス感染症）による外出自粛や休業などにより，在宅で過ごす時間が増えた結果，家庭内ではストレスが強まり，虐待や暴力が増加している可能性もある。しかし子どもが保育園などでも常時マスクを着用していることから，それらの被害が外部にみえづらくなっている危険性もある。

一方で虐待者については，実母が半数以上を占めているが，実父の割合が増える傾向が高まっている（図 2-3）。父親の育児参加が増えるにつれて，虐待も増加していると考えられる[3)]。

2000 年から施行された「児童虐待の防止等に関する法律」によると，虐待には以下の 4 種類がある。

①身体的虐待：児童の身体に外傷が生じ，または生じるおそれのある暴行を加えること。

②性的虐待：児童に猥褻行為をすること，または児童を性的対象にしたり，性行為を見せること。

③ネグレクト（育児放棄，監護放棄）：児童の心身の正常な発達を妨げるような著しい減食，もしくは長時間の放置，その他の保護者としての監護を著しく怠ること。

④心理的虐待：児童に著しい心理的外傷を与える言動を行うこと。たとえば，言葉による暴力，一方的な恫喝，無視や拒否など。

特に最近は，心理的虐待が増加している。それは夫婦間の DV（ドメスティックバイオレンス）を子どもの前で行うこと（面前 DV）も心理的虐待に加えられたことや，子どもの身体に危害を加えることには抵抗があって抑制されやすいが，心に危害を加えることへの危機感の薄さなどの原因が考えられる。

さらにアンドリュー・ブイスト（Buist A）は，産後うつ病と児童虐待との関連について，虐待の連鎖という観点から説明している[4)]。これは，虐待を受けた母親は自らが母親になった時に，再び虐待を繰り返してしまうという世代間連鎖のことをいう。一般に女性は妊娠すると，その胎児への態度は，過去の体験による影響を受ける。過去に虐待を受けた女性は，よい親のモデルを内在化していないので，適切な育児ができないというものである。また被虐待体験のある女性は，予期しない妊娠の可能性が高く，そのことも児へのネガティブな感情につながり，虐待する傾向を高めているともいわれる。

ただし世代間連鎖の有無や割合については，研究者によっても見解が分かれている。

また最近では欧米を中心に，実際には虐待とまでは言い切れないが，大人から子どもに対する“避けたいかかわり”をチャイルド・マルトリートメント（child maltreatment）と呼び，注意喚起が促されている。WHO はマルトリートメントをより広い概念で捉え，虐待とは言い切れない大人から子どもへの発達を阻害する行為全般を含めた不適切な養育であるとしている。これは虐待とほぼ同義であるが，子どもの心と身体の健全な成長・発達を阻む養育のすべてを意味する行為であるといえる。大人の側に加害の意図がなくても，また子どもに目立った傷や精神疾患がみられなくても，行為そのものが不適切であれば，マルトリートメントになる[5)]。たとえば，子どもを支配して親の意見を押しつけたり，子どもの目の前で夫婦喧嘩をしたりといったことも含まれ，それが子どもの脳に悪影響を与えてしまう可能性があるのである[5)]。そしてその影響は，心的外傷後ストレス障害（post-traumatic stress disorder：PTSD），うつ病，不安障害，摂食障害，睡眠障害の危険因子になったり，幼少期には問題がないようにみえても，成人後に健全な人間関係が結べないとか，達成感を感じにくい，意欲が湧かないなどのさまざまな問題として表れる場合もある。

（2）周産期の母親のメンタルヘルス

①胎児期からのアタッチメント形成

最近では，アタッチメントはすでに胎児期から築いていくことが重要であると考えられるようになってきた。妊娠した母親の心の中には，わが子に関してポジティブなイメージとネガティブなイメージの相反する気持ちが同時に存在しているといわれている（図 2-4）[6)]。

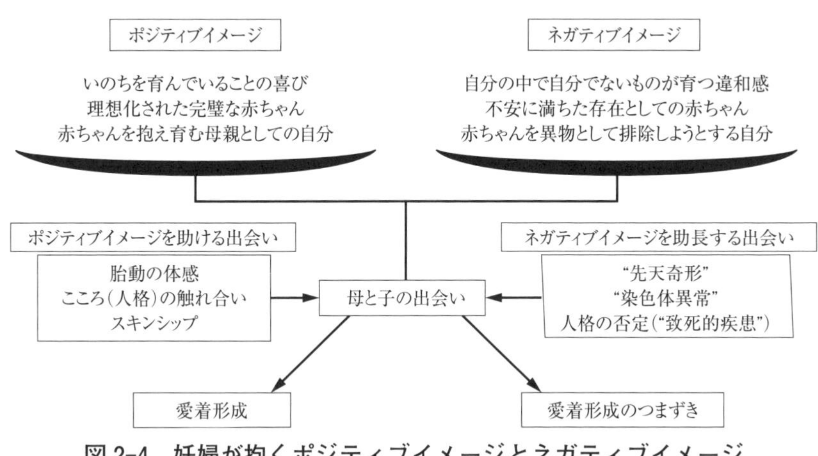

図 2-4　妊婦が抱くポジティブイメージとネガティブイメージ

（橋本洋子：こころの科学．文献 6）より転載）

母親は胎児とポジティブな出会いを重ねることで，次第にわが子への安定したアタッチメントを形成していくが，ネガティブな出会いをした場合，アタッチメント形成につまずきをきたしてしまいやすい。産科を受診する女性へのアンケート調査では，妊娠期の女性における不安症状や抑うつ症状の頻度は 10～20％であり，この値は産後の母親と同程度であることも示されており[7]，母親のメンタルヘルスのケアはすでに妊娠中から開始すべきであることがわかる。

また妊娠中から分娩の時期を問題なく過ごした場合でも，産後うつ病を発症する場合もある。その場合，周囲の支えが欠如したり不十分な環境では，育児に支障をきたしたり，場合によっては虐待に至ってしまうこともある。妊娠は女性にとって，自身を見つめ，自分の中にある新しい命の存在に気づく体験である。自分の中で息づく新しい命の存在をポジティブに認め，情緒的交流を積み重ねることで，初めて母親としての愛情と保護機能を兼ね備えた意識である，「赤ちゃんを抱える環境」[8]が整うのである。このプロセスの中で，母親になる女性自身の中で，パートナーへの愛情や信頼関係，主体性などが満たされないと，女性は母親になることにつまずき，傷つき，無力感にさいなまれてしまうリスクが高まるのである。

②ソーシャルサポート

ソーシャルサポート（social support）は，人が自分のニーズを満たすために利用可能であると認識している社会的関係である。人がさまざまなライフイベントによって生じる危機を乗り越えようとする時，その人を取り巻く家族や友人などのサポートは重要な支えとなって，ストレスの悪影響を和らげてくれる。周産期のソーシャルサポートについても，さまざまな側面から多くの研究が行われている。

周産期のサポートの種類について分類すると，①情緒的サポート（母親の育児の辛さや苦痛といった情緒に共感すること），②情報的サポート（育児相談の日を知らせてあげる），③道具的サポート（一時的に子どもを預かってあげる），④評価的サポート（母親の育児への努力を評価する），⑤コンパニオンシップ（育児サークルの仲間に入れてあげる）に分類される。

たとえばクトロナ（Cutrona CE）らは，ソーシャルサポートと子どもの気質との関係について調べたところ，扱いにくいといった子どもの気質は，母親の子育てに対する自信を失わせることになり，それは母親の抑うつを高める原因になっていることを明らかにした。しかし妊娠中から多くのサポートを有していた母親は，たとえ扱いにくい気質の子どもであっても，子育ての自信はあまり失われていなかったという[9)]。

周産期の女性にとって，もっとも重要なサポートの提供者は夫（パートナー）である。そして夫婦間の親密さが高くサポートが多いほど，周産期の女性の抑うつが低いことも報告されている[9)]。

このように，周産期の女性にとって，夫（パートナー）からのサポートは非常に重要であるにもかかわらず，夫がその重要性を認知していなかったり，育児休暇をとれない結果として，母親のメンタルヘルスを低下させてしまっていることが多いのが現状である。現に2017年10月1日～2018年9月30日までの1年間に，配偶者が出産した男性が在籍する事業所に占める男性の育児休業者がいた事業所の割合は，わずか10.5%（女性では84.3%）に過ぎない[10)]。育児休暇制度は93.2%（従業員30人以上の事業所）と高いにもかかわらず，実際の取得は困難な現状があることがわかる。

③妊娠期から母親を支える自治体の制度

都市化や核家族化に加え，地域の人間関係の希薄化によって子育て中の母親が孤立化するケースが多く，それは虐待やマルトリートメントにつながることもある。

こうした状況を改善するために2017年4月から，子育て世代包括支援センターの設置が全国市区町村の努力義務となった。

このような国の法制化や制度改革は，フィンランドの「ネウボラ(neuvola)」を中心とした母子保健施策をモデルとしている。「ネウボラ」とは，フィンランド語で「アドバイスの場」を意味し，妊娠期から就学前までの子どもと家族を支援する，地域におけるワンストップのサービス拠点の呼称である。わが国の「子育て世代包括支援センター業務ガイドライン」[11)]に示されているその目指す姿は，まさにネウボラの活動をモデルとするものであり，すべての妊産褥婦とその家族が健康に子育て期を過ごせるようきめ細やかな継続的支援を展開するとしている。

わが国ではこうした役割は，従来より保健センターが担ってきた[12)]。ネウボラとの大きな違いは，まずその地区の妊産婦や家族を，妊娠中から子どもが小学校に就学するまで，常駐している同じ保健師が継続して支援する点にある[12)]。その利点は，同じ保健師が継続して担当することで，子どものことも自分のことも，夫婦関係のことも相談しやすい点がある。一方で保健師にとっても，妊娠中からカップルのことを知っているので，問題が起こった時に気づきやすい点もある。さらに特別なニーズをもつ子どもと家族については，発達障害などの子ども，アルコール乱用，家庭内暴力，失業などの問題をもつ家族に対しても支援がなされている。そこでは通常の支援に加え，それぞれの家族の状況に応じて，保健師の追加診察や家庭訪問の追加，医師の追加診察，病院での特別なケアなどの追加支援が行われていく。

日本でもネウボラを包括支援センターで取り入れる試みが広がっているが，実際には体制や支援内容が自治体ごとに異なっており，先述した「子育て世代包括支援センター業務ガイドライン」にも，「市区町村の実情に応じること」という記述がある。その結果，大阪市のように担当保健師制を強化する自治体がある一方で，担当保健師制のない自治体のほうが多いのが現状であり，ネウボラのメリットを活かしきれていないことが多い[12)]。

このような制度が必要とされる背景には，従来，子育てを担ってきた「家族」や地域社会の変容があるとされる。育児を構成する基本的な４つの要素として，「扶養」「世話」「規範の伝達」「交流」があるとされるが[13)]，わが国では，広義の「家」，すなわち親族や地域社会の中で育児が営まれてきた歴史がある。しかし，家族システムや地域社会が大きく変貌した今日においては，これらの要素を国や自治体レベルの制度として行う必要が出てくる。そこでこれらの４つの要素を，狭い核家族の中だけで完結させようとするのではなく，さまざまな社会制度で実現していくことが重要であると考えられる。

今後も家族や地域は子育てにおいて大きな役割を果たすのは間違いな

いが，それらの役割が相対的に後退していく現代という時代にあっては，もっと社会全体で制度として子どもの健やかな育ちを保障していくことが大切であろう。

2. 子どものメンタルヘルス

次に，子ども自身のメンタルヘルスに焦点を当て，乳児期から幼児期までのメンタルヘルスの問題についてみていく。

まず，エリク・H・エリクソン（Erikson EH）の発達段階理論に従い，乳児期から幼児期までの各段階における発達課題について紹介し，おのおのの発達段階の特徴についてみておこう[14)]。彼はジクムント・フロイト（Sigmund Freud）の心理・性的発達論を基盤として８段階で構成される発達図式を提唱し，各段階で解決すべき重要な心理社会的課題をあげている。

（1）新生児の特徴と能力

新生児期とは乳児期の中で，特に出生後 28 日以内の赤ん坊をいう。

最近の発達心理学や神経学，認知科学などの発展によって，新生児は「タブララサ（tabula rasa：白紙）」の状態ではなく，複雑で高い能力をもち，その能力を学習の基盤として活用していることがわかっている。人間の誕生というのは，文字どおりの誕生の時点ではなく，受精した段階であり，人間は胎児の段階から五感が成長・発達し，外界をさまざまに探索している。

（2）出生から幼児期までの発達課題

①乳児期（0～1 歳：基本的信頼 対 不信）

乳児期は，新生児期を含む出生後から１歳未満を指す。エリクソンによれば，乳児期の心理社会的課題は「基本的信頼 対 不信」である。乳児は喉の渇き，空腹感，オムツが濡れた不快などをくみ取って世話をしてもらえた時，自分は価値のある人間だという確信をもつことができる。基本的信頼は，乳児期の主に授乳関係や世話を通じて作られる。子どもはこの時期に，世界は自分を養ってくれて頼ることができ，信頼するに値すると感じることができれば，その後の親密な人間関係を築き上げていく土台が作られる。

この時期は基本的信頼を形成することや，アタッチメントの絆を築くことが大切な課題となる。そのためには，両親は子どもが泣いて不快を訴えたら，それを除いて快適な状態にしてあげる，ということを繰り返し行うことが必要となる。しかしイギリスの精神分析家・小児科医のドナルド・W・ウィニコット（Winnicott DW）は，完璧な母親による完璧な育児ではなく，「ほどよい母親」（good enough mother）による「ほどほどの育児」こそ，乳児にとって大切だと考えた[15)]。乳児は母親から，ときに見当違いの，ときに要求に応じてくれないなど不完全な対応を受けることで，自分ではない母親という存在があり，自分は万能ではないといった「現実」に出会っていく。それはフラストレーション（欲求不満）を体験することであり，「万能感」を手放していく体験でもあるが，それらは乳児の成長にとって欠かせない過程でもあると考えたのである。

実際，赤ん坊はこの時期にすでにストレスや欲求不満への対処行動を積極的に行っていることもわかっている。たとえばフェルドマン（Feldman R）の研究によると，いつもにこやかな母親が無表情な顔で赤ん坊の顔をじっと見続けると，赤ん坊は母親以外のものへ注意を向けたり，母親から目をそらしたり，自己の身体の一部や物を，ストレスを抑えるために口に入れたりする。さらに赤ん坊は，母親の表情を変化させようとしてわざと微笑んだり嬉しそうな表情をするというように，積極的な対処をすることもある[16)]。こうして，いったん破たんした情緒的交流を子どものほうからの努力で修復しようとさえするのである。このようにして子どもにとって適度なストレスや欲求不満は，子どもが自らそれらに対処する力も育むのである。

②幼児前期（1～3，4 歳：自律性 対 恥，疑惑）

この時期になると，子どもは独自性が出てくるようになり，「自律性」を獲得していく。初期段階では，人に与えられるものは何でも「いらない」と言ったり，自分がやりたいことを他人に強制しようとする。まだ言葉の意味も十分にわからないので，理屈で他人に説明することもできない。しかしこれは自分を発見する大切な試みである。また身体的には肛門括約筋をはじめとする全身の筋肉が発達してきて，自分で立って歩けるようになり，排泄をコントロールすることが可能となる。発達課題としては，トイレットトレーニングによって排泄と保持という体験を通じて「自律性」の感覚を身につけることが重要となってくる。うまく排泄ができれば親に褒められ，失敗すると恥ずかしい思いを体験する。この時期に陥りやすい躾の失敗は，子どものやることに口出しし過ぎることである。いつも叱られたり批判されたりやり直しをさせられたりすると，子どもは間違いをしたのではないかと「恥」を感じ，自分はやり遂げる力がないのではないかと「疑惑」の感覚を覚える。

③幼児後期（3，4～6 歳：積極性 対 罪悪感）

「自分でやる」「自分でできる」という積極的な行動が目立つようになり，実際に自分でできることが急速に増えてくる。その結果がうまくいけば，幼児にとってこのうえない喜びになり，自律心につながっていく。自律心の源は，頑固なまでに自分でやれるまで試みて，それに集中するエネルギーである。そしてそれを育てるのは，養育者の忍耐力と大らかさであろう。失敗しても温かく辛抱強く見守り褒めることを繰り返すことで，子どもは積極性を身につけていく。これらの発達によって，「積極性」に富む性格特性が強まったり，あるいは失敗して叱られたり失望され「罪悪感」の強い性格特性が出ることもある。

なお，乳児期から幼児期にかけて，子どもが母親のイメージを内在化し，母親とは異なる独立した存在として自律していく心理発達過程を「分離—個体化」という。

子どもは幼児期になり集団保育に通うようになると，さまざまな問題が顕在化してくる。たとえば自閉症スペクトラム障害（autism spectrum disorder：ASD），注意欠陥・多動性障害（attention deficit hyperactivity disorder：ADHD），学習障害（限局性学習症：learning disabilities：LD），そのほかにも食の問題（医学的原因のない発育不良，愛情はく奪性小人症，異食，小食など），コミュニケーションと言語の問題（構音，吃音，場面緘黙症など），恐怖と分離不安などである。

ここでは最近増加している，神経発達障害（発達障害）とアタッチメント障害に特に焦点を当てて述べていくことにする。

（3）神経発達症（発達障害）

アメリカ精神医学会（American Psychiatric Association：APA）から出版されている「精神障害の診断と統計マニュアル」（DSM-5）では，神経発達症はこれまで使われていた発達障害の概念とほぼ同じであるが，その原因が神経発達という脳機能の問題であることを明確にし，さらにこれまで使われていた発達障害に含まれてこなかった疾患も含めた，より広い障害が含まれるようになった。

神経発達症はいくつかのタイプに分類され，その代表的なものは，自閉症スペクトラム障害（ASD），注意欠如・多動性障害（ADHD），学習障害（LD）である。

これらは，生まれつき脳の一部の機能に障害があるという点が共通しており，一人の人にいくつかの症状が同時にあることも珍しくない。そのため，同じ障害がある人同士でも全く似ていないようにみえることがある。個人差がとても大きいため，発達凸凹と呼ばれることもある。

自閉症スペクトラム障害（ASD）は，対人コミュニケーションに困難さがあり，限定された行動や興味，反復行動がある障害であり，これまで使われてきた「自閉症」や「アスペルガー症候群」などが統合された名称である。自閉症スペクトラム障害の症状には多様性があり，連続体として重なり合っているという考え方が,「自閉症スペクトラム障害」という診断名に込められている。

注意欠如・多動性障害（ADHD）は不注意（集中力がない），多動性（じっとしていられない），衝動性（考えずに行動してしまう）の症状がみられる障害をいう。年齢や発達に不釣り合いな行動が仕事や学業，日常のコミュニケーションに支障をきたすことがある。調査によると，子どもの 20 人に 1 人，成人の 40 人に 1 人に ADHD が生じるといわれる。以前は男性（男の子）に多いといわれていたが，現在では ADHD の男女比は同程度に近づいているとの報告もある。

学習障害（LD）とは全般的な知的発達には問題がないのに，読む，書く，計算するなど特定の事柄のみがとりわけ難しい状態をいう。有病率は 2～10% と見積もられており，読みの困難については，男性が女性より数倍多いと報告されている。

以上 3 つの神経発達症についてみてきたが，大切なことは，いずれも薬物療法は行われることがあったとしても，あくまで症状を抑えるための補助的な効果しかないことである。そのため一人ひとりの子どもが生きにくさを抱えながらも，その人らしく生きていくことを周囲がサポートすることにある。そのためには本人や家族だけでなく，周囲の人たちの正しい理解と温かい見守りが必要になってくるのである。

(4) アタッチメント

①アタッチメントとは

アタッチメントとは，特定の人物に対して築く特別な情緒的な結びつきのことを指し，特に幼児期までの子どもと養育者との間に形成される情緒的な結びつきをいう。アタッチメントは，乳幼児期のアタッチメント行動のパターン化にはじまり，思春期・青年期には人間関係を制御する内的作業モデルに移行し，生涯を通じて機能すると仮定されている。アタッチメントは単に心理的な概念というわけでなく，生物学的な基盤をもち，すべての動物にある個体保存（自己の生命の維持）のための本能的な行動であるとされる。

アタッチメント理論を打ち出したジョン・ボウルビィ（Bowlby J）は，子どもが親の保護を求めて親に近づいたり，泣いたり笑ったりすることでアタッチメントの対象となる養育者の注意を自分に引き寄せ，安心を得ようとする行動をアタッチメント行動と呼んだ[17]。それは生後6か月以降から明確に現れはじめ，発達の時期に応じて，その行動様式や意味は変化していく。子どものアタッチメント行動に対し，養育者がどのような反応をするかは，子どもが社会的，情緒的に健全な発達を遂げるうえで，とても重要な要素になる。養育者が乳幼児の欲求に適切に応じることができると，子どもの中に「安全」の感覚を確立することができる。この感覚を基地として，子どもは周囲の環境を探索し，自分の世界を広げていくことができるようになるとされる。

そのため養育者の反応は，子どもの「自分は他者に愛される存在なのか」そして「他者や外の世界は，はたして自分の求めに応じてくれるのか」という自分自身と他者に対する「物事を捉える枠組み」の形成にも影響を与える。この「物事を捉える枠組み」は，養育者との関係を超え，その後の対人関係にも影響を与えていくことになる。つまり，子どもと養育者との間に築いた初期の関係は，生涯を通じた人との関係性に影響を与え得るのである。

②アタッチメントパターン

ボウルビィの共同研究者であり研究の後継者でもあるメアリー・D・エインスワース（Ainsworth MDS）は，アフリカのウガンダや米国のボルチモアでの研究を通じて，母親の養育行動の質や乳児のアタッチメント行動に個人差があることを見いだした[18)]。安定したアタッチメントの形成には，継続的なケアを一貫して提供する特定の養育者の存在が重要であると考えたボウルビィに対して，エインスワースは，本質的に重要なのは，特定の養育者の「応答性と有効性（安全基地として有効に機能すること）」であるとした。そして，母親の応答性・有効性には個人差があることを明らかにしている。その後，このようなアタッチメント行動が活性化される観察法を考案した。これは母子の分離・再会を２回ずつ組み入れた８場面から構成される方法で，ストレンジ・シチュエーション法（strange situation procedure：SSP）と呼ばれている。SSP は母親との分離や再会だけでなく，途中で見知らぬ他者が入室することで，新奇性不安を喚起させたり，母親との分離ストレスに対する児のアタッチメント行動がどのように組織化されるのかに焦点を当て，アタッチメントパターンの個人差を見いだす方法である。

SSP では特に母親との分離前の行動，分離時の抵抗の程度，再会時の母親に向ける行動に焦点を当てる。そして多くの子どもの実験を通して，安定したアタッチメントを示すパターンと，不安定なアタッチメントを示す２つのパターンの，合計３つのパターンが見いだされた。安定型（B タイプ）のアタッチメントのパターンでは，特に母親との再会時に自ら近接や接近を求める行動や，再会の喜びを表す情動が認められ，他者への不安や分離ストレスを母親の存在によって緩和することができる。

他方，不安定型のアタッチメントのパターンの１つの回避型（A タイプ）では，母親にまるで無関心であるかのように振る舞い，再会時にはむしろ母親を回避・無視する傾向がある。もう１つは両価型（あるいはアンビバレント型：C タイプ）と呼ばれるタイプであり，その特徴は分離時は激しく泣き，再会時にまでその不安定さが全く回復せず，再会時に強く接触を求めると同時に激しい怒りと抵抗を示すことである。

このような回避型や両価型は，いずれも養育者の感受性や応答性の低さが原因で，子どもにとっては近接や接触によって安定感が得られないという意味では不安定なパターンではある。しかし，たとえば回避型は拒否的な親にこれ以上拒否されないように，アタッチメント行動を最小限に抑制することで，親との関係を維持しようというパターンであるといえる。同じように両価型は養育者の応答に一貫性がなく，期待と予測がもてない養育者に対して，アタッチメント行動を最大限に表出し注意を引き続けようというパターンであるといえる。そのような意味で，これら２つの不安定パターンは，どちらも非応答的な養育者との関係を維持するための方略であるといえる。

③D タイプの発見

その後の研究で，エインスワースが分類したタイプにはあてはまらないアタッチメントパターンをもつ子どもがいることがわかった。メイン（Main M）らはそれを無秩序・無方向型（disorganized/disoriented 型）と呼んだ[19)]。たとえば SSP では「顔をそむけながら母親に接近する」，「強い分離抵抗を示してドア付近で母親を求めるが，再会時には回避する」などの相反する行動が継時的・同時的に生起するのである。

子どものアタッチメントがこのタイプになる原因は，親のかかわりからみると，マルトリートメントである可能性があり，決して器質的な要因によるものではない。子どもは心身が大きく成長する発達期にマルトリートメントを受けた場合，たとえ身体的な傷が治癒しても，発達過程の心に負った傷は簡単には癒されるものではない。これまで繰り返し養育者によって「脅かされてきた」経験をもち，本来は安心感の源泉である養育者が同時に恐れの対象である，という解決不能なパラドックスに陥ることによって，アタッチメント行動が組織化されずに，その行動システムが崩壊してしまう，というのがメインらの主張である。

そのような子どものアタッチメントを再構築するためには，里親のように家庭的な環境の中で特定の「アタッチメント人物」との間に，アタッチメントを再構築することが有用である。ハウズ（Howes C）らは，アタッチメント人物について次の３つの条件をあげている[20)]。

①子どもに身体的・情緒的ケアを提供している人物

②いつも変わらずに子どものそばにいるか，不在でも，どこにいていつ戻ってくるかを子どもは常に予測でき，期待を寄せることができる人物

③子どもに情緒的投資をしている人物

このような人物に子どもはアタッチメント行動を向け，アタッチメントシステムを組織化していくことができる。そのような人物は，父親，祖父母，きょうだい，保育士などが含まれる。さらに社会的養護の場では施設職員や，里親，セラピストなども含まれる。

このような人物との間にアタッチメントの再構築を行うことができれば，人生最初の心理社会的課題である「基本的信頼（basic trust）」（エリクソン）を獲得することができるのである。

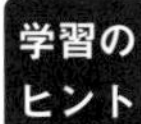

1．子どものアタッチメントに問題がある場合，どのような対応が考えられるだろうか。

2．周産期のメンタルヘルスを低下させてしまう日本の文化・社会的背景として，どのようなものがあると考えられるか。

3．近年，痛ましい虐待が増加している。虐待の連鎖（世代間連鎖）を止めるためには，どのような援助をしたらよいだろうか。

さらなる学習のために

永田雅子（編著）：『妊娠・出産・子育てをめぐるこころのケア』ミネルヴァ書房，京都，2016

クラウス MH，ケネル JH，クラウス PH（竹内徹訳）：『親と子のきずなはどうつくられるか』医学書院，東京，2001

友田明美：『子どもの脳を傷つける親たち』NHK 出版新書，東京，2017

山口創：『子供の「脳」は肌にある』光文社新書，東京，2004

引用文献

1）Gloger-Tippelt G：A process model of the pregnancy course. Hum Dev 26：134-148, 1983

2）Swain JE, Lorberbaum JP, Kose S, et al：Brain basis of early parent-infant interactions：psychology, phsiology, and in vivo functional neuroimaging studies. J Child Psychol Psychiatry 48：262-287, 2007

3）厚生労働省：平成 29 年版子供・若者白書（全体版）．https://www8.cao.go.jp/youth/whitepaper/h29honpen/pdf_index.html

4）Buist A：Childhood abuse, parenting and postpartum depression. Aust NZJ Psychiatry 32：479-487, 1998

5）友田明美：新版癒されない傷—児童虐待と傷ついていく脳．診断と治療，東京，2011

6）橋本洋子：新生児集中治療室（NICU）における親と子の心のケア．こころの科学 66：27-31，1996

7）山下洋ほか：産前・産後のメンタルヘルス．永田雅子（編）妊娠・出産・子育てをめぐるこころのケア．別冊発達 32：p 10-18，ミネルヴァ書房，京都，2016

8）Winnicott DW：The theory of the parent-infant relationship. Int J Psychoanal 41：585-595, 1960
9）Cutrona CE, Troutman BR：Social support, infant temperament, and parenting self-efficacy：a mediational model of postpartum depression. Child Dev 57(6)：1507-1518, 1986
10）厚生労働省：令和元年度雇用均等基本調査，2020
https://www.mhlw.go.jp/toukei/list/dl/71-r01/03.pdf
11）厚生労働省：子育て世代包括支援センター業務ガイドライン．
https://www.mhlw.go.jp/file/06-Seisakujouhou-11900000-Koyoukintoujidoukateikyoku/kosodatesedaigaidorain.pdf
12）横山美江：ネウボラで活躍しているフィンランドの保健師と日本の保健師活動の未来．大阪市大看誌 14：31-35，2018
13）舩橋惠子：「子ども・子育て支援新制度」に見る子育ての社会化の特徴―ヨーロッパの先行事例と比較しつつ．大原社会問題研究所雑誌 722：17-32，2018
14）Erikson EH：Childhood and society.（仁科弥生訳，幼児期と社会．みすず書房，東京，1977）
15）Winnicott DW：The child and the family. Tavistock, London, 1957
16）Feldman R：Parent-infant synchrony and the construction of shared timing；physiological precursors, developmental outcomes, and risk conditions. J Child Psychol Psychiatry 48：329-354, 2007
17）Bowlby J：Attachment and Loss Vol. 1：Attachment. Basic Books, New York, 1969
18）Ainsworth MDS, et al：Patterns of attachment：A psychological study of the strange situation. Erlbaum, New Jersey, 1978
19）Main M, Solomon J：Discovery of an insecure-disorganized/disoriented attachment pattern. In：Brazelton TB, Yogman MW（eds）Affective development in infancy. Ablex Publishing, New Jersey, 1986
20）Howes C, Spieker S：Attachment relationships in the context of multiple caregivers. p 671-687, Guilford Press, New York, 1999

3 ライフサイクルとメンタルヘルス（2）児童期・思春期・青年期

山口　創

《目標＆ポイント》
本章では児童期，思春期，青年期におけるメンタルヘルスの問題についてみていく。この年代は生涯の中でも，心身の成長が著しい時期であり，急速に変化していく親子関係や友人関係を通じて，自身のアイデンティティやパーソナリティの基盤が形成されていく大切な時期でもある。子どもの年齢に応じて変化するメンタルヘルスの問題を理解し，さらにそれを維持・増進していくための方略について学んでほしい。
《キーワード》 対人関係，アイデンティティ，性成熟，不登校，スクールカウンセラー

1. 児童期から青年期の発達課題

まず発達段階ごとに心理・社会的な分類をしたエリクソン（Erikson EH）の発達段階に沿って，その特徴をみていく[1)]。

（1）児童期（6〜12歳：勤勉性 対 劣等感）

この時期の子どもは，学校で急速に知識や技能を習得し，仲間との集団関係を育成する。エリクソンの発達課題の中で，この時期の課題である「勤勉性」とは，単に勉強をまじめにしっかりやるといったことに限らず，自分自身の意欲によって試したいと思う行動すべてを指す。この時期は，学校という社会的組織に見守られながらも，自分を取り巻く外

の社会への関心が強くなり，自分の意思で参加してみたい，と感じる時期でもある。そうした新たな環境の中で，自分で試みたことが成功する喜びや，周囲からの承認が得られれば，自己の有能感や自尊心が得られるだろう。また失敗したとしても，自分自身の能力を確認し，ときに劣等感を感じながらも失敗と成功を繰り返す過程そのものが，この時期の実りある心である有能感を育んでいく。しかしこの時期に，頑張れたことやチャレンジできたことが少ない場合，有能感の育ちも小さくなり，さらに親や教師に評価されなかったり認められなかったりすると，自分は他者よりも劣っているという「劣等感」が「勤勉性」を上回ってしまうこともある。

（2）思春期・青年期（12〜23 歳：アイデンティティ 対 アイデンティティ拡散）

思春期・青年期の区分は，12 歳くらいから 22，23 歳までとする捉え方が一般的であるが，10〜30 歳くらいまでとする見解もある。

この時期は生涯発達の過程の中で，子どもから大人への移行期であり，中間的で不安定な時期である。身体的にも精神的にも社会的にも大きな変化を体験し，その不安定さは「疾風怒涛の時代」（G・スタンレー・ホール：Hall GS）と表現されている。環境や対人関係そして自分自身の大きな変化に戸惑い，多くの青年は挫折や反抗を体験し，不安に陥りやすい。脆弱性を有する者は，変化の過程でバランスを崩しやすいため，精神疾患の好発期でもある。また第二次性徴の発現という生物学的な変化を契機として思春期が始まり，そこに心理社会的な影響が加わり，戸惑い葛藤しながらも自立を目指す青年期へと向かう。

また思春期には自我が目覚め，自分への意識が強くなる。見る自分（I）と見られる自分（Me）が存在するようになると，自己を対象化して客観的に捉え，自身の言動を振り返り，自己の特性や存在意義を自問するようになる。

エリクソンは，思春期・青年期の課題を，「アイデンティティ」対「アイデンティティ拡散」とした。自分の歩みと社会とのつながりを保ち，他者の影響から距離をおいて，自分が人生の主人公として自覚的に自己を確立できるか，あるいは自分を見失って混乱するかの分岐点が青年期であると考えた。アイデンティティの形成は，それ以前の課題への対処を基盤とし，その後の課題への対処を方向づける重要なものである。このように青年期とは，アイデンティティの確立を模索し，自分探しに取り組む心理的モラトリアムの時期でもある（モラトリアムについては，p8で説明）。

2. 各発達段階の対人関係の特徴

次に，おのおのの時期の対人関係についてみていく。この時期は，おのおのの時期に特徴的な対人関係をもつようになり，各時期のメンタルヘルスは対人関係から大きく影響される。

（1）児童期

小学校低学年（小学校 1～2 年生）は，これまでの生活とは異なり，教師の話をきちんと着席して聞く学校の授業スタイルが始まる時期である。教師は勉強を教える先生であると同時に，生活の中心となる親の役割も担う。小学校低学年までの友人関係は，機会に依存して継続性がないのが特徴である。たまたま遊び場に居合わせれば友人となり，そこを離れれば消滅するような浅く短い関係をもつ。

しかし小学校中学年（3～4 年生）になると，仲間関係は継続するようになり，学級全体で自立や挑戦を始める。この年代の特徴は，徒党を組んで大きなグループで遊ぶことである。友だちは気が合う，趣味が同じということで継続するようになる。仲間意識が強くなり，仲間との約束が親や先生との約束より大切になったり，大人に対して秘密をもつようにもなるため，集団で大人から自立する時期ともいえる。このように仲間意識が強くなり集団で反抗や逸脱を行うことから，ギャングエイジ（Gang Age）とも言われる。依田新（よだあらた）は，「8歳以後においては，児童だけの集団（ギャング）が発達し，（中略）自発的協働と同意との相互性に基づく相互的義務（すべてのものに対する同じ権利と罰）を属性とする平等な公平が支配する児童集団において自主的に規則が制定され，自立的に遵守されてゆく」と述べている[2)]。最近では子どもが外で自由に遊ぶことが少なくなったため，ギャングエイジはなくなったとも言われるが，学校では存在していることが多い。後の反抗期は個人レベルのものだが，その前に集団で反抗する経験を積むことが自立のために必要だといえる。しかしその集団も席替えやクラス替えをすれば，友人関係が切れ遊ばなくなる場合もあるため，いじめ対策としても有効である。

小学校高学年（5〜6年生）は，児童期の完成期であり，高学年としての責任感や実行力をもち，クラスや学校全体を見渡す力をもてるようになる。趣味の多様化や性別などにより，集団は小さくなると同時に，排他性や教師への反抗が生じることもある。最近は，性的成熟に入る年齢が前の世代に比べ早期化する成熟前傾により，多くの児童が第二次性徴を迎えるため，思春期・青年期の特徴をもつようになった結果，男女の意識が強くなってきた。そのような変化とともに良い子という概念への疑問が生じ，教師や社会への反発が生じるようにもなるため，思春期・青年期としての対応も必要となってくる。

（2）思春期・青年期

思春期・青年期は，第二次性徴の発現による戸惑いや，親からの独立指向に伴う不安感や孤独感から，友人を強く希求する時期である。

対人関係理論を提唱したハリー・S・サリヴァン（Sullivan HS）は，同性同年輩の友人と，1対1の親密な関係を意味するチャムシップ（chumship）を形成することを，この時期の重要な課題としている[3)]。親密な関係の中で，問題を開示・共有し，共感して，悩みがあるのは自分だけでないと知ることで，多くの不安が回避される。また親友（chum）が捉えた客観的な自分を認識することで，それまでの自己中心的な視野が広がり，社会的展望の中に自分の居場所を獲得できるようになる。その後仲間関係は，自立した個人としての違いを認めあう共存的な関係であるピアグループ（peer group）という位相へと移行する。こうして親友との親密な関係の経験を手がかりとして，青年期以降に重要な異性との親密性の獲得へと発展する。青年期のメンタルヘルスを検討する際に，仲間との関係の構築は，非常に重要な課題ということができるであろう。

友人との親密な関係の形成は，この時期を乗り切るうえで重要である。しかし発達過程における社会的経験が少なくソーシャルスキルが不十分な場合，関係形成の手がかりを得ることが困難な状況が起こりうる。ソーシャルスキルの低さは，友達のできにくさや，いじめ，心身症などの病気につながることもある。

次に，親子関係についてみていく。思春期・青年期は，それまで拠り所としていた親からの精神的な自立が課題となる。幼少期の親子関係は，相互補完的な特徴が強い。赤ん坊は泣くことで，親からの授乳や排せつの世話，抱っこなどの行為を引き出すというように，両者の行動は互いに異なり，互いに適合的であった。しかし，子どもは次第に「いや」という意思が芽生え，自分の判断で行う行動が増えていく。思春期が「反抗期」にあたるというのは，それまで相互補完的な要素が強かった親子関係が，今度は互いに似たような行動をとるようになる対称的な関係が優位になることを意味している。

このような親からの独立の過程を，レタ・S・ホリングワース（Hollingworth LS）は，「心理的離乳」と呼んだ。これは家族の監督から離れて，独立した人間になろうとする健全な衝動を意味し，青年期の発達を説明する用語としてしばしば用いられる。自立の過程は，一直線に分離独立を目指すものではなく，独立と依存のはざまで揺れ動くアンビバレントな感情が特色とされる。

これに関して西平は，心理的離乳を二段階に分けている[4)]。青年へと向かう第一次では，自己主張し，甘えや依存を断ち切った生活意識をもつが，生活は児童期同様親に依存している。心理的距離は不安定で，主体的生活を確立するまではいかず，甘えと反抗の間で揺れる。成人へと向かう第二次では，親と１対１の人格的関係をもつようになる。生活面での依存は残るが，心理的には自立し，両親の価値観や生活スタイルを問い直し，それを同一視して取り入れるか，異質視するかを検討するようになる。

このように，乳幼児期の第一次反抗期である分離のメタファーを用いた表現はほかにもある。たとえばフランスの啓蒙思想家，ジャン・ジャック・ルソー（Rousseau JJ）は，この世に生を受けるのが第一の誕生であり，次いで青年期に性に目覚めていく発達段階を「第二の誕生」と呼んだ。またピーター・ブロス（Blos P）は，青年期を「第二の分離-個体化期」としている[5)]。分離-個体化過程の理論は，乳幼児期において母親からの精神的・身体的分離発達の過程にみられる依存と自立にかかわる葛藤を示しており，青年期の親との関係においてもこのような葛藤が体験されると考えられている。つまり心理的に親から離れ，自立して個を確立し，内在化された幼児対象からの独立を目指す時期であるといえる。

いずれにしても，この時期の親からの「離乳」や「分離」と，乳幼児期のそれらと大きく異なる点は，子どもは独立への過程で，それまで絶対的な存在として従い，価値観を受け入れてきた親や教師などへの反発や抵抗が生まれることである。そのような場合，両親の否定的な面が急に拡大されてみえてくることもある。既存の枠組みの破壊を目指して反社会的行動に走ったり，非社会的行動に逃避するというようなつまずきの形をとって，親をはじめとする大人への問題提起がみられることもある。

この時期は上記のような心理的独立を果たす点で，家庭や家族の役割の重要性は，相対的に低下すると思われやすい。しかし，家庭や家族は子どもの外での活動による，緊張緩和やストレス軽減の役割を担う場としても，さらに内外の行動規範や価値観の調整の場としても，それらの機能はかえって強まるといえる。

3. 心身の発達と課題

(1) 性成熟（身体変化・性意識）

思春期には，脳下垂体から分泌される性腺刺激ホルモンの働きによって，性成熟に向けたスパートがみられ，体つきや性機能が成人に近づいていく。

しかし性をもつ存在としての「第二の誕生」における自己の受け止め方には，男女差がみられ，自分の中で起こる得体の知れない変化は，戸惑いや不安を引き起こすことになる。男子の精通は快感を伴い，自然な現象として受容される傾向にあるが，女子にとって変化の受け入れは容易ではない。

中学生を対象とした研究によると，男子では早熟であると感じている者ほど身体満足度が高く，抑うつ傾向が低かった。それに対して女子では，早熟な者ほど体重が重いと感じており，身体満足度が低く，さらに身体満足度の低さは抑うつ傾向の高さと結びついていた[6)]。その理由として，男子は早熟であるほど理想的な身体（肩幅が広く筋肉質など）に近づくことになるのに対して，女子にとっての早熟は，体重の増加や皮下脂肪の増加により，丸みを帯びた身体になることでもあるからである。それはやせていることを美しさや魅力の基準とするような現代の社会の価値観と，逆の方向に進むことになるためである。このように性成熟によるメンタルヘルスへの影響は女子のほうが大きく，ネガティブに作用しやすいことから，摂食障害などの問題を抱えやすい傾向がある。

（2）アイデンティティ

ジェームズ・E・マーシャ（Marcia JE）は，エリクソンの理論における「危機（crisis）」の概念を重視し，個人のアイデンティティの状態を客観的に把握しようとアイデンティティ・ステイタス（同一性地位）という考え方を提唱した[7)]。それは個人のアイデンティティを，自分自身の職業や価値などについて思い悩み選択に苦慮する「危機（crisis）」の経験の仕方と，決定された自分のあり方や進路について傾倒する「傾倒（commitment）」の2つの変数の組み合わせで4つのステイタスに類型するものである（表3-1)。それらは次の4つのグループに分類できる。

①アイデンティティ達成：危機の時期をすでに経験し模索した結果，1つの生き方を主体的に選択して，それに積極的に関与している状態である。

②モラトリアム：危機の最中で自己の決定を模索しながら，傾倒する対象を見つけだそうとしている状態である。傾倒の程度は曖昧で焦点化されていないが，自己選択にあたって一生懸命努力，奮闘している点が

表 3-1　アイデンティティ・ステイタスの分類

アイデンティティ・ステイタス		危機	傾倒
①アイデンティティ達成		すでに経験した	している
②モラトリアム		経験している	あいまい，あるいは積極的に傾倒しようとしている
③早期完了		経験していない	している
④アイデンティティ拡散	危機前拡散	経験していない	していない
	危機後拡散	すでに経験した	していない

（文献 7）より転載）

特徴である。

③早期完了：明白な危機を経ず周囲の価値観をそのまま継承し，それに傾倒している状態である。自分の目標と両親またはそれに準ずるものの目標との間に不協和がなく，すべての体験が幼児期以来の自分の信念を補強するだけである。

④アイデンティティ拡散：危機を経験したか否かにかかわりなく，傾倒すべき対象をもたず自分の生き方がわからなくなっている状態である。第一の下位型である危機前拡散は，今まで自分が本当に何者かであった経験がないため，何者かである自分を想像することが困難であるという人であり，第二の下位型は，危機の経験はしたが，その後傾倒すべき対象が見つかっていないという危機後拡散である。

研究では「アイデンティティ達成」は確かに不安や自尊感情，自己評価などの点で望ましい結果が得られているが，「モラトリアム」の肯定的側面も浮き彫りにされる結果もあり，一様には結論づけることはできないとされている[8)]。

4. 心の問題

(1) 不登校

文部科学省（以下，文科省）では，不登校を次のように定義している。「主として何らかの心理的・情緒的・身体的，あるいは社会的要因・背景により登校しない（したくてもできない）状態で，年間欠席 30 日以上。ただし，病気・経済的理由によるものは除く」。不登校については，その原因はすべて子どもにあるものと捉えるべきではなく，子どもを取り巻く環境によっては，どの児童生徒にも起こり得ることとして捉える必要がある。

文科省の調査では，小中学校の不登校児童生徒数は一時期は横ばい

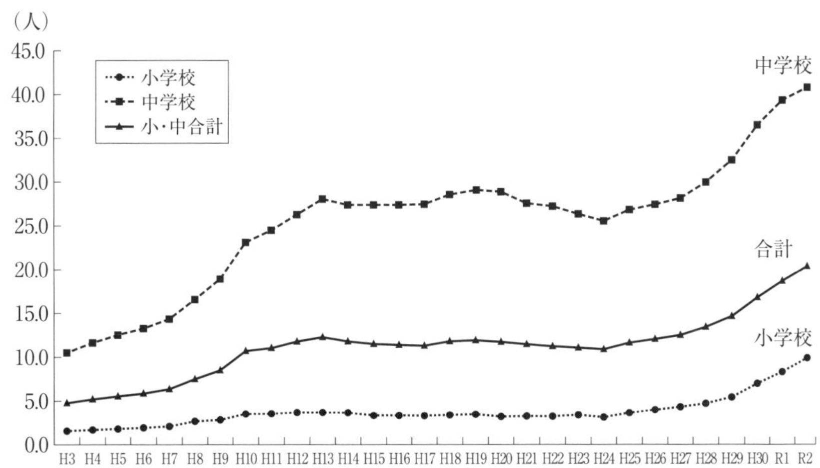

<参考3> 不登校児童生徒の割合(1,000人あたりの不登校児童生徒数)の推移のグラフ
(注) 調査対象：国公私立小・中学校（小学校には義務教育学校前期課程，中学校には義務教育学校後期課程及び中等教育学校前期課程，高等学校には中等教育学校後期課程を含む）

図 3-1　小中学校における不登校の児童生徒数の推移

（文献 9）より転載）

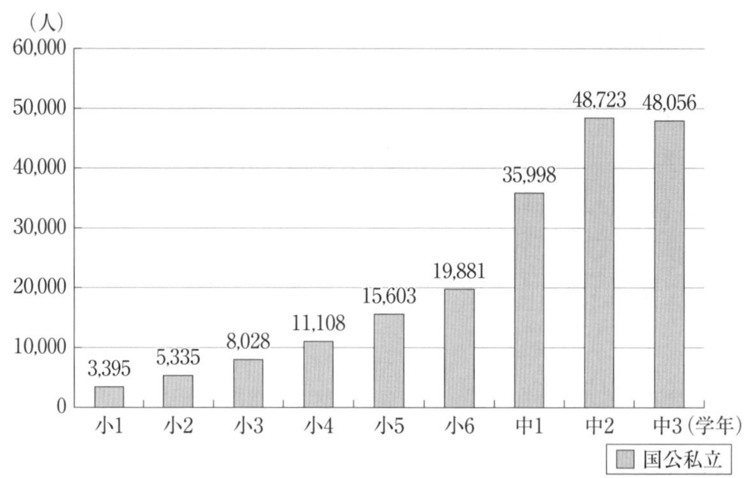

図 3-2　小中学校の学年別不登校の児童生徒数

（文献 9）より転載）

だったが，ここ数年は年々増加傾向にある（図 3-1）[9]。また学年別にみると，学年が上がるにつれて不登校児童生徒数は増加しており，特に小学校 6 年生から中学校 2 年生にかけて増加する傾向がある（図 3-2）[9]。さらに不登校になった理由については，小学校では，「無気力・不安」，「親子のかかわり方」が多いのに対して，中学校では，「無気力・不安」は小学生と同等だが，「親子のかかわり方」は低下し，逆に「いじめを除く友人関係をめぐる問題」が増加する傾向がある。小中学生においては不安や無気力の原因を，家庭の問題まで考慮しながら探り対処することが重要であるが，中学生では友人関係の問題にも目を配ることが重要であるといえるだろう。

さらに 2020 年明けから世界規模で流行し始めた COVID-19（新型コロナウイルス感染症）による，一斉休校や分散登校による影響もみられた。2020 年度に不登校とみなされた小中学生は 196,127 人（前年比 8.2%

増加）で，過去最多だった[9)]。また小中高校の児童生徒の自殺者数も415人で過去最多となった。不登校の原因はさまざまに指摘されているが，パンデミックの影響により，生活リズムが乱れやすく，学校行事なども制限され登校意欲がわかなかった可能性が指摘されている。また自殺の背景には家庭不和や親の叱責はこれまでも多かったが，それ以上に親子の在宅の時間が増え，家庭での息苦しさが増した可能性も指摘されている。家庭は必ずしも居心地が良く安心できる場所であるとは限らず，そのような子どもにとって，パンデミックは大きなストレスとなった可能性がある。

さて不登校を予防するためには，教師の役割も重要である。この点について石隈は，教師が行う子どもへの援助を3段階の援助サービスで説明している[10)]。

まず一次的援助サービスは，すべての子どもへの援助であり，わかりやすい授業や，居心地の良い学級をつくることなどである。次の二次的援助サービスは，学校生活での苦戦が始まった，あるいは苦戦する危険性の多い「一部の子ども」への援助ニーズに応じるサービスである。子どものSOSに気づくことが大切となる。子どもの苦戦の早期発見とタイムリーな援助が，二次的援助サービスのポイントとなる。次の三次的援助サービスは，長期欠席や神経発達症（発達障害）などで特別な教育ニーズをもつ「特定の子ども」に対する援助サービスである。この段階の子どもに対しては養護教諭や保護者らと「援助チーム」を作り，個別の指導計画を作成して指導・援助を行うことが必要となる。

(2) いじめ

文科省においていじめの定義は過去に何度も変遷しているが，平成25(2013)年度からは「児童生徒に対して，当該児童生徒が在籍する学校に

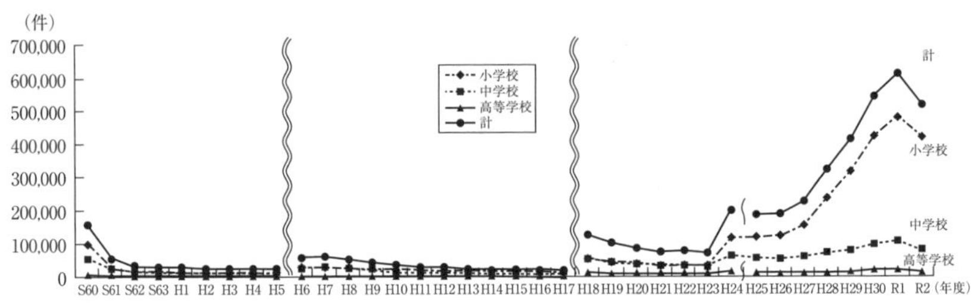

図 3-3　いじめの認知（発生）件数の推移

（文献 9）より転載）

在籍している等，当該児童生徒と一定の人的関係のある他の児童生徒が行う心理的又は物理的な影響を与える行為（インターネットを通じて行われるものも含む）であって，当該行為の対象となった児童生徒が心身の苦痛を感じているもの。」とされている。

文科省の調査によると，令和 2 (2020) 年度まではいじめの認知件数は毎年大きく増加を続けていた。しかし令和 3 (2021) 年度は逆に減少傾向があることがわかった（図 3-3）[9]。その理由として，COVID-19 の影響により，子どもたちの生活環境が大きく変化したことがあげられる。たとえば児童生徒間の物理的な距離が広がったことや，日常の授業におけるグループ活動や学校行事，部活動等のさまざまな活動が制限され，子どもたちが直接対面してやり取りをする機会が減少したことなどが要因とされている。

さらにいじめ発見のきっかけとなったのは，これまでどおり「アンケート調査など学校の取り組みにより発見された」が最も多く，「本人からの訴え」，「学級担任が発見」は少ない傾向に変わりはなかった[9]。

いじめは学級担任などに見つからないように陰で行われることが多い一方で，本人も学級担任や保護者に打ち明けにくいことから，全生徒にアンケート調査を行うなど，積極的に発見していくことが重要だといえるだろう。

いじめ被害による影響も，さまざまな側面から検討されている。たとえば城西は，大学生を対象として，過去のいじめ被害にあった経験と，現在の心身のウェルビーイング（well-being）との関連について調査した。その結果，過去のいじめ被害による苦痛が大きくなると，身体に不調を感じやすくなり，自信がなくなるといった悪影響が長期的に続くことがわかった[11)]。いじめ被害の影響は，いじめられた時期だけに限定されるものではなく，その後も長期にわたり，子どものウェルビーイングを低下させる要因になっていることがわかる。また同調査の結果，いじめの一種である「からかい」についても，小学生の時にからかわれた経験があると，大学生になっても不安や抑うつ，孤独感が高いことも示されている。このように小中学生の時のいじめ被害やからかわれた経験は，その後も長期にわたるウェルビーイングの低下につながりやすい点でも注意を要する。

（3）対人関係のゆがみ（対人恐怖症，ひきこもり，インターネット依存）

思春期は，他者に対する鋭い感受性により，厳しい批判的な評価の目を向ける傾向がある反面，傷つきやすい特徴をもち，対人葛藤が生じやすい。また他者への批判的な評価は，自己に向けられた非難，劣等感，自己嫌悪などが投影されたものである場合も少なくない。

このような対人関係の問題などから，思春期・青年期は，対人恐怖症が好発する時期でもある。それは他者からの評価に敏感で，相手への依存や相手に一体感を求める指向性が強い日本の文化的な背景の影響も考えられる。また家族などの身近な相手や，かかわりが全くない不特定多数の集団では問題が起きず，ある程度見知っている同級生など，中程度の距離の他者との間で生じやすい特徴もある[12)]。軽度の一過性のものから，疾患へと進行する場合もあり注意が必要である。しかし親と距離をおき，友人との関係を深める思春期では，学校のような集団の中で生じる疎外感や，評価への敏感さから，対人恐怖に近い状況は，誰にでも起こり得る。

対人関係のゆがみは，ひきこもりという形で表れることもある。ひきこもりとは,「さまざまな要因の結果として社会的参加（義務教育を含む修学，非常勤職を含む就労，家庭外での交友など）を回避し，原則的には6か月以上にわたっておおむね家庭にとどまり続けている状態（他者とかかわらない形での外出をしている場合も含む)」を指している。内閣府の調査によると，15～39歳のひきこもり状態にある者（「自室からほとんど出ない」「自室からは出るが，家からは出ない」など）の推計は，2015年度調査で約54.1万人であった[13)]。またひきこもりの年代は15～24歳が65％を超えることから，ひきこもりになる者は思春期から青年期にかけて多いことがうかがえる。

ひきこもりの特徴として，対人恐怖，うつ・罪悪感，暴力などの症状があり，自分の決定を干渉されることへの拒否傾向があること，家族との情緒的絆や心理的独立の傾向が弱い，といったものが見いだされている[14)]。

インターネット依存も問題となっている。今日のわが国のインターネットの普及率は非常に高く，2020年に行われた総務省の通信利用動向調査によると，インターネットの利用は6～12歳で80.7％，13～19歳では95.6％にも達している。特にソーシャル・ネットワーキング・サービス（SNS）の利用率は6～12歳で37.6％，13～19歳で86.1％と急速に増えている[15)]。この時期のSNSの対人関係で認められる体験は，現実の世界で認められる体験や居場所がない人にとっては，むしろ現実以上に重要であることもあり，単に遮断するだけでは解決できない難しい問題である。

総務省の調査によると，病的なインターネット依存が疑われる中高生は，この５年間で倍増し，全国で93万人と推計された。インターネットを病的に使用する生徒は，中学生12.4％（男子10.6％，女子14.3％），高校生16.0％（男子13.2％，女子18.9％）であり，男子より女子が多い傾向にある[16)]。

そしてその症状は「過剰使用（意図したより長い時間使用してしまう）」，「渇望（インターネットをすることを待ち望む）」，「制御不能（時間を減らしたり，止めることに失敗する）」などがあり，睡眠障害や抑うつなどとの関連があることも示されているため注意が必要である。

（4）うつ病

児童期になると，心の問題は複雑化，深刻化してくる。近年子どものうつ病が，これまで考えられてきたよりもずっと多く存在することがわかってきた。しかも，従来考えられてきたほど楽観はできず，適切な治療が行われなければ，思春期あるいは青年期になって再発したり，ほかのさまざまな障害を合併したりする場合も少なくない。北海道大学の調査では，典型的なうつ病である大うつ病性障害が，小学校高学年で1.0％，中学１年生では4.1％みられた[17)]。中学１年生ではほぼ大人と同じ有病率であるが，親も教師もその実態には気づいていないのが現状といえる。さらに同調査では，５つのライフスタイル（就寝・起床時間，外遊びの時間，テレビの視聴時間，ゲームをする時間，朝食の有無）とうつ病との関連について検討したところ，女児は男児よりも罹患率が高く，また長時間のゲームがうつ病のリスクを高めていることがわかった。

（5）問題行動（摂食障害・リストカット）

思春期における自己への過剰な関心や対人関係上の問題は，ときとして摂食障害のひきがねとなり得る。その発症には生物学的，社会的，心理的な要因が関与していると考えられている。発症の契機は厳しい食事制限である場合が多く，動機として，追いつめられた対人関係が存在することが示唆されている[19]。また健康的な体重を維持することへの抵抗とこだわり，容姿，摂取カロリーへのこだわり，ゆがんだ身体イメージなど種々の特徴があり，思春期・青年期に好発するため，この時期特有の心理的問題である。

次にリストカットであるが，現代精神医学事典では「自分の身体を傷つける自傷行為のうち，手首の内側の表皮を，カミソリなどで傷つける行為を指す」と述べられている。しばしば自傷前後の記憶は曖昧であり，自傷後には安らかな心境に至ることが多い。この現象をリストカット症候群（手首自傷症候群）として初めて記載したのはリチャード・J・ローゼンタール（Rosenthal RJ）ら[19]である。歴史的には1960年代からアメリカで流行したが，それ以後西欧諸国にも広まり，今日ではわが国でもしばしば遭遇するようになり，社会現象としての側面もうかがわれる。またこの現象の心理的な契機として，「理解してもらえなかった」といった対象喪失感や「見捨てられ不安」が想定されている。さらに境界性パーソナリティ障害のほか，解離症状との関連も示唆されている。

5. スクールカウンセラーの役割

（1）スクールカウンセラーとは

わが国のスクールカウンセリングは，臨床心理の専門家を学校で活用できるか，そしてどの程度の効果があるか試してみるという研究事業として出発した。「心理の専門家」であるスクールカウンセラーについては，学校における教育相談体制を充実させるため，1995 年度から調査研究委託事業として中学校を中心に配置され，カウンセリングを通じた児童生徒への心のケアや教職員・保護者への助言・援助を実施してきた。その専門性や外部性が高く評価され，2001 年度からは国庫補助事業として実施されている。また,「福祉の専門家」であるスクールソーシャルワーカーについては，2008 年度から調査研究委託事業として教育委員会を中心に配置されてきた。

現在では, 主に子どもの心の問題に働きかけるスクールカウンセラー，子どもの周りの環境に働きかけるスクールソーシャルワーカーは，相談支援体制の両輪として活躍している。

スクールカウンセラーの業務は，児童生徒に対する相談のほか，保護者や教職員に対する相談なども行っている。このように直接問題を抱えている生徒だけではなく，生徒にかかわる人たちを通じて問題の解決に資することもある。これをコンサルテーションという。コンサルテーションは，あるケースについて，その見方，取り扱い方，かかわり方などを検討し，的確なコメント，アドバイスなどを行う。カウンセリングよりも指示的な意味合いが強く，したがって対象に対するなんらかの見方や意見，コメントなどを，コンサルタントであるカウンセラーが提示するものである。

（2）スクールカウンセラーへのニーズ

スクールカウンセラーにはどのようなニーズがあるのだろうか。相澤は自らスクールカウンセラーとして派遣された経験をもとに，派遣先の学校教師に対して調査を実施した[20)]。「スクールカウンセラーに対してどのような役割や活動を期待するか」という項目への回答では,「生徒や保護者への教師の対応力を向上させること」,「スクールカウンセラーが教師・生徒・保護者のつなぎ役となること」，「心理学の専門的見地から教師と情報交換し助言・指導すること」などを期待する声が多かったとしている[20]。スクールカウンセラーに求められる活動としては，スクールカウンセラー導入初期の頃に期待されていた「いじめや不登校の問題に悩む生徒や保護者に対するカウンセリング」にとどまらず，「教師への支援や校内体制の整備，地域連携，全生徒に対する予防的心理教育的活動等」に広がりをみせている。また実際に，スクールカウンセラーが行う相談面接の対象者は生徒・保護者よりも教師・養護教諭との面接回数が圧倒的に多く，全体の３分の２を占めていることもわかった。

心身の大きな変化の過程にあり，対人関係に敏感で不安定なこの時期の不登校やいじめなどますます深刻化する児童生徒のメンタルヘルスの改善のために，スクールカウンセラーの役割はよりいっそう重要になってくるだろう。

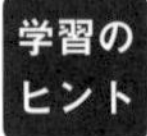

1．現在の子どもの遊びと，自分の子ども時代の遊びを振り返って，その違いを比べてみよう。
2．現在の子どもの対人関係において，スマートフォンや携帯電話の存在は欠かせない。その功罪について考えてみよう。
3．最近の親子関係には，どのような特徴があるだろうか。

さらなる学習のために

深谷和子（編）：『児童心理臨時増刊，子どものメンタルヘルス』金子書房，東京，2008

会沢信彦・諸富祥彦・大友秀人：『不登校の予防と対応：教育カウンセリングで徹底サポート！』図書文化，東京，2020

白崎けい子（編）：『児童期のメンタルヘルス』現代のエスプリ 506，ぎょうせい，東京，2009

石隈利紀・家近早苗：『スクールカウンセリングのこれから』創元社，大阪，2021

引用文献

1）Erikson EH：Childhood and society.（仁科弥生訳，幼児期と社会．みすず書房，東京，1977）
2）依田 新：児童心理学の進歩．金子書房，東京，1962
3）Sullivan HS：Conceptions of modern psychiatry.（中井久雄・山口隆訳，現代精神医学の概念．みすず書房，東京，1976）
4）西平直喜：成人（おとな）になること―成育史心理学から．東京大学出版会，東京，1990
5）Blos P：On adolescence：A psychoanalytic interpretation.（野沢栄司訳，青年期の精神医学．誠信書房，東京，1962）
6）上長 然：思春期の身体発育のタイミングと抑うつ傾向．教育心理学研究 55：370-381，2007
7）Marcia JE：Development and validation of ego-identity status. J Pers Soc Psychol. 3：551-558，1996.（鑪幹八郎ほか編，アイデンティティ研究の展望 V―I「アイデンティティ・ステイタス」の開発と確定．ナカニシヤ出版，京都，1996）
8）中川久子：女子青年のアイデンティティ・ステイタスと恋愛の葛藤対処様式との関連．創価大学大学院紀要 27：227-252，2005
9）文部科学省：令和２年度 児童生徒の問題行動・不登校等生徒指導上の諸課題に関する調査．2020
https://www.mext.go.jp/content/20211007-mxt_jidou01-100002753_1.pdf
10）石隈利紀：学校心理学～教師・スクールカウンセラー・保護者のチームによる心理教育的援助サービス．誠信書房，東京，1999
11）城西友秀：いじめが被害者に及ぼす長期的な影響及び被害者の自己認知と他の被害者認知の差．社会心理学研究 11：105-115，1995
12）笠原 嘉：青年期―精神病理学から．中央公論新社，東京，1977
13）内閣府：令和３年版　子ども・若者白書（全体版）．2021
https://www8.cao.go.jp/youth/whitepaper/r03honpen/pdf/s3_2-1.pdf
14）渡部麻美，松井 豊，高塚雄介：ひきこもりおよびひきこもり親和性を規定する

要因の検討．心理学研究 81：478-484，2010

15）総務省：令和 2 年通信利用動向調査．2020
https://www.soumu.go.jp/johotsusintokei/statistics/data/210618_1.pdf

16）尾崎米厚：飲酒や喫煙等の実態調査と生活習慣病予防のための減酒の効果的な介入方法の開発に関する研究．平成 29 年度厚生労働科学研究費補助金　総括・分担研究報報告書．2017
https://www.med.tottori-u.ac.jp/files/45142.pdf

17）傳田健三：元気がない，好きなことにもやる気が出ない：うつ病．（特集「子どもの精神医学」を学ぶ：子どものメンタルヘルスの問題）．児童心理 68：p 56-61，金子書房，東京，2014

18）厚生労働省：知ることからはじめよう みんなのメンタルヘルス：摂食障害．2011
https://www.mhlw.go.jp/kokoro/know/disease_eat.html

19）Rosenthal RJ, et al：Wrist-cutting syndrome：the meaning of a gesture. Am J Psychiatry 128：1363-1368，1972

20）相澤直子：中学校におけるスクール・カウンセラーの活動—導入期の留意点について．埼玉大学教育学部附属教育実践総合センター紀要 10：37-44，2011

4 ライフサイクルとメンタルヘルス（3） 成人期

山口　創

《**目標＆ポイント**》
少子高齢化が深刻化する現代の日本社会において，成人期は子どもの世話と老齢の親の世話など，世代間を橋渡しする重要な時期である。そのなかで変化する社会に適応し，絶え間なく再適応を迫られるストレスフルな時期といえる。また男性と女性の身体的・心理的相違や社会的役割をめぐる葛藤が，それぞれの性に特有の問題をもたらすことも見逃せない。本章は，この時期の特徴である「就労」と「結婚」に焦点を当て，成人期のメンタルヘルスについて検討する。

《**キーワード**》　就労，結婚，ジェンダー，ワーク・ライフ・バランス

本章ではまず前半で，「就労」と「結婚」という2大課題について，最近のデータから読み取れる傾向について考察し，後半ではそれぞれに関する問題とメンタルヘルスの関連について述べていく。

1. 成人期の特徴

（1）成人前期：「働くことと，愛すること」

近年，青年期が延長した一方で，平均寿命が延びて老年期の開始が65歳以降になってきたので，成人期は20歳代前半～60歳代前半までを指すことが多くなってきた。そのため，いわゆる大人の時期である成人期が約40年間もあるので，その間の様相は大きく異なっている。そこで40歳前後を境として，20歳代前半～40歳前後を成人前期，40歳前後～

60代前半の成人後期（中年期）に分けるのが一般的になっている。

エリクソン（Erikson EH）の発達段階理論によれば，20～39歳までは初期青年期とされ，その心理的課題は「親密性 対 孤独」であるとされる。この段階は，その前段階である思春期や青年期に育まれてきた「同一性」の感覚を土壌にしながら，「親密性」を育んでいくことが課題になる。つまり，前段階がスムーズに獲得できていれば，自分自身にある程度の自信や自己肯定の感覚が生まれ，友人や配偶者などの他者との親密な関係を築き発展させていくことができる。それとは反対に，人間関係によっては，ときに自分を見失うことや，自分の価値観が揺らぐことも出てくるだろう。そのような場合，「自分は間違っていたのではないか？」，「相手に受け入れてもらえないのではないか？」という不安や恐怖を抱き，「孤独感」を強めてしまう場合もある。

さて精神分析学の創始者ジークムント・フロイト（Freud S）は「大人とは何か？」という問いに対して，「Lieben und Arbeiten」（「愛することと働くこと」）と答えたという。簡潔な言葉であるが，フロイトの理論の継承者であるエリクソンは，その意味を次のように解している[1)]。

「彼が愛することと働くことと言ったのは，人間が性器的な生き物であり，かつ人を愛する存在であるという権利，もしくは能力を失うほどに一般的な仕事の生産性が個人を占有してはならないことを意味したのである。」

フロイトは「愛すること」とは性器的な愛として述べてはいるが，彼が生きた時代からすでに，「働くこと」が「愛すること」と並び，人間にとって基本的な役割とされていた点は興味深い。エリクソンのこの解釈は，現代日本の長時間労働やワーク・ライフ・バランスの問題を連想させる。

成人前期は青年期からの移行期を経て，社会の一員として，社会を担う役割をもちそれを果たしていくようになる時期である。それに伴い，保護される側から，保護する側へ，サービスを受ける側からサービスを与える側へ，役割の交代が期待されることになる。

日本では高度経済成長，バブル崩壊などの大きな社会の変貌を遂げると同時に，就労や結婚の意味は大きく変容している。価値観が多様化して選択の幅が広がり，就職や結婚の価値観も大きく変化した。そのため，かつての問題とは異なるメンタルヘルスの問題も生じている。その詳細については後述することとする。

（2）成人後期：「人生の正午」

カール・G・ユング（Jung CG）は，人の一生を一日の長さに例えて，40歳前後の中年期を「人生の正午」と呼び，人生の転換期であると論じている[2)]。「人生の午後にいる人間は，自分の人生が上昇し拡大するのではなく，仮借ない内的過程によって生の縮小を強いられるのだということを悟らなければならないであろう。」

このように，正午の前と後では価値観や関心の方向性が逆転するような変化が起こると述べている。前述のように，成人前期は「働くことと愛すること」にエネルギーを向けて，社会的な自己を創っていくことが主要な関心だったのに対して，後半は自分の内側の内的世界に関心を向け，自己の本来の姿を直視して，弱さにも気づき，自己を成長させていく時期となる。つまり外から内，上昇から下降，強さから弱さ，陽から陰，光から影，生から死へと関心を向けていく転換期になる。

エリクソンは40～64歳までを壮年期と呼び，この時期の発達課題を「世代性（生殖性）対 停滞」とした。世代性とは，子どもや社会の後輩など次世代を育てていくことに関心をもつことである。具体的には，これまで自分の人生の中で培ってきた（育んできた）学問，知識，体験を，次世代もしくは後進に伝えていくことによって，自身のより良い成長になり自己の活性化につながる，ということである。人生の先輩として，後輩（他者）から求められることを与え，伝えていく。そして自分からも能動的に他者に関与することで，より後輩（他者）から求められる，といった良い循環が生まれることで「世代性」が育まれていく。一方で，この時期に次世代への関心の薄さやかかわりが希薄な場合，自己満足や自己陶酔に陥りやすくなる。そのような状態に陥ってしまうと，この時期のネガティブな側面である「停滞」が生じることになる。

一方，家庭生活においては，この時期は「ケアの時期」とも呼ばれ，自分の子どもと，自分の親の双方から保護を求められ，世話をする役割も期待される。この時期の親は，大人から老人に移行する「思秋期」になっており，その子どもは，思春期や青年期になっていることが多い。親子どちらもホルモンの変化が著しく，不安定な時期でもあり，激しく衝突することもあり，もっとも子育てが難しい時期ともいえる。

またこの時期は自分を育ててくれた養育者が老年後期に達しており，老親への介護が求められる時期でもある。老親への介護の際に，自身の子ども時代の親子の関係性を振り返り，世代間伝達の課題を明確にするようなことも起こる。

このように成人期は，青年期からの実績を積み上げ，成果の喜びを味わう充実した最盛期であるとともに，自分の足跡を振り返り，成してきたことへの限界や悔いを感じ，これから老いに向かっていく残された時間に思いを馳せて，悩み惑う時期であるといえるだろう。

2. 就労と結婚

職業に就くことと結婚生活は，成人期においてエネルギーを生み出す源泉となっており，幸福感にも多大な影響を与えていると考えられる。

そこで次に，それらの様相とメンタルヘルスとの関連についてみていきたい。

（1）職業生活と結婚生活とメンタルヘルス

職業生活と結婚生活が幸福感に及ぼす影響についての調査によると，男性では職場における満足が幸福感の最大の源泉になっているのに対して，結婚生活への満足は，幸福感にとっては副次的なものであることがわかった[3)]。ただし男性でも，子育て期には職業生活と結婚生活の満足の両方が同程度に幸福感を高めていた。それに対してフルタイム労働をしている女性の場合，ライフステージにかかわらず，職業生活と結婚生活の幸福感は同程度であった。しかし無職女性の場合は，結婚生活が幸福感を高める最大の源泉であり，メンタルヘルスは結婚生活に影響されやすいことがわかった。このように，女性でもフルタイムで安定した職に就いている場合は，男性と同様に職業生活が幸福感に及ぼす影響が大きいことがわかる。

上記からわかることは，幸福感に影響するのは，有職か無職かという就労状況ではなく，性別にかかわらず，個人がその対象（領域）に注いでいる時間の長さやエネルギーの大きさ，そしてそこから得られる満足度といったものが，その人の幸福感の源泉になっているのだといえよう。

（2）離別・無職とメンタルヘルス

では，職業生活や結婚生活がなんらかの理由により破綻したり継続できなくなったりした場合，どのようにメンタルヘルスを悪化させてしまうのだろうか。離別や死別と，失業・リストラなどによる無職の共通点は，それまで有していた配偶関係や，社会的役割，生活手段などの「喪失」という点で共通しており，どちらもメンタルヘルスを著しく低下さ

表 4-1　配偶関係・職業の有無別の自殺死亡数および自殺率

	自殺死亡数（人）						自殺死亡率（人口 10 万対）					
	1995 年度		2000		2005		1995 年度		2000		2005	
	有職	無職	有職	無職	有職	無職	有職	無職	有職	無職	有職	無職
男												
有配偶	4,157	2,264	6,103	3,891	5,018	3,716	15.6	45.2	24.2	60.1	21.2	50.3
未婚	1,521	2,216	1,995	3,344	2,130	3,458	15.4	36.2	20.6	54.8	23.0	58.2
死別	249	738	359	979	260	936	51.0	94.0	77.5	108.1	58.7	90.2
離別	609	753	1,031	1,657	1,160	1,673	72.8	279.4	105.2	420.5	100.9	320.0
女												
有配偶	725	2,258	810	2,695	661	2,382	4.7	13.9	5.4	16.0	4.5	14.2
未婚	292	902	385	1,149	326	1,255	4.2	15.7	5.4	20.7	4.7	24.1
死別	166	1,723	169	1,913	154	1,537	11.5	31.9	13.0	33.1	12.7	24.4
離別	117	398	190	616	181	683	8.9	61.9	12.2	77.1	9.7	68.7

（山内貴史ほか：配偶者関係・職業の有無別の自殺死亡数および自殺率．自殺死亡に対する職業および配偶関係の相乗的関連．厚生の指標 58：9，表 1，2011（厚生労働統計協会刊）．文献 4）より転載）

せ，自殺のリスクを高める要因である，ということである。

職業の有無と配偶関係別に自殺死亡数や死亡率について調査した研究によると，男女ともに無職のほうが自殺死亡率が高いことがわかった[4)]。さらに配偶関係では，未婚よりも死別，死別よりも離別のほうが自殺死亡率が高いこともわかった（表 4-1）。死別は離別と比較すると，配偶者の喪失という点では同様であるが，高齢になるほど体験しやすい点で，離別によるソーシャルサポートの喪失や社会的孤立とは質的に異なり，より深刻化すると考えられている。

さらに「無職で離別した場合」は，極めてハイリスクになり，特に男性においては自殺死亡率を大きく押し上げてしまうことがわかる。多くの男性は職業をもつことで社会的な有能感や自尊感情を維持しており，一方で家庭での生活の諸側面では配偶者に依存して生きてきたため，それらの喪失によるインパクトは計り知れない。

同調査では性別にかかわらず，有配偶および有職の者は自殺死亡の相対リスクが一貫して低かった。配偶者がいること，および仕事に就いていることが自殺に対し保護的な役割を果たしていることがわかる。それは婚姻関係や就業の維持によるソーシャルサポートの存在や，それによる社会的孤立が軽減されるといった影響が考えられよう。

（3）ひきこもり

社会的孤立の問題として近年注目されているのが，ひきこもりである。ひきこもりは2000年頃から社会的な課題となった。ひと言でひきこもりといっても，ストレスのある環境に置かれた人が，ひきこもることで安定を得ている場合もあるため，ただちに解消すべき問題とは限らない。しかしひきこもることがさらに社会的孤立を強めてしまうことも多くあり，ひきこもりは状態の多様性を踏まえて支援を考えるべき課題である。

厚生労働省の定義では，ひきこもりは単一の疾患や障害の概念ではなく，「様々な要因の結果として社会的参加（義務教育を含む就学，非常勤職を含む就労，家庭外での交遊など）を回避し，原則的には6か月以上にわたって概ね家庭にとどまり続けている状態（他者と交わらない形での外出をしていてもよい）を指す現象概念」とされている[5)]。ひきこもりには，統合失調症などの精神疾患や発達障害などにより周囲との摩擦が生じてひきこもる場合と，そういった疾患や障害などの生物学的な要因が原因とは考えにくい場合がある。後者は対人関係の問題などが引き金となり，社会参加が難しくなってしまったもので，「社会的ひきこもり」と呼ばれることもある。

同調査によると，ひきこもりの数は15～39歳では推計54万1000人，40～64歳では推計61万3,000人おり，7割以上が男性で，ひきこもりの期間は7年以上が半数を占めている[5)]。

さらに同調査によると，「初めてひきこもった年齢」では多い順に，60～

64歳が17%，25～29歳が14.9%，40～44歳が12.8%となっており，年齢にかかわらずひきこもりがはじまることがわかる。「ひきこもり期間」については，「3～5年」との回答が最も高く（21.3%），7年以上を合計すると46.7%にのぼった。一度ひきこもり状態になると，長期化してしまう傾向があることもわかる。

現在の状態になったきっかけについては，「職場になじめなかった」（23.7%）と「就職活動がうまくいかなかった」（20.3%）を合わせると44.0%となり，仕事や就職に関するきっかけによってひきこもった人が多かった。それに対して「不登校（小学校・中学校・高校）」（11.9%）や「大学になじめなかった」（6.8%）は，合計しても18.7%にとどまっていた。一般的には，小・中・高校時代の不登校がそのまま続いてひきこもりになってしまうといったイメージがあるが，必ずしもそのようなケースばかりではなく，どの年齢からでも起こることがわかる。

さらに心理的な特徴として，ひきこもりをしている人は「家族に申し訳ないと思うことが多い」をあげた人が71.2%と最も多く，以下「集団の中に溶け込めない」（52.5%），「他人が自分をどのように思っているのかとても不安になる」（50.8%），「生きるのが苦しいと感じることがある」「知り合いに会うことを考えると不安になる」（47.5%）となっていた。このことから，対人関係に苦手意識や不安をもちやすい傾向があることがわかる。

かつて親と同居する未婚の子どもを表す「パラサイト・シングル」という言葉が流行したことがある。これは親と同居して豊かに生活する若者たちを皮肉を込めて意味していたが，現状では豊かでないからこそ同居せざるを得ない人が増えているようだ。

さらに一生結婚しない人を示す生涯未婚率も上昇を続け，2035年には男性の約3割，女性の約2割に達するという[6)]。そして親と同居する40

代・50代の未婚者は，1995年は113万人であったが，2015年には341万人となり，3.02倍になった[6)]。

家族社会学者の春日は，高齢者の独り暮らしや夫婦だけの世帯が増えている事実は多くの人が知っているが，こうした世帯より高い増加率を示しているのが，未婚の子どもと同居する高齢者世帯であると指摘している[7)]。未婚の子と同居する高齢者は，元気でいる間は生活と経済の両面で親が子を援助し保護する生活が可能であるが，いったん親が要介護状態になると，途端に親子双方が危機に陥り孤立無援の状態に置かれやすい。

このような問題は最近では，「8050（はちまる・ごうまる）問題」として知られるようになった。これは50歳代のひきこもりの子どもと，80歳代の親の組み合わせによる生活問題をいう。親は生活を年金に依存していることが多い一方で，同居している子どもは未婚で収入がわずか，あるいは無収入であることが多い。そのため親が要介護状態になり，人手やお金が必要になった途端に，経済的に窮迫してしまったり，親が亡くなることで収入源が断たれるといった問題となって現れてくるのである。

3. ジェンダーとメンタルヘルス

（1）ジェンダーステレオタイプ

次に就労や結婚の背景にある男女の違いについて，ジェンダーに着目し，ジェンダーとメンタルヘルスの関係について考えてみたい。

ジェンダーとは，社会的・文化的に形成された性別を指し，生物学的な性別とは異なる概念である。子どもは幼少期からジェンダーに合った育てられ方をされ，自身のジェンダーに合った行動や考え方をするようになる。社会に出るまではジェンダーによる差別の影響は意識化されることは少ないが，女性は大人になって社会に出た途端にジェンダーによる男女の違いが意識されることが多い。

たとえば会社には，「この仕事は女性にできるはずがない」，「子育て中の女性は，長距離出張は無理だ」といった無意識の偏ったモノの見方であるアンコンシャス・バイアス（unconscious bias）があり，固定化された性役割分担の意識が存在しているためである。

さてジェンダーを個人のもつ性格特性としてみると，最近では男性性と女性性を1つの基準の両極として捉えるのではなく，2つの独立した基準であるとの捉え方がされるようになってきた。1人の人間が男性性も女性性も，ともに併せもつ概念を両性具有型（androgyny：アンドロジニー）という。研究によると，従来のように伝統的な男性性が強い，あるいは女性性が強いといった特性をもつ人よりも，両性具有型のジェンダー特性をもつ人は，ストレス反応が低く，社会適応的であることも示されている[8)]。それはリーダーシップなどをもつ男性性と，共感的できめ細かい配慮などを有する女性性の両方をもつからである。

（2）ジェンダーギャップ

図4-1は，家事や育児などに携わる時間の経年変化を，日本とアメリカの男女で比較したものである。それによると，家事や買い物，家族のケア（育児を含む）などの「家事関連時間」は，日本人男性は2011～2016年にかけてわずかに増えてはいるものの，アメリカ人男性に比べるとまだまだ少ないことがわかる[9)]。家事に携わる負担のバランスは改善傾向がみられるものの，ケア役割負担は依然として女性に顕著に偏っていることがわかる。女性はケアすべき家族の問題への対処を優先し，心身の健康を含めた自分の問題が後回しになってしまう傾向が強いため，問題が悪化しやすく，ひき続き周囲の注意やサポートが必要である。

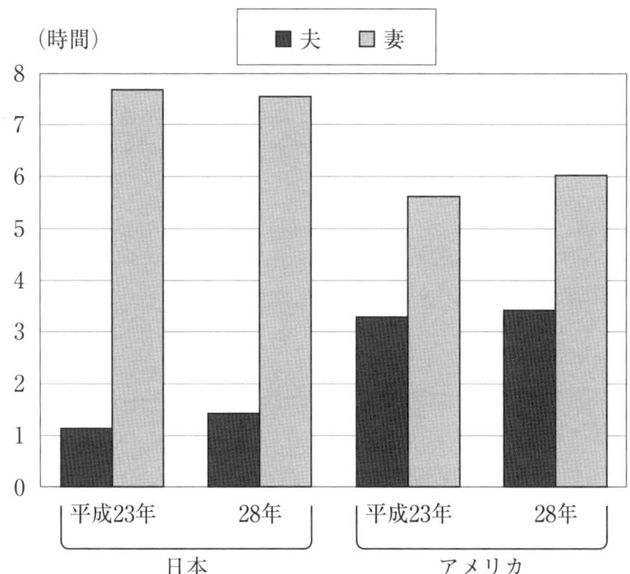

図 4-1 平成 23（2011）年と平成 28（2016）年における夫と妻の家事関連時間
（総務省統計局：「平成 28 年社会生活基本調査結果」．文献 9）より転載）

4. 仕事と生活の調和（ワーク・ライフ・バランス）

（1）ワーク・ライフ・バランス

次に仕事と家庭のバランスとメンタルヘルスの関係についてみていく。

仕事と家庭の両立に関する調査は，第二次世界大戦後の働く母親の増加を背景に，アメリカを中心に数多く研究されてきた。

最近では，仕事と家庭の役割間の関係については，主に①スピルオーバー（流出：spillover），②補償（compensatory），③分離（segmentation）の 3 つの仮説が提出されている。スピルオーバーとは仕事と家庭の一方の役割での状況が他方の役割に持ち込まれてしまうことであり，補償とは一方の役割での不満があると，他方の役割での満足を求めて均衡を保とうとすることであり，分離とは両方の役割が独立していることを意味する。先行研究ではこれら3つの仮説のうち，スピルオーバーが支持されている[10)]。

このような事実から，仕事を過度にすることによるメンタルヘルスの悪化を家庭に持ち込まないためにも，仕事と家庭をきちんと分離してバランスを図ることが重要であると考えられる。

（2）COVID-19の影響

2020年明けから世界規模で流行し始めたCOVID-19（新型コロナウイルス感染症）の，外出自粛や休業などによる生活や雇用への影響が懸念されている。一方で，これを契機にテレワークなどのオンラインの活用が普及することにより，男女ともに新しい働き方の可能性がもたらされているとともに，男性の家事・育児等への参画を促す好機ともなっていると考えられる。この機にワーク・ライフ・バランスは一気に進んだようにも思えるが，どうなのだろうか。この点を明らかにする調査結果をみていこう。

オーストラリアでロックダウン期間にあたる2020年5月に，17歳未満の子どもをもつ共働き夫婦のデータを収集し，ロックダウン前（2016年）の同国統計局による国勢調査と比較した研究が行われた[11)]。

それによると，ロックダウン期間は，2016年と比較して労働時間はわずかに減少した一方で，育児や家事などの時間は増えていることが明らかになった。しかし他方で，ワーク・ライフ・バランスへの満足度は，ロックダウン期間は大きく低下しており，とりわけ女性の低下は顕著だった。

このような傾向は日本でも認められている。テレワークが進んだ令和2（2020）年12月の調査では，家事を分担するのは男性が約3割，女性が約7割であったが，家事分担の満足度は男性85.0%であるのに対し，女性は66.9%に過ぎなかった[12)]。また妻が短時間勤務の家庭では，「配偶者にもっと家事をしてほしい」と感じているのは，女性は3割超であるのに対し，男性は1割未満であり，男女での意識のギャップがより大きいこともわかった。

パンデミック禍では，ワークとライフの両方が自宅にもち込まれたことで，家庭の分業体制が不安定になったと考えられる。つまり育児や家事にあてる時間が増えたにもかかわらず，その増加は妻ばかりが負担することになったことから，女性の満足感が低いのだと考えられる。

（3）これからの時代のワーク・ライフ・バランスを保つために

これからの社会ではテレワークが普及し，必ずしも出社する必要がなくなるなど，ワーク・ライフ・バランスも必然的に変化してくるだろう。

このような変化の中で，その満足度を高めるためにはどのようにしたらよいだろうか。

アメリカで非常事態宣言の前と宣言下を比較した調査が参考になる[13)]。1回目は宣言前の2020年2月第2週，2回目は宣言下の2020年4月第1週に行われた。

この調査によれば，「セグメンテーション・プリファレンス（segmentation preferences）」が低い人ほど，ワーク・ライフ・バランスの葛藤が低いことがわかった。セグメンテーション・プリファレンスとは「ワークとライフがどのような関係性にあることを好むか」を指す概念である。それが高いほどワークとライフが分離されている状態を好み，低いほどワークとライフの境界が弱い状態を好むことになる。

すなわち，仕事とプライベートをはっきり分けない人が，パンデミック下でうまく適応できたことになる。パンデミック禍では，ワークとライフを分けてそれらのバランスを考える従来の発想ではなく，ワークとライフが相互に侵食しあう生活を楽しめる態度が大切だと考えられる。

これはワーク・ライフ・バランスに新たな視点を提供する考え方であり，従来の固定的な性役割の指向性を崩して，性役割に縛られないライフスタイルを目指していくことが，これからのメンタルヘルスにとって必要になってくるといえるだろう。

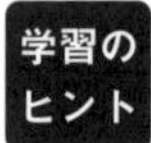

1．ジェンダー意識を測定する尺度を調べ，自分がどのようなジェンダー意識をもっているのか確かめてみよう。
2．女性のライフスタイルにとって，幸福とはどのようなことだろうか。男性との違いについて比べてみよう。
3．COVID-19によるメンタルヘルスへの影響について調べてみよう。

さらなる学習のために

斎藤 環：『中高年ひきこもり』幻冬舎，東京，2020
堀内都喜子：『フィンランド人はなぜ午後4時に仕事が終わるのか』ポプラ社，東京，2020

引用文献

1) EH・エリクソン（仁科弥生訳）：幼児期と社会Ⅰ．みすず書房，東京，1977
2) CG・ユング（鎌田輝男訳）：総特集 人生の転換期．現代思想 7：42-55，1979
3) 西田裕紀子：成人女性の多様なライフスタイルと心理的 well-being に関する研究．教心理研 48：433-443，2000
4) 山内貴史ほか：自殺死亡に対する職業および配偶関係の相乗的関連．厚生の指標 58：8-13，2011

5）内閣府：平成 30 年度 生活状況に関する調査．2018
https://www8.cao.go.jp/youth/kenkyu/life/h30/pdf-index.html
6）特定非営利活動法人 KHJ 全国ひきこもり家族会連合会：地域包括支援センターにおける「8050」事例対応に関する調査報告書．2019
https://www.mhlw.go.jp/content/12200000/000525388.pdf
7）春日キスヨ：変わる家族と介護．講談社現代新書，東京，2010
8）廣川空美：ジェンダーとストレスに関する心理学的研究．ふくろう出版，岡山，2006
9）総務省統計局：平成 28 年社会生活基本調査─生活時間に関する結果．2016
https://www.stat.go.jp/data/shakai/2016/pdf/gaiyou2.pdf
10）小泉智恵，菅原ますみ，前川暁子，ほか：働く母親における仕事から家庭へのネガティブ・スピルオーバーが抑うつ傾向に及ぼす影響．発達心理研 14：272-283，2003
11）Craig L, Churchill B：Dual-earner parent couples' work and care during COVID-19. Gend Work Organ 28：66-79, 2020
12）内閣府委託調査：令和 2 年度 男女共同参画の視点からの新型コロナウイルス感染症拡大の影響等に関する調査報告書．2020
https://www.gender.go.jp/research/kenkyu/pdf/covid19_r02/06.pdf
13）Vaziri H, Casper WJ, Wayne JH, et al：Changes to the work-family interface during the COVID-19 pandemic：examining predictors and implications using latent transition analysis. J Appl Psychol 105：1073-1087, 2020

5 ライフサイクルとメンタルヘルス（4）老年期と人生のしめくくり

高橋　晶

《目標＆ポイント》
わが国は急速に高齢化社会を迎え，今後も高齢人口がさらに増加することが予測されている。高齢者が人生で達成してきたことを肯定的に受け止め，それを次世代に受け継ぐことができれば，老年期のメンタルヘルスを保つことに大いに役立つ。高齢になるとさまざまな健康問題，喪失体験と向き合うことになる。医療や福祉の向上で，高齢になっても，高齢に伴う問題に対処して，より人生を楽しむことができる時代になりつつある。高齢になるとこころにどのような変化があり，それに対応していくかが大切になる。

《キーワード》　老年期，認知症，介護，抑うつ，健康，死

1. 老年期とは

人は歳をとればいつかは高齢者になるが，高齢者とは何歳からを指すのだろうか。高齢者の健康状態も，個人によってさまざまな程度であり，その個人差は大きい。最近では65歳を一応の基準とするものが多い。たとえば世界保健機関（WHO）の定義でも，高齢者は65歳以上の人を指している。その一方で，その年齢を上げていこうとする動きもある。2017年に，日本老年学会は，高齢者の定義を「65歳以上」から「75歳以上」に引き上げ，それより若い人たちは就労やボランティアなどの社会参加を促すべき，という提言を発表した。高齢の定義によって，高齢者が減少し，社会保障の対象が減るということや，社会保障の改悪に警鐘

を鳴らす専門家や年金支給年齢がさらに先に延ばされるのではないかと案じている人も多数存在する。

10～20年前と比較して，従来高齢者とされてきた65歳以上の人でも，体やこころが健康で，活発な社会活動が可能な人が大多数を占めている。

内閣府の調査でも，70歳以上あるいは75歳以上を高齢者と考える意見が多い結果になっていることなどを踏まえ，「65～74歳までを“准高齢者”，75～89歳までを“高齢者”，90歳以上を“超高齢者”」として区分することの定義などが書かれている。これは1つの例であるが，高齢者がより活動的に，尊厳をもって，時代により即して生きるための施策が考えられている[1)]。

2018年には政府がまとめた中長期的な高齢者施策の指針となる「高齢社会対策大綱案」が公表され，年金の受給開始年齢について70歳以降を選択可能とすることを盛り込んだ。高齢者の就業促進と年金の給付改善がポイントであるという。次に高齢者の統計上のいくつかの特徴を内閣府の令和3年度版高齢社会白書からみていこう。

（1）加速する高齢化社会

先進国の高齢化は平成2（1990）年頃から目立ってきた。日本の総人口は，統計の発出した令和2（2020）年10月1日現在，1億2,571万人となっている。65歳以上人口は3,619万人となり，総人口に占める割合（高齢化率）も28.8%となった。65歳以上人口を男女別にみると，男性は1,574万人，女性は2,045万人で，性比（女性人口100人に対する男性人口）は77.0であり，男性対女性の比は約3対4となっている。令和42（2060）年前後にはほぼ40%に達すると予想されている[2)]。

内閣府の予測では，日本の総人口は長期の人口減少過程に入っており，令和11（2029）年に人口1億2,000万人を下回った後も減少を続け，令和 35（2053）年には 1 億人を割って 9,924 万人となり，令和 47（2065）年には 8,808 万人になると推計されている。

日本人の平均寿命は，令和元年では男性 81.41 歳，女性 87.45 歳と，前年に比べて男性は 0.16 年，女性は 0.13 年上回った。今後，男女とも平均寿命は延びて，令和 47 年には，男性 84.95 歳，女性 91.35 歳となり，女性は 90 歳を超えると見込まれている。

65 歳以上の人口のうち，65〜74 歳人口は「団塊の世代」が高齢期に入った後に平成 28 年の 1,768 万人でピークを迎えた。その後は，令和 10 年まで減少傾向となるが再び増加に転じ，令和 23 年の 1,715 万人に至った後，減少に転じると推計されている。一方，75 歳以上人口は，令和 36 年まで増加傾向が続くものと見込まれている（図 5-1）。

（2）高齢化の国際的動向

世界の高齢化は急速に進展している。令和 2（2020）年の世界の総人口は 77 億 9,480 万人であり，令和 42（2060）年には 101 億 5,147 万人になると見込まれている。総人口に占める 65 歳以上の者の割合（高齢化率）は，昭和 25（1950）年の 5.1%から令和 2（2020）年には 9.3%に上昇している。今後，令和 42（2060）年には 17.8%にまで上昇するものと見込まれており，高齢化が急速に進展することが想定される。地域別に高齢化率の今後の推計をみると，これまで高齢化が進行してきた先進地域，そして開発途上地域においても，高齢化が急速に進展すると見込まれている。

高齢化の速度について，高齢化率が 7%を超えてからその倍の 14%に達するまでの所要年数で比較すると，フランスが 126 年，スウェーデンが 85 年，アメリカが 72 年，比較的短いイギリスが 46 年，ドイツが 40 年に対し，日本は昭和 45（1970）年に 7%を超えると，その 24 年後の平

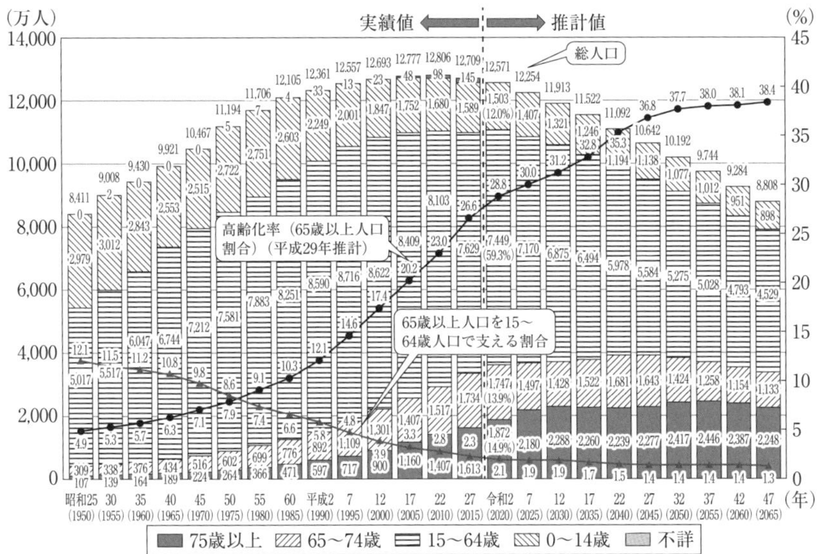

資料：棒グラフと実線の高齢化率については，2015 年までは総務省「国勢調査」，2020 年は総務省「人口推計」（令和 2 年 10 月 1 日現在（平成 27 年国勢調査を基準とする推計）），2025 年以降は国立社会保障・人口問題研究所「日本の将来推計人口（平成 29 年推計）」の出生中位・死亡中位仮定による推計結果。

（文献 2）より引用改変）

https://www8.cao.go.jp/kourei/whitepaper/w-2021/html/zenbun/index.html

図 5-1　平均寿命の推移と将来推計

成 6（1994）年には 14%に達している。一方，アジア諸国では韓国が 18 年，シンガポールが 17 年など，今後，一部の国では日本を上回るスピードで高齢化が進むことが見込まれている。

（3）高齢者の健康・福祉

健康寿命は延伸し，平均寿命と比較しても延びが大きいといえる。日本の日常生活に制限のない期間（健康寿命）は，平成 28 年時点で男性が

72.14 年，女性が 74.79 年となっており，それぞれ平成 22 年と比べて延びている。さらに，同期間における健康寿命の延びは，平均寿命の延びを上回っている。

65 歳以上人口 10 万人あたりの死亡数をみると，令和元 (2019) 年においては，「悪性新生物（がん）」が 920.2 と最も高く，次いで「心疾患（高血圧性を除く）」539.6 の順になっている[2)]。

高齢者虐待も重要な案件である。令和元（2019）年度に全国の 1,741 市町村で受け付けた高齢者虐待に関する相談・通報件数は，養介護施設従事者等によるものが 2,267 件で前年度と比べて 3.7%増加し，養護者によるものが 34,057 件で，前年度と比べて 5.7%増加した。養護者による虐待の種別は，身体的虐待が 67.1%で最も多く，次いで心理的虐待（39.4%），介護等放棄（19.6%），経済的虐待（17.2%）となっている。

養護者による虐待を受けている高齢者の属性をみてみると，女性が 75.2%を占めており，年齢階級別では 80～84 歳が 23.5%と最も多かった。養護者による虐待を受けている高齢者の約 7 割が要介護認定であった。この点も理解と対応が必要である。

（4）認知症

平成 24 (2012) 年には認知症高齢者数が 462 万人と，65 歳以上の高齢者の約 7 人に 1 人（有病率 15.0%）であったが，令和 7（2025）年には約 5 人に 1 人になるとの推計もある。

世界保健機関（WHO）の報告では，世界中で 5,500 万人以上の人々が認知症を抱えながら暮らしており，毎年 1,000 万人近くが新たに発症している。アルツハイマー病（alzheimer's disease：AD）は認知症の最も一般的な病型であり，症例の 60～70%を占めているとみられている。認知症は，現時点では，全疾病の中で死因として 7 番目であり，世界的に高齢者の障害とそれによる介護依存度を高める主要な原因の１つとされている。認知症は患者自身にだけではなく，介護者，家族，さらには社会にまで物理的，心理的，社会経済的な影響をもたらすと報告されている[3)]。

WHO は，世界全体の認知症患者の数は 2019 年の時点で 5,520 万人にのぼるとの試算を発表した。2050 年には１億 3,900 万人に増加すると推計していて，患者や家族を支える対策が急務であるとした。また，世界各地で高齢化が進むのに伴って，その後も認知症の患者数は増加し，2030 年には 7,800 万人に，2050 年には１昨年のおよそ 2.5 倍にあたる１億 3,900 万人にのぼると推計している。

一方で，患者や家族を支える公的な政策がなされているのは世界の４分の１にとどまっているとし，WHO のテドロス事務局長は「すべての認知症の患者が支援を受け，尊厳を保ちながら生きていけるように，協調した方策が必要だ」と述べ，患者や家族を支える対策が急務だと呼びかけている[4)5)]。

このように世界的な高齢化，認知症患者の増加は世界的な問題になっている。

認知症というと，物忘れや，以前できたことができないなどの印象があるが，実際にはさまざまな種類がある。アルツハイマー病（AD），血管性認知症（vascular dementia：VaD），レビー小体型認知症（dementia with Lewy bodies：DLB），ほか，さまざまな疾患がある。それぞれに特徴があり，対処法も変わることがある。予後もまた多様である。このためきちんと専門機関を受診し，診断を受け，対応してもらうことで予後も変化することがある。物忘れなどの認知機能の低下である中核症状でも日常生活に困るが，「周辺症状」と呼ばれ，認知症の行動と心理症状（behavioral and psychological symptoms of dementia：BPSD）という，暴言・暴力，興奮，抑うつ，不眠，昼夜逆転，幻覚，妄想，せん妄，徘徊，弄便，失禁などがあるが，実はこちらのほうが，介護者にとってより大きな負担になる。

また身体的な疾患に伴って，認知症様の症状を呈する場合もあり，身体の疾患の治療で改善するものもある。必要に応じて，早期から物忘れ外来などの認知症の診断ができる医療機関の受診も大切である。家族が介護で燃え尽きてしまうことがたびたびみられるので，頼れる専門家がいると家族も相談でき，家族へのサポートにもなる。精度の高い診断によって治療が変わり，また家族のかかわりが変わることにより，認知症患者の状態は改善することがある。これによって結果的に認知症本人のみならず，介護の大変な家族にとってもその介護の量や質が改善することもある。

最近は認知症の前駆段階の軽度認知障害（mild congnitive impairment：MCI）という概念があり，その後に認知症に移行する群，そのままこのグレーゾーンにいる群などがあり，認知症の前駆状態と考えられている。この段階で早期発見，早期対応も重要と考えられる。

（5）介護

高齢者の要介護者数は増加し，特に75歳以上で割合が高い。要介護者について，介護が必要になった主な原因についてみると，「認知症」が18.1%と最も多く，次いで，「脳血管疾患（脳卒中）」15.0%，「高齢による衰弱」13.3%，「骨折・転倒」13.0%となっている。また，男女別にみると，男性は「脳血管疾患（脳卒中）」が24.5%，女性は「認知症」が19.9%と特に多くなっている[2)]。

要介護者等からみた主な介護者の続柄では，5割強が同居している人が主な介護者となっている。その主な内訳は，配偶者が23.8%，子が

20.7%，子の配偶者が7.5%となっている。また，性別については男性が35.0%，女性が65.0%と女性が多くなっている。要介護者等と同居している主な介護者の年齢についてみると，男性では72.4%，女性では73.8%が60歳以上であり，いわゆる高齢老夫婦同士の老老介護のケースも相当数存在している。

老老介護では，介護される側が認知症や，身体疾患の悪化に伴う介護量の増加，また介護する側も自身が病気になったり，介護の負担が増加して，疲労が蓄積する。介護疲れが背景にある60歳以上の親族が被害者になった殺人事件は，平均して年間数十件ともいわれ，少なくない。

こうした悲劇の多くは「在宅介護」に疲れ果てた末に発生している点に注目する必要がある。加害者は圧倒的に男性が多くなっている傾向があり，身の回りの世話をしてくれていた妻や母親が要介護状態になれば，男性は介護だけでなく慣れない家事もこなさなくてはならず，心身の疲れが出やすい。また仕事以外で社会とのつながりが薄い男性であれば，誰にも相談できずに孤独感を味わいやすい。介護者は不眠や抑うつ状態になることも多い。「愛する配偶者を苦しみから解放してあげたい」とか，「自分が病気になって，愛する配偶者を誰からも面倒みてもらえないのであれば，せめてこの手で」という理由などから過ちを犯しやすいといわれているため，注意が必要である。ストレス反応として，介護者の燃え尽きを引き起こさないよう相談にのり，孤独にさせずに介入して介護量・質の調整をし，犠牲者を出さないようにすることが重要である。また，ヤングケアラーという，本来大人が担うと想定される家族の世話をしている子どものことも問題になっている。

（6）孤独死問題

孤独死（誰にも看取られることなく亡くなった後に発見される死）を

身近な問題だと感じる人の割合は，60 歳以上全体では 34.1%だが，一人暮らし世帯では 50.8%と 5 割を超えている。一人暮らしの 60 歳以上の 5 割超が孤独死を身近な問題と感じている。

死因不明の急性死や事故で亡くなった人の検案，解剖を行っている東京都監察医務院が公表しているデータによると，東京 23 区内における一人暮らしで 65 歳以上の人の自宅での死亡者数は，令和元年に 3,936 人となっている。孤独死と考えられる事例が多数発生している[2)]。

昨今，この問題はニュース報道やテレビで特集を組まれていたりすることも多く，社会的問題になっている。このような死亡を防ぐように厚生労働省は見守りとして，自治体の報告例から，同じ地域に住む協力員を活用する型，新聞，ガス，電気などの事業者との協定締結を行って異変時の連絡・支援体制を構築する型や，住民と協力して地域で支え合いネットワーク構築する型などの方法を示している[6)]。

（7）高齢者の自殺

高齢者の自殺問題は重要な案件である。平成 21（2009）年以降の前期高齢者の自殺者数の推移をみると，2009 年の 4,697 人がピークで以降減少傾向が続き，令和元（2019）年は 2,990 人となっている[7)]。同様に 2009 年以降の後期高齢者の自殺者数の推移をみると，平成 25（2013）年の 4,244 人をピークに減少傾向が続き，令和元（2019）年は 3,485 人となっている。

60 歳以上の自殺者数は，近年減少傾向が続いていたが，令和 2（2020）年の自殺者数は 8,126 人と前年の 7,953 人に比べ増加している。年齢階級別にでは，60〜69 歳；2,795 人，70〜79 歳；3,026 人，80 歳以上；2,305 人となり，60〜69 歳を除き前年に比べ増加している[8)]。高齢者の自殺の原因・動機として最も多いのは健康問題であり，これに対する不安を原因として自らの命を断っている。次いで，経済・生活問題，家庭問題と続く。

高齢者は，ときに自分の健康状態について悪い評価を下しがちで，病気をストレスに感じやすくなることがある。また，高齢に伴い配偶者や子ども，兄弟などの近親者の病気や死が身近に起こり，喪失体験が歳を重ねるごとに増え，高齢による脳の器質的な変化に伴って，うつ症状が出やすい傾向にある。このため希死念慮が高まることがある。さらに，家族への精神的負担もあげられ，家族に「長く生きすぎた」「迷惑をかけたくない」ともらす例もある。心身はつながっているので，身体的な疾患の悪化によって，脳の機能が低下し，正常な判断ができなくなることもあり得る。このように高齢者の抑うつ状態，希死念慮には特に注意が必要である。

(8) 急激な家族制度の変化

高齢者の生活環境はめまぐるしく変化している。昭和55(1980)年には3世代世帯の割合が多かったが，平成27(2015)年には夫婦のみの単独世帯が約3割で，単独世帯と合わせると半数を超える。また，子どもとの同居が減り，一人暮らしの高齢者が増えてきている。65歳以上の一人暮らしは男女ともに増加傾向にあり，昭和55(1980)年には男性約19万人，女性約69万人，65歳以上人口に占める割合は男性4.3%，女性11.2%であったが，平成27(2015)年には男性約192万人，女性約400万人，65歳以上人口に占める割合は男性13.3%，女性21.1%となっている。また65歳以上の世帯についてみると，平成31(2019)年，世帯数は2,558万4000世帯と，全世帯(5,178万5000世帯)の49.4%を占めている[2)]。

かつては祖父母，両親，子どもたちが同じ家に住む多世代同居は，わが国ではごく当たり前の光景であった。しかし，経済発展とともに若年労働者が都市部に流入し，それと同時に核家族化が進行していった。都市部に流入した労働人口が高齢者層になり，高齢者単独の世帯数の増加が予想され，この対応は急務となっている。

高齢者の介護は，かつては主に家族が担っていたのだが，核家族化の進行とともに，家族が従来の役割を果たせなくなってきている。ところが，家族に代わる社会のサポートシステムが十分に整備されてこなかったことがわが国の現状である。そして，さまざまな問題を抱えた高齢者が，家族からも社会からも十分なサポートを得られないまま放置されている例もある。

2. 老年期の課題

老年期の課題について多くの臨床家や研究者が考察しているが，そのうちの代表的なものを示す。人間の生涯の発達の考察をしているロバート・J・ハヴィガースト（Havighurst RJ）は老年期の発達課題として，身体的変化への適応，退職と収入変化への適応，満足な生活管理の形成，退職後の配偶者との生活の学習，配偶者との死への適応，高齢の仲間との親和の形成，社会的役割の柔軟な受け入れ，をあげている[9)]。

エリク・H・エリクソン（Erikson EH）は，8つの社会心理的発達段階を提唱し，各段階で到達すべき心理的課題，心理的成熟のために達すべき目標について述べている。人生の最後の段階における心理的課題として，自我の統合と絶望がある。自分の今までの人生を振り返り，人生を意味づけ，未解決な問題を処理し，統合していく時期が老年期の課題としている。この課題達成のためには英知が必要であり，課題が達成されないと絶望を感じるとしている。

（１）家族内の役割の変化

子育てが終わり，子どもの巣立ちとともに安堵感と空虚感を抱く。空の巣症候群は，子どもが成長して独り立ちした頃に，両親が経験する一時的な症状で，人生のすべてを捧げた子どもへの，親としての役割が失われた虚無感や孤独を感じながら，すぐには新たな生きがいを見つけることができずに，心身の不調を訴える親は少なくない。これによる虚無感，自信喪失，不安，抑うつなどの精神症状や，食欲不振などの身体症状が出現することがある。一般的には一時的なものであるが，それが高齢で延長されることもある。その一方で，社会的役割活動を行う時間が増えてくると，仕事やボランティアでも家庭外での役割が増え，今までは子ども中心，優先から，自分の活動が優先されてくる。つまり，家庭内での役割の変化が起きてくる。中年期から老年期ではこの変化にうまく対応，再適応することが求められる。

そして退職すると，父親は長時間の仕事で今まで家族と過ごす時間が短かかったため，家庭でどのように生活するか困惑することがある。母親は子育てを通して，事前にネットワークを構築している。親役割が縮小すると状況が変化し，母親役割が縮小した女性には，個人として認めてくれる夫からの情緒的サポートが必要になることがある。夫はこの変化に気づき難いこともあり，夫に理解されない孤独感を感じることがある。同様に夫も退職して，今までの自分の肩書きがなくなり，これからどうやって生きていこうか事前に考える時間がなく，いきなりその時を迎え，役割の喪失など喪失体験をする。

老いに向けて，夫婦関係や役割の再配置，再適応を柔軟に行うことができればよいが, これに失敗すると夫婦関係の破綻をきたすことがある。中年期からの夫婦関係，地域との関わり合いにいかに真剣に取り組むかによって，老年期における配偶者との関係性は変化してくる[10)]。もちろん現代の社会において，この形だけでなく，夫婦間の関係性は多様化しており，個別の対応が求められる。

（2）積極的な社会参加

高齢になるにしたがって，社会的な役割が変化する。家族内であれば子育てが終わり，子どもが独立すれば，それまでの夫婦関係，父親，母親としての役割が徐々に変化していく。社会的には職業分野において多くみられる縦社会の人間関係から，個人と個人のつながりである横社会に変化する。男性で職業から解放された場合は，今まで会社人間であった役割がなくなり，地域デビューというべき，仕事関係のつながりから地域社会への軟着陸が必要になることがある。女性は子育てなどで地域社会との関係性ができていることも多いが，男性では新しい社会活動を行うことにうまく適応する人もいれば，困難を生じる人もいる。

たとえば会社の課長という顔から，本人自身の個人の顔で社会に認識されることで，アイデンティティをうまく獲得することが必要になる。社会とのつながりを得るためにも，社会参加は重要である。先のことを考えれば，仕事を辞める前から地域社会性の獲得をしておいたほうがよいと考えられる。地域のつながりが得られず，単身で生活することが増えると１日中会話をしないとか，閉じこもり，ひきこもりになることがあり，心身ともに生きる機能が低下することがあるので注意が必要である。

生産性には収入を伴った有償労働，家事などの無償労働，地域での無償の自発的な組織的活動，自分自身の身の回りの世話などのセルフケアなどがある。自分自身の世話のセルフケアができなくなると介護が必要になり，金銭的支出が発生するので，このセルフケア自体も重要な生産性と考えられている。これらの生産的な活動が高齢者自身の身体的健康や幸福感によい影響を及ぼす。

アメリカにおける研究では8,000人近くの中高年を６年間追跡した調査では，就労とボランティア活動の抑うつへの影響をみたが，就労とボランティアはともに抑うつを緩和する結果であった[11)]。また同様に日本の研究では，男性は就労とボランティアはともに抑うつを緩和する結果であったが，ボランティア活動は仕事を辞めた後の抑うつの増加を抑制した[12)]。女性の場合，家事とボランティア，家事とボランティアと就労があると，抑うつに抑制的に働いた。このように性差が出るのは，日本において，社会からの性別の役割期待があるからではないかと考えられている。

それと同様に大事なことは，生産性・競争からかけ離れた，自分の大切な人とゆっくり過ごすとか，若い頃学べなかったことをゆっくり勉強するとか，金銭に換えがたい体験をすることである。以上のような体験から，幸福感や質の高い生活を獲得して，よい老年期を過ごすことも重要であると考える[13)]。

(3) 死と高齢者

高齢者になると死を意識することも，ほかの世代に比べると多くなる。自分自身が病気にかかることもあるし，親しい人が病に倒れ，亡くなる喪失体験も多くなる。

終末期にはどのような心理変化があるのだろうか。がん患者の死の心理研究では有名なキューブラー・ロス（Kübler-Ross E）の心理プロセスとして５段階あることがいわれている。まずはがんの告知を受けた時に「何かの間違いだ」と否認する。それから「なぜ自分ががんにならなければならないのか」という怒り，次に「この病気が治ったら何でもしますので直してください」と考える取り引きのプロセスに移る。それでも直らないと自覚して，希望を失い，食欲も低下して抑うつになる。最後に死の受容をするというモデルである[14)]。しかし，すべての人がこの全段階を通るわけではない。ターミナルケアの専門家である柏木医師は「日本人の場合は，死を受容して亡くなる場合と，諦めて亡くなることがある」と述べている[15)]。このように死を迎えるにあたり，さまざまな心理的変化が存在する。

また，近親者との死別においてはどのような変化があるであろうか。大切な人を失うことによる心理変化を悲嘆という。悲しみや無気力，落ち込みなどの情緒的反応と食欲不振などの身体的反応がある。ジョン・ボウルビィ（Bowlby J）は愛着理論を構築し，それを発展させて悲嘆のプロセスを考えた。まず呆然として現実逃避をする「無感覚」，故人の死を受け入れられない「思慕と探索」，故人は取り返せないと悲しむ「混乱と絶望」，最後は立ち直ろうとする「再建」の4段階である。高齢になると大切な人の死を体験することが増えて，このような心理的変化を起こすことが多くなる[16)]。

3. 老年期のメンタルヘルス

（1）残された時間をどのように充実させるか

高齢者にとって残された時間が刻一刻と確実に減りつつあるというのは避けて通ることのできない現実である。高齢者が自分自身の人生を振り返ってみることには重要な意味がある。人生で成し遂げてきたことや大切にしてきたことを中心に自分の人生を振り返ってみる。自分の人生を書き上げてもよいし，思いついたことを録音するという方法もあるだろう。熱心な聞き手がいれば，理想的である。

長年一緒に暮らしてきた家族であっても，意外に自分の親の人生や生活信条について詳しく聞いたことがないということが一般的である。もしも親が老年期にこのようなことについて記録を残してくれていたならば，それは本人が人生を振り返るという意味だけではなく，子孫にとっても「英知」を残すことになり，子孫は自らのルーツを知るという大きな手がかりを残されることになる。

また,限られた時間の中で,これまでの人生で試みることができなかったことを，できる範囲で始めてみるという高齢者もいる。

このように，昔のことを思い出して人生を振り返ることは，自分の人生の意味の再発見にもつながる。

（2）回想法

回想法（reminiscence, life review）という心理療法がある。これは特に高齢者を対象とした心理療法の一種で，アメリカの精神科医ロバート・バトラー（Butler R）が創始した。この心理療法の目的は，過去の人生を振り返り，その意味を探求することを通じて，人格の統合を目指そうというものである。

幼小児期，思春期，青年期，成年期，結婚，職業，子どもの自立，定年退職，現在，未来というように，患者の人生についての情報を収集していく。写真や日記を眺めながら人生を振り返ったり，家族の成り立ちを顧みたり，人生で達成してきたことを再確認していく。故郷，家族，学校，子ども時代，初恋，影響を受けた人物，仕事，戦争体験，結婚，子どもの誕生や子育て，両親・同胞・配偶者・知人の病気や死，自分の健康，最も輝いた時代，趣味，今の社会や次世代に伝えたいことなどを話題にする。それをきっかけとして患者自身が次々に話題を広げていくことが望ましい。最終的には，患者が語ったこれらの内容を統合して，その人の人生全体を捉えるようにしていく。そして，治療者が高齢者の回想を共感的・支持的に傾聴することを通じて，高齢者が自分の人生の意味を再確認し，肯定的に受容し，最終的には自我の発達の最終課題である自我の統合につながるとした。

過去の人生を回想することは人間の強い内的欲求であり，高齢の患者にはこの心理療法が受け入れやすいように思われる。自分史をまとめることが高齢者の中で流行していることも，内的欲求の表れとも考えられる。人生を回顧し，自らの人生の意義を見いだし，近い将来に訪れる自己の死を受け入れていくことは老年期の発達の課題でもある。

回想法は自己の一生をもう一度見直す機会を得られる。そして，実際の人生に起きた出来事を自分がどのように受け入れているのかという点も明らかになる。これは患者の人格形成の重要な要素である。これを，日常において必要な部分だけ応用してもよいと考える。

（3）その他の心理療法の適用

認知機能の障害の少ない高齢者や高齢者の介護者には認知行動療法や問題解決療法，心理教育など問題解決思考の高い介入方法が有効性を示すことがわかってきた。認知機能の障害がある高齢者では運動療法，記憶の障害がある人にはリアリティオリエンテーションなど，高齢者の状態・適正に合わせて，心理療法が応用されている。

（4）社会が高齢者に抱く偏見

「高齢」であるというだけの理由で，治療しても意味がないとか積極的な治療に値しないと考えてしまう世間一般の風潮も大きな問題となり，高齢者のこころの健康を保つことを妨げてしまう傾向がある。

症状がまったく同じである症例報告に，年齢だけを変えて２種類のアンケートを作成し，それにどのような治療を実施するか回答を求めた調査があった。その結果，若年の患者に対するほうが，積極的な治療を実施すべきであるとの回答が多かった。高齢の患者は年齢が高いという理由で，積極的な治療は無意味であり，心理療法も効果が期待できないとみなされる傾向が強かった。

患者が高齢であるというだけの理由で，特に根拠もなく，治療に対する反応が不良であると判断したり，積極的な対応に及び腰になってしまったりする治療者の態度は残念ながら存在する。そして，その当然の結果として，高齢者のこころの病が早い段階で正確に診断されず，適切な治療も受けられないといった悲劇も起こりかねない。「歳をとっていて，いくつも問題を抱えているのだから，多少気分が沈んでも当然だ」といった捉え方を，高齢者も，周囲の人々もそして，ときには医療従事者もしがちであるために，解決可能な問題が放置されてしまうことになりかねない。

（5）心身ともに健康に

高齢者の健康状態について令和3年度版高齢社会白書の報告をみてみよう。令和元年の70～74歳の女性，75～79歳の女性の新体力テスト（握力，上体起こし，長座体前屈，開眼片足立ち，10 m障害物歩行，6分間歩行）の合計点は，それぞれ平成13年の65～69歳女性，70～74歳女性の新体力テストの合計点を上回っている[2)]。

日常生活に制限のない期間（健康寿命）は，平成28年時点で男性が72.14年，女性が74.79年となっており，それぞれ平成22年と比べて延びている（平成22年～平成28年：男性1.72年，女性1.17年）。さらに，同期間における健康寿命の延びは，平均寿命の延び（平成22年～平成28年：男性1.43年，女性0.84年）を上回っている。

運動習慣のある人の割合（令和元年）をみると，65～74歳で男性38.0%，女性31.1%，75歳以上で男性46.9%，女性37.8%と男性の割合が女性よりも高くなっている。また，男性，女性いずれも，それぞれの 20～64 歳の 23.5%，16.9%と比べ高い水準となっている。

65 歳以上の要介護者等数は増加しており，特に 75 歳以上で割合が高い介護保険制度における要介護または要支援の認定を受けた人（以下「要介護者等」という）は，平成 30 年度末で 645.3 万人となっており，平成 21 年度末（469.6 万人）から 175.6 万人増加している。また，要介護者等は，第 1 号被保険者の 18.3%を占めている[2)]。

歳を重ねることで少なからず人生を左右する病気にかかり，これまでの健康が損なわれ，いくつかの病に冒されたとしてもそれを大切に自らの人生の友のように扱い，身体の発するサインに耳を傾けていく。自分の病状を包み隠さず，お互いに病気について語りあえるような友人との関係性が「一病息災」につながることもあるだろう。「一病息災」とは「一病（ちょっとした病）」のある人は，体に注意するので，健康な人より「息災（長生き）」であり，「無病息災」は「無病（病になることがない）」で，「息災（長生き）」である。

中高年以上の世代で，病気をせずに「無病息災」で健康に過ごすことは極めて難しい。しかし，生活習慣病などの経過を見守りながら，そこそこ元気に暮らす「一病息災」であれば十分可能である。ただ，通院や服薬，食事制限や運動に前向きに取り組む必要がある。突然の病が発症することもあるし，事故や災害だってあり得る。人にとって平等なことは，どんな人でもいつかは寿命が尽きるということくらいかもしれない。

そのなかで病気と向き合い，自分の体の声に耳を傾け，いつかくる寿命の時まで，淡々と，そして大きな喜びをもって生き続けることができると，老後としては充実するのでないかと考える。

サクセスフル・エイジングという言葉がある。うまく歳をとっている高齢者とは，さまざまな喪失を経験しやすい高齢期であっても，それにうまく適応しながら幸せに歳をとることである。何が幸せかは個人によってさまざまではある。そのなかで健康であり，病気や障害がないこと等の客観的健康はその１つの条件と言われている。また，健康でないとしても本人が健康であると思っている主観的健康も関連する。ほかに，以前に述べた社会活動に参加することも，対人関係の１つの指標と考えられている。心理面では主観的幸福感も関連する。高齢者はさまざまな喪失体験の中で気ままに過ごそうとか，現実を受け入れていこうとするなどの「ポジティブ」な，「あるがまま」を受け入れる積極的な態度が関連すると言われている[17)]。

これまでの人生で培ってきた知識や技能を生かすことのできる場所を求めるというのも老年期のこころの健康を保つうえで重要である。もちろん，定年退職した後はのんびりとして，煩わしい俗世から逃れたいと望む人もいるだろう。しかし，定年退職というのは社会的な一応の決まりに過ぎず，その年齢を過ぎたからといってこれまでの知識や経験がまったく無意味になるというわけではない。

なんらかの形で，これまでの経験を生かすことのできる場を求めて，周囲との絆を保ち続けるように試みるのもよいだろう。仕事で身につけた技能をボランティア活動で役立てるとか，あるいはできる範囲の軽労働を続けることによって，心身の健康を保とうとしている高齢者の姿はよく見かける。核家族化の進んだ現代のわが国では，子育てのノウハウを自分の親から直接授かる機会も失われているため，地域で高齢者がその代理を務めるといった活動も各所で認められる。

歳をとってしまって，社会に何も貢献できない，社会の世話になるばかりだと考えるのではなく，高齢者の知恵や経験を限られた形であったとしても，社会に還元することは本人にとっても地域にとっても有意義な活動で，かつ高齢者のメンタルヘルスを改善するものであると考える。

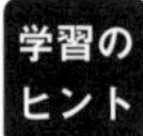

1．自分が60歳，70歳，80歳，90歳になった時のことを考えて，どのような生活を送るかを想像してみよう。
2．自分の祖父母が，両親，親戚，近所の人がどのような老年期を送ってきたか思い出してみよう。これらの方が幸い健在ならば，どのような人生を送り，そして今，どのような日常生活を送っているか話を聞いてみよう。
3．自分が高齢者になった時に，地域にどのようなサポート体制のあることが望ましいか考えてみよう。

さらなる学習のために

EH・エリクソン（小此木敬吾訳）:『自我同一性：アイデンティティとライフ・サイクル』誠信書房，東京，1973

EH・エリクソンほか（朝長正徳ほか訳）:『老年期；生き生きとしたかかわり』みすず書房，東京，1990

厚生労働省：「令和2年度版自殺対策白書」2020
https://www.mhlw.go.jp/stf/seisakunitsuite/bunya/hukushi_kaigo/seikatsuhogo/jisatsu/jisatsuhakusyo2020.html

ES・シュナイドマン（高橋祥友・監訳）:『生と死のコモンセンスブック：シュナイドマン90歳の回想』金剛出版，東京，2009

黒川由紀子：『回想法：高齢者の心理療法』誠信書房，東京，2005

高橋祥友：『生と死の振り子：生命倫理とは何か』日本評論社，東京，2001

高橋祥友：『老年期うつ：見逃されやすいお年寄りの心』講談社，東京，2006

高橋祥友：『新訂 老年期うつ病』日本評論社，東京，2009

武田雅俊（編著）:『現代 老年精神医療』永井書店，大阪，2005

Vaillant GE：『Aging Well；Surprising Guideposts to a Happier Life from the Landmark Harvard Study of Adult Development』Little Brown, New York, 2003

日野原重明記念：「新老人の会」東京，2018
https://www.shinrojin.com/

一般社団法人 日本老年医学会，東京，2017

https://www.jpn-geriat-soc.or.jp/index.html
大川一郎ほか：『エピソードでつかむ老年心理学』ミネルヴァ書房，京都，2011

引用文献

1）日本老年学会・日本老年医学会：高齢者の定義と区分に関する，日本老年学会・日本老年医学会　高齢者に関する定義検討ワーキンググループからの提言．一般社団法人日本老年医学会，2017
https://www.jpn-geriat-soc.or.jp/proposal/pdf/definition_01.pdf
2）内閣府：令和３年度年版高齢社会白書．2021
https://www8.cao.go.jp/kourei/whitepaper/w-2021/html/zenbun/index.html
3）WHO：Dementia（認知症）．2021
https://www.who.int/news-room/fact-sheets/detail/dementia
4）WHO：Word failing to address dementia challenge（認知症の課題に対処できない世界）．2021
https://www.who.int/news/item/02-09-2021-world-failing-to-address-dementia-challenge
5）NHK：世界の認知症患者 65 歳以上の 6.9％ 2050 年には 2.5 倍に WHO 推計．2021
https://www3.nhk.or.jp/news/html/20210903/k10013240141000.html
6）厚生労働省：孤立死防止対策
https://www.mhlw.go.jp/stf/seisakunitsuite/bunya/0000034189.html
7）厚生労働省：令和２年度版自殺対策白書．2020
https://www.mhlw.go.jp/content/r2h-2-3.pdf
8）厚生労働省：令和３年度版自殺対策白書．2021
https://www.mhlw.go.jp/stf/seisakunitsuite/bunya/hukushi_kaigo/seikatsuhogo/jisatsu/jisatsuhakusyo2021.html
9）大川一郎ほか：中年期～老年期の発達：エピソードでつかむ老年心理学（シリーズ生涯発達心理学）．p 1-13，ミネルヴァ書房，京都，2011
10）大川一郎ほか：家族との関係：エピソードでつかむ老年心理学（シリーズ生涯発達心理学）．p 91-140，ミネルヴァ書房，京都，2011

11）Hao Y：Productive activities and psychological well-being among older adults. J Gerontol B Psychol Sci Soc Sci 63：S64-72, 2008
12）Sugihara Y, et al：Productive roles, gender, and depressive symptoms：evidence from a national longitudinal study of late-middle-aged Japanese. J Gerontol B Psychol Sci Soc Sci 63：227-234, 2008
13）大川一郎ほか：社会とのつながり：家族と社会関係：エピソードでつかむ老年心理学（シリーズ生涯発達心理学）．p 150-160，ミネルヴァ書房，京都，2011
14）E・キューブラー・ロス：死ぬ瞬間―死とその過程について．中公文庫，東京，2001
15）柏木哲夫：死にゆく患者の心に聴く．中山書店，東京，1996. 柏木哲夫：死を看取る医学―ホスピスの現場から（NHK ライブラリー）．日本放送出版協会，東京，1997
16）大川一郎ほか：終末期の心理的変化と援助：エピソードでつかむ老年心理学（シリーズ生涯発達心理学）．p 124-140，ミネルヴァ書房，京都，2011
17）大川一郎ほか：サクセスフルエイジング：エピソードでつかむ老年心理学（シリーズ生涯発達心理学）．p 182-185，ミネルヴァ書房，京都，2011

6 ストレスの理論

種市康太郎

《目標＆ポイント》

ストレス理論の歴史と現状について学ぶ。医学の分野にストレスという言葉を広めたのはハンス・セリエ（Selye H）（図 6-1）である[1)]。セリエは当時の近代医学的な考え方とは根本的に異なる発想から身体医学を考えた。一方，精神医学の分野では，マイヤーが疾患発症と生活上の出来事との関係を明らかにしようと試み，その考え方は，後にライフイベント研究として受け継がれた。これらの医学的なストレス研究に対して，ラザラスは心理学的ストレスモデルを提唱し，状況に対する認知的評価とコーピング（coping：対処）という心理的要因の重要性を提唱している。

《キーワード》 ストレス，一般適応症候群，ライフイベント，認知的評価，コーピング

1. ストレス理論の始まり

（1）セリエ以前（ベルナール，キャノン）

ストレスとは，もともとは工学用語であり，物質が歪みに反発する状態をストレスと呼んでいた。現在では，図 6-2 に説明するように，生体に加えられる力をストレッサー，一方，生体が歪められた状態をストレス反応（あるいはストレス状態）と区別している[2)]。ストレスとは生体と外部環境との関係全体を表したものである。

生体と外部環境との関係については，多くの医学者によりさまざまな考え方が提唱されてきた。フランスの医学者であり，実験医学の祖と呼

ばれるクロード・ベルナール（Bernard C）は，人間の身体と環境との関係を「内部環境」と「外部環境」という関係で表した。ベルナールは，生体の「内部環境」が「外部環境」の変化に対して変化しながらも常に一定に保たれることを「動的平衡（dynamic equilibrium）」と呼び，これが生命の状態を一定に維持する働きをもっていると考えた。

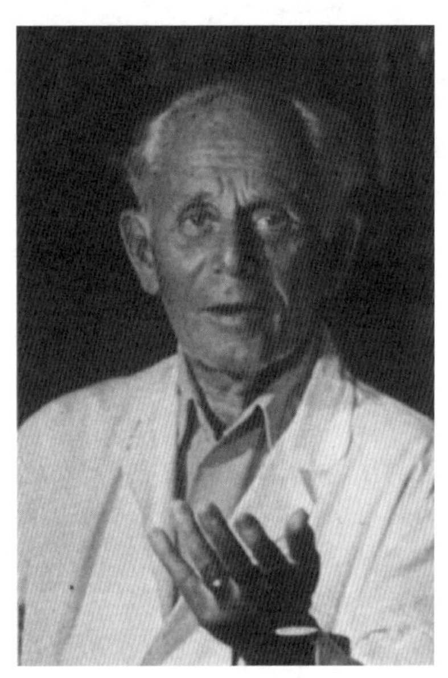

図 6-1　セリエ（Selye H）
（ハンス・セリエ著，杉靖三郎ほか訳『現代社会とストレス（叢書・ウニベルシタス）』（法政大学出版局刊．文献 1）より転載）

一方，ウォルター・キャノン（Cannon WB）は，ホルモンには拮抗する作用をもつものがあることを発見し，これが調整機能をもち，体の状態を定常に保つことを発見した。キャノンはこれを「ホメオスタシス（homeostasis，生体恒常性）」と呼んだ。

ベルナールの「動的平衡」や，キャノンの「ホメオスタシス」はともに，生体と外部環境との関係の特徴を的確に言い表している。

（2）セリエのストレス理論

セリエは，新しい卵巣ホルモン発見を目指すなかで，どのような刺激に対しても生体が①副腎皮質の肥大，②胸腺・リンパ節などの萎縮，③十二指腸の出血と潰瘍という三徴候が起きることを発見した。この発見がセリエのストレス理論の出発点になっている。

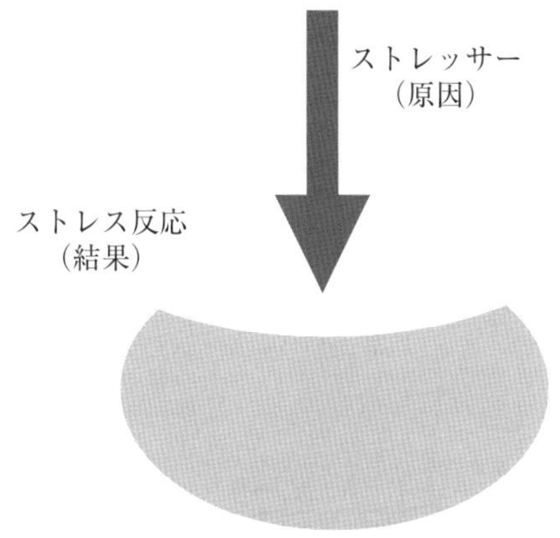

図6-2　ストレスとは？

セリエの発想を図に示すと図6-3のようになる。たとえば，怪我をすると，患部の裂傷などの局部的な反応が起きるが，これを局所適応症候群（local adaptation syndrome：LAS）という。それに付随して，上記の三徴候が起きる。これが汎適応症候群（general adaptation syndrome：GAS）である。ほかの部位の怪我や病気の場合，異なるLASが生じるが，それに付随するGASは常に同じである。つまり，図に示すように，

A	⇒	A’	+	α
B	⇒	B’	+	α
C	⇒	C’	+	α
（ストレッサー）		（LAS）		（GAS）

LAS…局所適応症候群（local adaptation syndrome：LAS）
⇒ある特定の刺激に対してのみ起きる生体の反応
GAS…汎適応症候群（general adaptation syndrome：GAS）
⇒どんな刺激に対しても起きる生体の反応

図6-3　一般適応症候群（GAS）と局所適応症候群（LAS）の関係
（文献1）より）

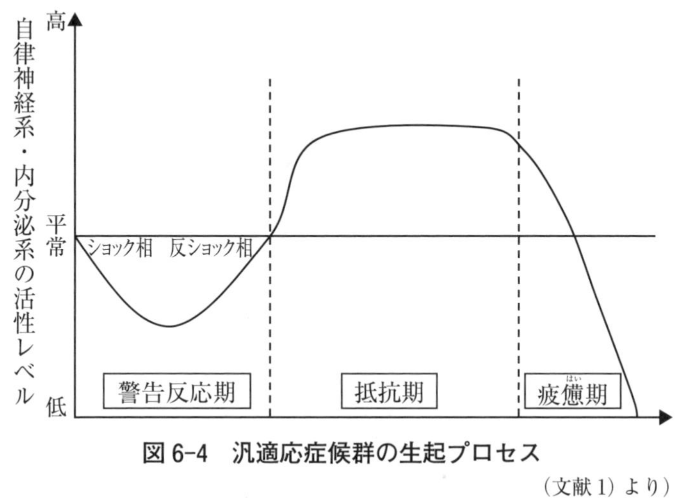

図 6-4　汎適応症候群の生起プロセス

（文献 1）より）

異なるストレッサー ABC に対して，それぞれ A' B' C' という反応が起こるが，それに伴って必ず α という反応が起きる。あらゆる刺激に対して共通に起きる徴候 α のことを汎適応症候群と呼ぶ[3]。

セリエの汎適応症候群の生起プロセスを図示すると図 6-4 のようになる[1]。

①**警告反応期**：外的刺激が生体に到達したことを示す初期反応である。ショック相と反ショック相に分かれる。

a．ショック相：生体が刺激を受け，いったん，活動が低下する時期である。体温・血圧・血糖値の低下，筋緊張低下などの状態が生じる。

b．反ショック相：ショックから回復し，生体が活動を増加させる時期である。体温・血圧・血糖値の上昇などがみられる。

②**抵抗期**：刺激に抵抗して，一定の安定（適応状態）が保たれている時期。抵抗力は平常を上回って上昇する。

③**疲憊期**（ひはい）：ショック期と同様な状態が再び起こる。生体が疲憊した結果，活動の低下を起こしてしまい，環境に適応できなくなる時期である。副腎肥大によって血圧の上昇，胃液分泌量の減少，胸腺・リンパ節などの萎縮によって免疫力が低下し，病気に罹患しやすい身体状態になり，最終的には死に至る状態が想定される。

ストレスのプロセスとは，生体が環境に適応しようとするプロセスであるから，セリエはこのプロセスを汎「適応」症候群と名付けている。セリエは「ストレスは人生のスパイスである」とも述べている。ストレスは適度にあれば人生に変化を与え，活気をもたらすスパイスのようなものになりうると思われる。

2. ライフイベントとストレス

（1）マイヤーのライフチャート研究

アメリカ精神医学会の会長を務めたことのある精神医学者のアドルフ・マイヤー（Meyer A）のライフチャート（life chart）研究は，生活史と病気の関連を重視した考え方である。その研究の根底には，環境変化が病気に影響を与えるという発想があった。

マイヤーは，疾患と生活暦との関連を調べた。患者1人ひとりに面接を行い，①誕生日，②疾患の発生時期，③生活習慣の変化，入学，卒業，失敗体験，家族の誕生または死などの出来事を尋ねた。ライフチャートとは，誕生年月日から現在までを1本の縦線で描き，さまざまな疾患の時期と並行して，患者の状況や出来事を記入する。人生の航跡（チャート）を示したものといえるだろう。マイヤーは，ライフイベントが疾患の発症と関連していることを示し，その後の研究に先鞭をつけた。

このような考え方は，精神疾患の原因を体質や遺伝に求める1900年代初頭のドイツ精神医学とは大きく趣を異にするものであった。マイヤーは，人間を生理的・心理的・社会的統合として捉えた。患者は単なる細胞と器官をまとめたものではなく，生活の要求への再適応の必要の中で生きている。人間を理解するうえで大事なものは物語であると主張した。マイヤーの学説は当時では異端とも呼べるものであったが，ライフイベントが疾患の発症に重要な役割を果たすという考え方は，彼の弟子であるハロルド・ウォルフ（Wolff H）に引き継がれ，孫弟子にあたるホームズとライ（Holmes TH & Rahe RH）の社会生活再適応評価尺度（social readjustment rating scale：SRRS）として結実する[4)]。

（2）ホームズとライのライフイベント研究

「すべての人間は環境に適応して生きる生物であり，環境への適応には努力・エネルギーを要する」という前提をもとに，ホームズとライによるライフイベントと疾患の研究は始められた。

ホームズとライは5,000人以上の患者の発病に関連したライフイベントを収集し，その中から43項目を選定した。選定した項目について，イベントを体験した際の生活の変化量と変化にかかった期間を評定するよう求めた。この際，ライフイベントの望ましさにかかわらず，努力の量と努力の時間の2面から評価するように求められた。さらに，比較基準として結婚を500として評価するよう求められた。

調査は年齢，人種，経済状態，学歴，宗教の異なる394名に行われ，評価結果の平均値を1/10した値（結婚であれば500を1/10して50とする）をLCU（life change unit：生活変化単位）得点とし，表6-1の社会生活再適応評価尺度が完成した[4)]。

この尺度を用いて，過去10年間の体験と疾患発症の関係を調査したところ，LCU 300点以上では79％の者が，LCU 200点台では51％の者が，LCU 150点以上199点以下の者では37％の者が過去10年間になん

表 6-1　社会生活再適応評価尺度（SRRS）

順位	出来事	LCU 得点	順位	出来事	LCU 得点
1	配偶者の死	100	23	息子や娘が家を離れる	29
2	離婚	73	24	親戚とのトラブル	29
3	夫婦別居生活	65	25	個人的な輝かしい成功	28
4	拘留	63	26	妻の就職や離職	26
5	親族の死	63	27	就学・卒業	26
6	個人のけがや病気	53	28	生活条件の変化	25
7	結婚	50	29	個人的習慣の修正	24
8	解雇・失業	47	30	上司とのトラブル	23
9	夫婦の和解・調停	45	31	労働条件の変化	20
10	退職	45	32	住居の変更	20
11	家族の健康上の大きな変化	44	33	学校をかわる	20
12	妊娠	40	34	レクリエーションの変化	19
13	性的障害	39	35	教会活動の変化	19
14	新たな家族構成員の増加	39	36	社会活動の変化	18
15	仕事の再調整	39	37	一万ドル以下の抵当（借金）	17
16	経済状態の大きな変化	38	38	睡眠習慣の変化	16
17	親友の死	37	39	団らんする家族の数の変化	15
18	転職	36	40	食習慣の変化	15
19	配偶者との口論の頻度の変化	35	41	休暇	13
20	1万ドル以上の抵当（借金）	31	42	クリスマス	12
21	担保・貸付金の損失	30	43	わずかな違法行為	11
22	仕事上の責任の変化	29			

（文献2）より）

らかの疾患を発症していたことが明らかとなった。彼らの研究は，心理社会的要因と疾患との関係を明らかにしたという意味で画期的なものであった。

当時はベトナム戦争などによる戦争神経症や，社会不安に起因する不安・抑うつが問題となっていた。さらに生理的過程と心理的要因の対応も取れるということで，心理学者がストレス研究に注目するようになった。

しかし，この研究に対しては次のような批判がなされた。①環境変化の方向性（望ましさ）が考慮されていない。好ましい変化か，期待にそぐわない変化かによって，疾患発症の可能性は異なるはずである。②適応に要する努力・エネルギーの個人差が考慮されていない。変化を乗り切れる人と乗りきれない人がいる。③ストレスの原因と結果が交絡している（混じり合っている）。たとえば，SRRSにある「個人のけがや病気」というのはライフイベントではあるが，この項目がYesの人は，病気になりやすいと言っても，項目内容から考えると当たり前である。

特に，イベントの意味づけ，適応力の個人差などの要因について注目が集まり，その後の心理学的ストレス研究において重要なテーマとして取り上げられている。

3. 心理学的ストレスモデル

（1）ストレスの個人差

アメリカの心理学者であるリチャード・S・ラザラス（Lazarus RS）は「同じ出来事を経験した人でも，疾患に罹る人もいれば，そうでない人もいる」という個人差に注目し，状況と疾患発症との間にある個人の心理的プロセスに着目した。

ラザラスは，心理的ストレスを「ある個人の資源に重荷を負わせる，ないし資源を超えると評定された要求」と定義した。つまり，環境からの要求と個人資源とのバランスにおいて，個人資源＜環境からの要求という状態であると個人が評定した場合にストレスとなると考えた。

この定義では，ストレスは個人が「評価」するものであるとした点が重要である。すなわち，ストレスは客観的なものではなく，個人が主観的に評価した結果なのである。

さらに重要なことは，このような評価は環境から与えられるものではなく，個人が環境に対して能動的に働きかけるものであると考えた点である。これまでのストレスモデルでは，人間は環境からの刺激に対して受け身な存在として捉えられていた。一方，ラザラスのモデルでは人間と環境との関係には相互作用があり，人間からも環境に対して能動的な働きかけを行い，環境との関係を変容させることができると考えたのである。

（2）ラザラスの心理学的ストレスモデル

ラザラスの心理学的ストレスモデルは図 6-5 にまとめられる[3)]。ここでポイントになるのは「認知的評価」と「コーピング」である。

a）認知的評価（cognitive appraisal）

認知的評価は一次的評価と二次的評価に分かれる。一次的評価とはその状況が個人の信念・価値・目標などにとってストレスフル（脅威）であるかどうかという評価である。つまり，信念を曲げなければならない，自分の価値が下げられてしまう，目標が達成できないという状態がストレスフルな場面である。このような場面においては急性のストレス反応（情動反応）が生じると考えられる。一次的評価には「ストレスフル（脅威）」という評価のほかに，「無関係（刺激状況によって，失うものも得るものもない）」「無害・肯定的（心地よい体験，肯定的な情動を伴う）」

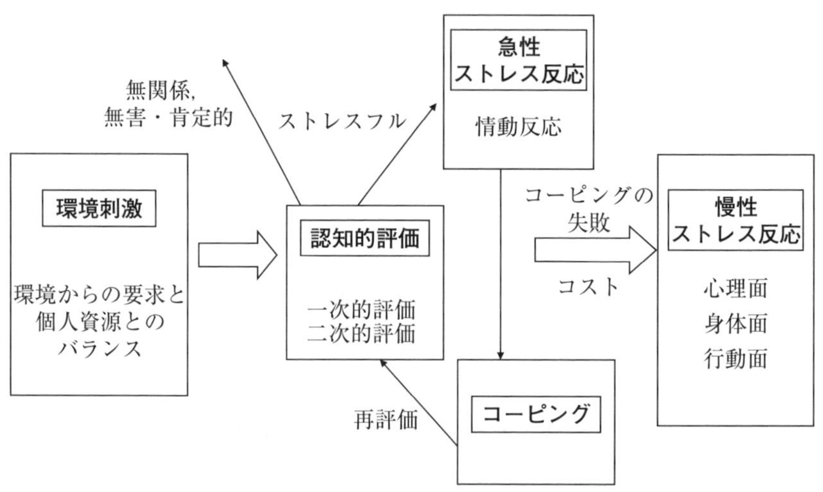

図 6-5 ラザラスの心理学的ストレスモデル

（文献 3）より）

という場合もあり，この場合にはストレスプロセスは進行しないと考えられている。

一方，二次的評価とは対処可能性についての評価である。ストレスフルと評価される事態において「どのような対処が可能であり，それはどのような結果をもたらすか」「その対処を上手く実行できるのか」という評価が二次的評価である。いわば，この後に説明するストレス・コーピングの吟味の段階が二次的評価である。

なお，ここで述べている一次・二次の区別には時間的順序性はなく，重要性の違いもない。実際には両者の評価と，後述するコーピングは循環的に行われていて，再評価がなされると考えられている。さらに，一次的評価と二次的評価とは互いに影響し合っていると考えられている。対処不可能であればストレスフルと評価されるし，ストレスフルであれば対処困難と評価されやすいということである。

b）コーピング（coping）

ラザラスによれば，コーピングとは「個人の資源に負荷を与える，あるいは，その資源を超えると評価された外的・内的要請を処理するために行う認知的・行動的努力」であるとされている。コーピングとは日本語でいえば「対処」である。こういうと，一般に言う「ストレス解消」がコーピングであると考える人もいるが，コーピングの内容はより幅が広く，行動的なものから，認知的（つまり，頭で考える）なものまで含まれる。また，ストレスフルだと判断した外部の要請や，自分の内部から生じる急性ストレス反応が引き金となって起きる努力であると考えられている。

コーピングの仕方によって環境刺激に対する評価が変化する。再びストレスフルだと評価するかもしれないし，無害であると評価し直すかもしれない。コーピングを行っても，環境刺激がストレスフルなままであればコーピングの失敗となる。また，問題の解決に有効であっても，コーピングを実行すること自体がコスト（負荷）となることもある。コーピングが失敗した場合や，コーピングの実行がコストとなった場合には，慢性のストレス反応が生じると考えられている。

コーピングは図 6-6 のように分類できる[3)]。まず，問題焦点型か情動焦点型かという分類である。問題焦点型のコーピングとは，問題の解決を目指した対処のことである。一方，情動焦点型の対処とは，問題そのものではなく，問題によって生じた情動反応の低減を目指した対処である。それぞれの対処には積極的なものと，消極的なものが考えられ，その組み合わせによって４つに分類できると考えられる。もちろん，人間は単独の対処のみを行っているわけではなく，さまざまな対処を状況に応じて使い分け，組み合わせて用いていると考えられるが，その実行の

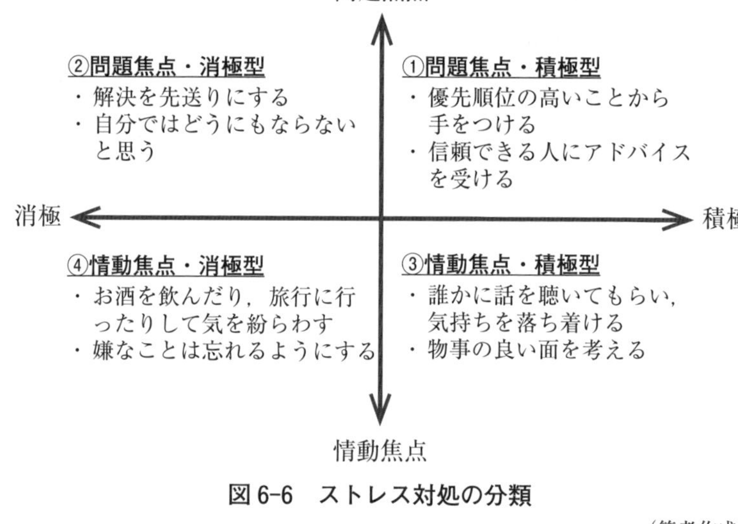

図 6-6　ストレス対処の分類

（筆者作成）

パターンや組み合わせに個人差が生じると考えられている。

（3）ストレスプロセスとソーシャルサポート

ストレスプロセスに影響を与えるその他の要因として注目されているソーシャルサポートについて紹介する。

ソーシャルサポート（social support）とは，周囲の支援のことである。職場での上司や同僚，生活の場での家族・友人などの周囲の支援の有無がメンタルヘルスだけでなく，身体的健康にも影響を与えると考えられてきた。ソーシャルサポートは，地域精神保健において，専門家よりも地域住民同士の支援やボランティアなどの力がコミュニティのメンタルヘルスの維持や疾患予防に有効であるとの考えから注目されたものである。

ストレスプロセスにおいて，ソーシャルサポートはストレッサーとストレス反応との間で作用する要因と考えられている。すなわち，周囲の支援があることによって個人資源が高く評価され，ストレッサーをストレスフルだと評価することが少なくなる。さらに，コーピングの実行に役立ち，問題の解決に繋がるため，ストレス反応が生じにくいと考えられている。このようなソーシャルサポートの効果をストレス緩衝効果と呼ぶ。つまり，ソーシャルサポートはストレッサーの悪影響を和らげる衝撃吸収材のような役割を果たしているというのである。

ソーシャルサポートは①情緒的サポート（励まし，なぐさめなど），②道具的サポート（物理的，金銭的支援など），③評価的サポート（肯定的評価，フィードバック），④情報的サポート（情報提供，アドバイス）と分類されると考えられているが，実際の人間関係においてはあまり区別されることなく実行されているだろう。普段は意識していないとしても，実は，自分の周囲の人間関係がメンタルヘルスの維持に大きな役割を果たしていると意識することは，自らのストレス・コーピングを考えるうえで重要である。

4. 職場ストレス

(1) 職場ストレスモデル

心理社会的ストレスの研究において，特に取り上げられている分野が職場のストレスである。

職場のストレスはライフイベントのような出来事だけではなく，慢性的なものもあることが知られている。この点が職場のストレスの特徴である。それは職場の「役割」の遂行に伴って生じる。

職場のストレス要因をどのように整理すればよいのか？　まず，職場ストレスのモデルのなかで，最もわかりやすいモデルである，カラセッ

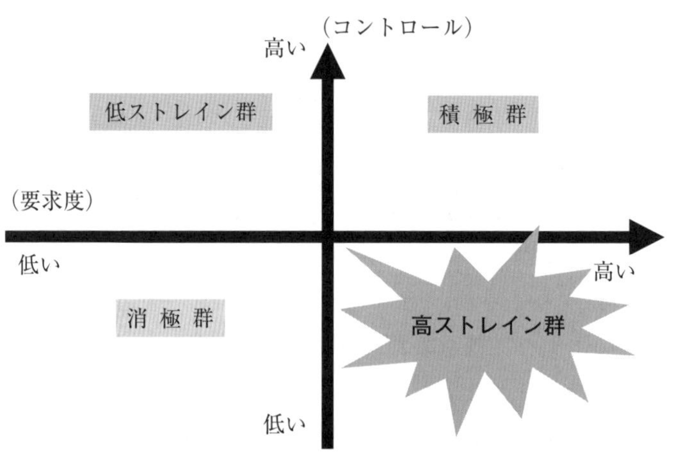

図 6-7　仕事の要求度—コントロールモデル

（Karasek（1979, p 288）を筆者が翻訳し，一部を改変して引用．文献 4）より）

（Robert A. Karasek, Jr., SAGE Publications, Job Demands, Administrative science quarterly Arranged through Japan UNI Agency., Inc. Tokyo）

ク（Karasek RA）の「仕事の要求度-コントロールモデル（Job demands-control model）」（図 6-7）[4)]で考えてみよう。この図に自分自身をあてはめるには，表 6-2 の質問に回答し，自分自身の職場ストレスの状況を点数化することができる[4)]。

従来，仕事の要求度が高い状況，すなわち，仕事のペース・量・時間，仕事の集中度などが厳しい状況が心身の疾患を引き起こしやすいと考えられてきた。しかし，カラセックは管理職などでは仕事の要求度が疾患に与える影響が少ないことに気づき，重要なのは，仕事が忙しいかどうかだけではなく，仕事をコントロールできるかどうかも関与すると考えた。仕事のコントロールが高いとは，仕事のやり方に関する決定権があ

表 6-2　職場のストレス要因に関するチェック・リスト

あなたのお仕事についてうかがいます。最も あてはまる回答の欄に○を記入して下さい。				
	そうだ	まあそうだ	やや違う	違う
(1) 一生懸命働かなければならない				
(2) 非常にたくさんの仕事をしなければならない				
(3) 時間内に仕事が処理しきれない				
(4) 自分のペースで仕事ができる				
(5) 自分で仕事の順番・やり方を決めることができる				
(6) 職場の仕事の方針に自分の意見を反映できる				

（評価の仕方）そうだ（4点），まあそうだ（3点），やや違う（2点），違う（1点）
(1)～(3) の合計と，(4)～(6) の合計を計算する。(1)～(3) の合計点数が要求度，(4)～(6) の合計点数がコントロールの点数となる。
積極群は，要求度9点以上，コントロール8点以上。低ストレイン群は，要求度8点以下，コントロール8点以上。消極群は，要求度8点以下，コントロール7点以下。高ストレイン群は，要求度9点以上，コントロール7点以下と評価される。
（厚生労働省：職業性ストレス簡易調査票から該当する項目を抜粋。
https://www.mhlw.go.jp/bunya/roudoukijun/anzeneisei12/dl/stress-check_j.pdf）

り，自分の知識や技術を使える範囲が広いことを意味している。

このモデルでは，要求度の高低と，コントロールの高低の組み合わせによって，①要求度が高く，コントロールも高い「積極群」，②要求度が低く，コントロールは高い「低ストレイン群」，③要求度は低いが，コントロールも低い「消極群」，④要求度は高く，コントロールは低い「高ストレイン群」の4つに分類されている。ストレインとは歪みのことを指す。このうち，④の「高ストレイン群」が最も心理的緊張が強く，身体疾患やメンタルヘルス疾患のリスクが高いことが明らかになっている。

表 6-3　職場における心理的負荷が「強」と認められやすいの出来事一覧

①　重度の病気やケガをした
②　業務に関連し，重大な人身事故，重大事故を起こした
③　会社の経営に影響するなどの重大な仕事上のミスをし，事後対応にもあたった
④　退職を強要された
⑤　上司等から，身体的攻撃，精神的攻撃等のパワーハラスメントを受けた
⑥　同僚等から，暴行またはひどいいじめ・嫌がらせを受けた

注）これらとは別に，心理的負荷の総合評価を「強」とする「特別な出来事」がある
（文献 5）から該当する項目を抜粋）

さらに，このモデルに職場においてソーシャルサポートの要因が追加され，「仕事の要求度-コントロール-サポートモデル（Job demands-control-support model）」が提唱されている。このモデルでは，要求度が高く，コントロールが低く，職場のサポートが少ない場合に最も疾患リスクが高まると考えられている。

（2）職場ストレスとライフイベント

(1)に示したモデルは慢性的なストレッサーを取り上げたものである。しかし，職場でもライフイベントはある。職場においても同様のイベントがあると考えられる。

精神障害の労災認定基準においては，ライフイベントの観点から職場のストレス要因を取り上げ，「職場における心理的負荷評価表」として発表している。このなかで心理的負荷の最も高いグループに属するものを表 6-3 にまとめた[5)]。

ここで注目すべきは，パワーハラスメントに関する内容が心理的負荷の最も高い出来事として取り上げられていることである。具体的には「上司等から，身体的攻撃，精神的攻撃等のパワーハラスメントを受けた」

「同僚等から，暴行または（ひどい）いじめ・嫌がらせを受けた」が該当する。このような大きな出来事も職場のメンタルヘルス疾患に多大な影響を与えると考えられる。

学習のヒント

1．人間の体温が維持されているのはなぜだろうか？　日常生活における自分自身の生理的機能のなかで，体温維持に役立っているものを2つ考えてみよう。
2．社会生活再適応評価尺度について，過去1年間の自分の生活を振り返り，該当する項目に○をつけて，LCU 得点を合計してみよう。生活変化を振り返り，自分自身の健康との関係を振り返ってみよう。
3．自分自身にとって最近ストレスフルだと感じた出来事を1つ思い出して，心理学的ストレスモデルに沿って説明してみよう。結果としてメンタルヘルスが維持できているとすれば，認知的評価，コーピング，ソーシャルサポートのうちで何が貢献したのであろうか？　もし，メンタルヘルスが悪化しているとすれば，メンタルヘルスを維持するためには何を改善すればよいか考えてみよう。
4．現在働いている場合は，表6-2に回答し，自分の状況がこのモデルのどのグループに該当するか考えてみよう。

さらなる学習のために

CL・クーパー，P・デューイ（大塚泰正ほか訳）:『ストレスの心理学―その歴史と展望』北大路書房，京都，2006

小杉正太郎ほか（編著）:『ストレスと健康の心理学』朝倉書店，東京，2006

小杉正太郎ほか（編著）:『ストレス心理学―個人差のプロセスとコーピング』川島書店，東京，2002

H・セリエ（杉 靖三郎ほか訳）:『現代社会とストレス』法政大学出版局，東京，1988

引用文献

1) ハンス・セリエ（杉 靖三郎ほか訳）：現代社会とストレス．法政大学出版局，東京，1988
2) Holmes TH, Rahe RH：The social readjustment rating scale. J Psychosom Res 11：213–218, 1967
3) 小杉正太郎（編著），大塚泰正ほか（著）：ストレス心理学―個人差のプロセスとコーピング．川島書店，東京，2002
4) Karasek RA：Job Demands, job decision latitude, and mental strain：implications for job redesign. Administrative Science Quarterly 24：285–308, 1979
5) 厚生労働省：職業性ストレス簡易調査票．
https://www.mhlw.go.jp/content/11201000/000638825.pdf

7　職場とストレス

種市康太郎

《**目標＆ポイント**》

近年，職場における勤労者のストレスがメンタルヘルス維持にとって重要な問題となっている。働く人のストレスとメンタルヘルスの現状はどうなっているのだろうか。ストレス対策の必要性は浸透しているのだろうか。職場ストレスとはどのように考えられているのだろうか。実際にメンタルヘルス疾患にかかり，休職した際の支援にはどのような問題があるのだろうか。また，精神障害者や発達障害者の雇用支援の現状はどのようになっているだろうか。

《**キーワード**》　職場ストレス，安全配慮義務，労働災害，職場復帰支援，障害者雇用

1. 働く人のストレスとメンタルヘルスの現状

（1）労働者が感じるストレスと心の病の現状

日本の労働者はどの程度の人がストレスを感じているのだろうか。

厚生労働省の2020年度に実施した労働安全衛生調査によれば，現在の仕事や職業生活に関することで，強いストレスとなっていると感じる事柄がある労働者の割合は54.2%となっている。ストレスの内容（3つ以内の複数回答）をみると（図7-1）[1]，「仕事の量」が42.5%と最も多く，次いで「仕事の失敗，責任の発生等」が35.0%，「仕事の質」が30.9%となっている。

図7-2[1]は，男女別の回答をまとめたものである。男女ともに「仕事の

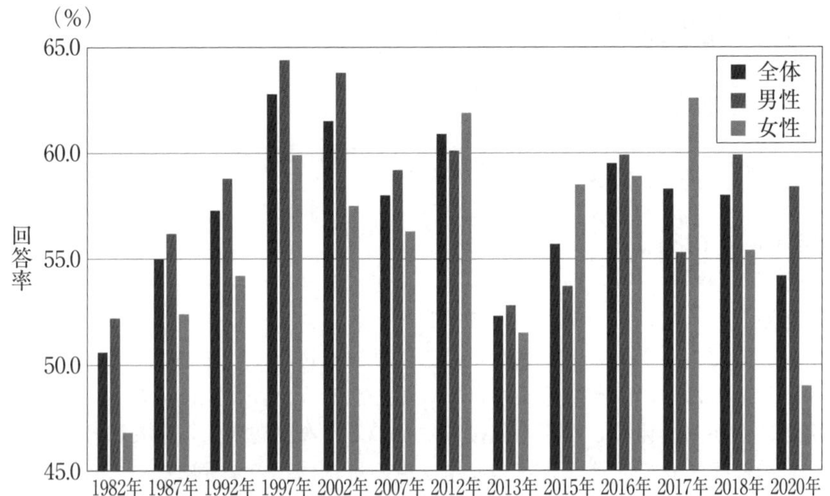

図 7-1　仕事や職業生活に関する強い不安，悩み，ストレスの有無
（厚生労働省：労働者健康状況調査および労働安全衛生調査，文献 1）より）

量」が最も多いが，細かくみると男女で違いがあることがわかる。男性は女性より「仕事の質」「役割・地位の変化等」「会社の将来性」の問題が多い。一方，女性は男性より「対人関係」「雇用の安定性」の問題が多い。男性は仕事がらみ，女性は人がらみの問題が多い，といえるかもしれない。しかし，筆者がさまざまな企業・組織で調査を行った経験では，男女で業務内容に違いのない職場（たとえば，営業職の営業部員で男女で業務内容が等しい場合など）では，このような違いはみられない傾向にある。そこから考えると，この図の違いは，性差を表してはいるが，実は業務内容の違いが反映されたものといえるだろう。

このようなストレスの原因が多ければ，心の病にかかる可能性も増えるであろう。企業に心の病の増減傾向を尋ねた結果（図 7-3）[2]では，心の病が増加傾向にあるとする企業は減りつつあるが，横ばいが増加して

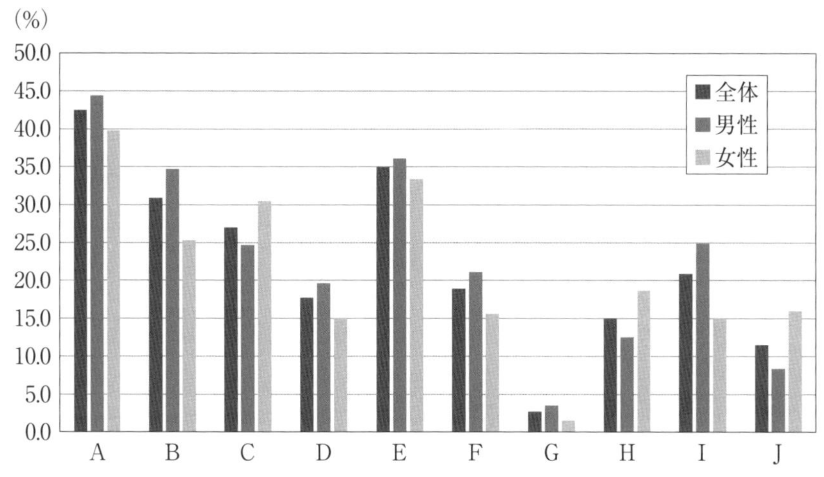

図 7-2　強い不安，悩み，ストレスの内容別分類（3つまで選択）

A．仕事の量
B．仕事の質
C．対人関係
　　（セクハラ・パワハラ含む）
D．役割・地位の変化等
E．仕事の失敗・責任の発生等
F．顧客，取引先からのクレーム
G．事故や災害の経験
H．雇用の安定性
I．会社の将来性
J．その他

（令和2年（2020）労働安全衛生調査，文献1）より）

いるので「高い状態で横ばい」といえるだろう。また，心の病による1か月以上の休業者（図 7-4）[3]についても1,000人以上の企業では88.4%で「いる」と回答していて，多くの企業で心の病を抱える者が増えている傾向にあることがわかる。

（2）職場におけるストレス対策の意義と重要性

職場におけるストレス対策の意義と重要性はどこにあるのか。労働者にとってみれば，健やかに仕事ができるということは望ましいことであるが，企業（使用者）側にとっては，ストレス対策はコストでしかない

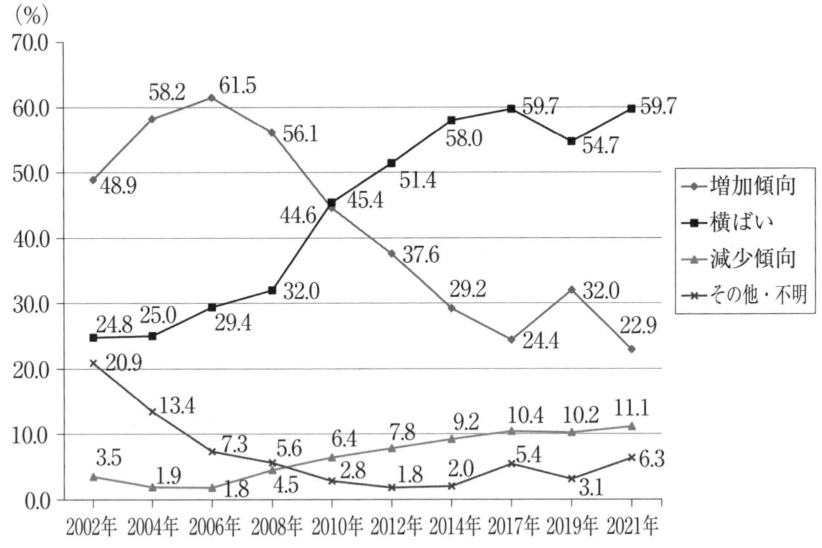

図 7-3　最近 3 年間の「心の病」の増減傾向

（公益財団法人 日本生産性本部メンタル・ヘルス研究所：最近 3 年間の「心の病」の増減傾向．2021．文献 2）より）

と考える場合もあるだろう。

企業側にとってのストレス対策の重要性は以下の 3 点にまとめられる。

①安全配慮義務：2008 年 3 月に施行された労働契約法第 5 条において「使用者は，労働契約に伴い，労働者がその生命，身体等の安全を確保しつつ労働することができるよう，必要な配慮をするものとする」と安全配慮義務が法文化された。企業側は労働者に対して，労働安全衛生関係の法令で定められた具体的措置を講ずるだけではなく，労働者の職種，労務内容，労務提供場所などの具体的な状況に応じて，必要な配慮を行うことが求められている。これを安全配慮義務と言う。安全配慮義務は

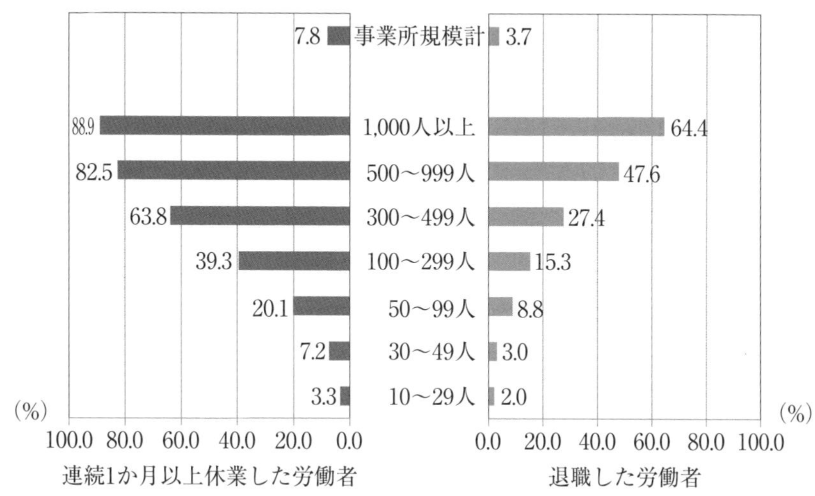

図 7-4　メンタルヘルス不調により連続 1 か月以上休業または退職した労働者がいたとする事業所別割合

（厚生労働省：労働安全衛生調査（実態調査）の概況．2020．文献 3) より）

ケガだけではなく，精神疾患，長時間労働による過労死などを防ぐことも含む。

②労働損失の回避および生産性の向上：精神的に不安定な状態は集中力を欠き，ミスや事故を発生させやすくする。また，仕事に対するモチベーション（動機づけ）の低下，モラルの低下による就業規則違反，違法行為などが発生する恐れがある。また，精神疾患による休職は復帰までに数か月から 1 年以上の時間がかかる場合も少なくない。そのため，休職者を抱えた部署では，そのぶんの労働を残りの人員で補わなければならなくなる。また，離職も増加する可能性がある。これらは，残された同僚や上司に対しての多大な負担を与える。

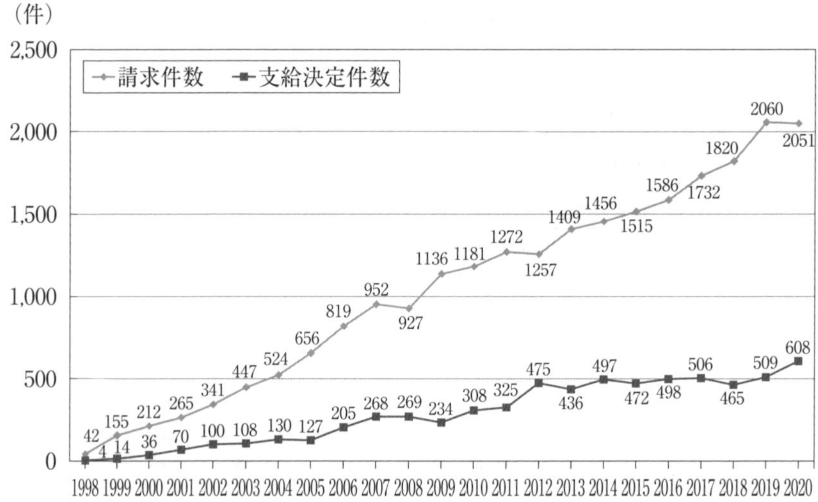

図 7-5　精神障害に関する労災請求・認定件数の推移

（文献 4）より）

③リスクマネジメント：ストレスあるいは過重労働による精神疾患は，労働者を休職や退職に追い込むだけではなく，過労自殺や過労死などの発生させる恐れがある。この場合，労働者本人や家族は精神疾患の発生を労働災害として申請するだけでなく，会社の安全配慮義務不履行による損害賠償請求訴訟をおこす可能性もある。労働者が死亡している場合に，訴訟により会社が敗訴すれば，会社の賠償金額は 1 億を超えることもある。実際に，精神疾患による労働災害の請求件数および認定件数は増加している（図 7-5）[4]。

このような労働災害の申請や訴訟が発生することは，企業イメージの低下，社会的信用の低下をもたらす可能性がある。このようなダメージを発生させない，すなわち，リスクマネジメントの観点からもストレス対策は必要であると考えられる。

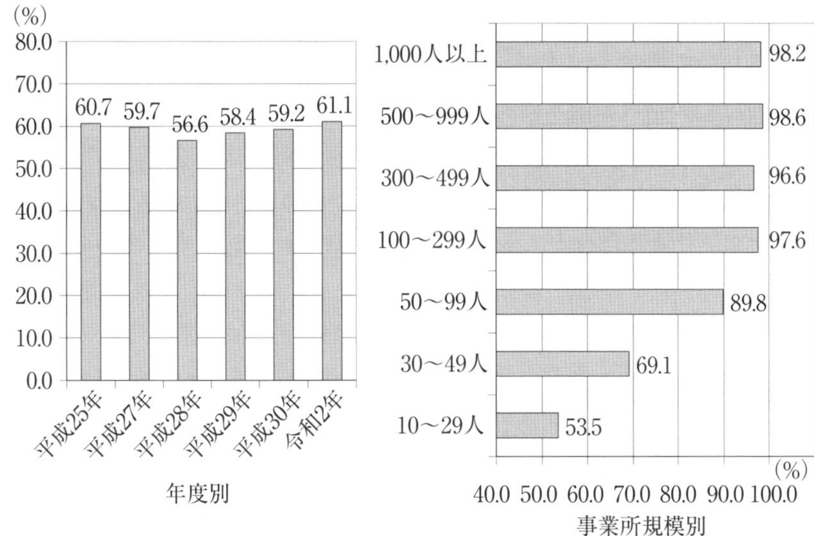

図7-6　メンタルヘルス施策に取り組んでいる企業割合

（文献1）より）

以上の3点から考えると，企業従業員に対するストレス対策は当然のことといえる。しかし，厚生労働省の調査では，なんらかのストレス対策に取り組んでいる企業は事業所規模1,000人以上ではほぼ100%だが，事業所規模が小さくなると実施割合は少なくなる（図7-6）[1]。中小企業では余力がない可能性が考えられる。中小企業でのメンタルヘルス対策の実施が課題の1つである。

2. 職場のメンタルヘルス対策

（1）心の健康の保持増進のための指針

職場のメンタルヘルス対策については，厚生労働省は2000（平成12）年に「事業場における労働者の心の健康づくりのための指針」，2006（平成 18）年には「労働者の心の健康の保持増進のための指針」という，事業場において事業者が講ずるように努めるべき労働者の心の健康の保持増進のための措置に関する指針を示している。

そのなかで重要なのは，心の健康づくり計画を策定すること，「4 つのケア」と呼ばれる包括的な対策を行うことである。4 つのケアとは①セルフケア（労働者自身がストレスに気づき，これに対処するための知識，方法を身につけ，実施すること），②ラインによるケア（職場環境等の把握と改善，労働者からの相談対応，職場復帰における支援など），③事業場内産業保健スタッフ等によるケア（メンタルヘルスケアの実施に関する企画立案，事業場外資源とのネットワークの形成やその窓口など），④事業場外資源によるケア（情報提供や助言を受けるなど，サービスの活用）である。このなかで，近年では EAP（employee assistance program：従業員支援プログラム）という事業場外資源が注目されている。これは，企業と契約してメンタルヘルス対策や支援を行う専門業者の総称であり，近年，増加している。

（2）ストレスチェック制度

近年，労働者が職場からストレスを受けている状況を考慮して，労働安全衛生法が改正（2014 年）され，常時 50 人以上の労働者を使用する事業場においては，労働者に対し，心理的な負担の程度を把握するための検査を 1 年ごとに 1 回は行わなければならないとされた。これが，一般にいうストレスチェック制度である。

ストレスチェック制度の目的は，労働者自身のストレスへの気づきや対処の支援によるメンタルヘルス不調の一次予防（未然防止）である。

ストレスチェックに用いられる検査には①職場における心理的な負担の原因，②心身の自覚症状，③ほかの労働者（上司，同僚など）による支援に関する項目を含むこととされている。

高ストレス者と選定された労働者が希望した場合，事業者は医師による面接指導を行わなければならない。その後，事業者は医師から就業上の措置に関する意見を聴取し，必要に応じて，就業上の措置（労働時間の短縮など）を講じることになっている。事業者は，労働者の検査結果の不正入手，結果に基づく不利益な取り扱いを禁じられている。

また，事業者は，結果の集団分析結果から，職場のストレス要因を評価し，職場環境の改善につなげ，ストレス要因の低減に努めることとされている。これは現在は努力義務であり，行わなくても罰則はないが，有効であることがわかっている。

（3）メンタルヘルス専門家が果たすべき業務と役割

職場のメンタルヘルス対策を実施するためにメンタルヘルス専門家が果たすべき業務と役割は，表 7-1 のようにまとめられる。これらの業務と役割の特徴は以下の３点にまとめられる。

①個人だけでなく，組織に対するアプローチも重要である：たとえば，ストレス調査の実施などによって，組織全体に対する予防的なアプローチを行うことができる。

②カウンセリングだけでなく，予防的な取り組みも重要である：産業場面でのストレス対策を考える場合には，発症後の社員の対応やカウンセリングだけでは，根本的な改善が図れないことが多い。むしろ，管理職研修などを利用して，部下からの相談への対応方法や，部下の不調に気づく方法などを伝えることで組織全体の予防的機能を高めることができる。また，前章で述べたパワーハラスメントについては管理職自身も気をつけているが，指導とハラスメントとの区別が難しく，どのように指導すればよいかという悩みも聞かれる。このような管理職者に対して

表 7-1　職場のメンタルヘルス専門家の役割

(1) 組織に対するアプローチ

a．メンタルヘルスのシステム作り
- 心の健康づくり計画の策定への参加
- 相談窓口の整備，メンタルヘルス・ガイドラインの作成

b．教育・研修
- 管理監督者や一般従業員への教育・研修の実施
- 相談窓口の PR，研修の効果評価

c．ストレス調査
- うつ病などの精神疾患の早期発見
- 調査結果による，職場環境改善対策の実施

d．組織へのフィードバック
- 上司や人事労務担当者へのコンサルテーション
- 上司，人事労務担当者，健康管理スタッフ等との連携

e．緊急事態および災害時の心のケア
- 事故，労働災害，労働者の自殺等の後の緊急対応
- 対応方針や手順等を記したガイドラインの作成

f．メンタルヘルス活動の効果評価
- 安全衛生活動の一環としての評価と改善計画作成

(2) 個人向けアプローチ

a．心理社会的・医学的アセスメント
- 相談者のニーズ，問題や症状の聴き取り
- 職場や生活環境，性格，人間関係，適応状態の評価
- 対応方法の見立て

b．ケースワーク
- 相談者の職場適応の援助
- 上司，人事労務担当者，健康管理スタッフ，家族等との連携

c．短期解決型カウンセリング
- 職場適応援助を目的とした短期間のカウンセリング

d．上司へのコンサルテーション
- 問題を抱える部下の上司へのコンサルテーション
- 上司による早期発見・早期対応の支援

e．外部専門機関の紹介
- 外部専門機関との関係作り，連携，フォローアップ

（文献 5）より引用）

具体的な対応方法を伝えることも必要だろう。また，前項で示したようなストレスチェック制度も活用することで，予防的かかわりを行うこともできる。

一般社員研修においても，第８章に述べたストレス・コーピングの方法を伝えることで，予防的な対策を実施できる。

③コーディネート機能を果たすことが重要である：上司へのコンサルテーション（部下への対応方法の指導）や，外部専門機関の紹介など，職場における専門家の役割として，人的資源をつなぎ，活用することが重要である。一人の専門家が企業内でできることは限られている。上司，人事労務担当者，健康管理スタッフ，家族等の関係者間のチームワークを作り，職場内資源や外部資源との連携を図らなければ十分な対策はできない。

（4）ポジティブ・メンタルヘルス

これまでの職場のメンタルヘルス対策では，従業員のメンタルヘルス疾患の部分は注目されてきたが，従業員が生き生きと仕事をするというポジティブな側面はあまり取り上げられてこなかった。

そのようななかで，近年，「ワーク・エンゲイジメント」という概念が，ポジティブなメンタルヘルスの状態をあらわすものの１つとして注目されている。ワーク・エンゲイジメントとは，仕事から活力を得て生き生きとした状態であり，「活力」「熱意」「没頭」の３つの要素から構成される。

ワーク・エンゲイジメントは「仕事の資源」によって高められると考えられている。仕事の資源とは「仕事のストレスを軽減し，個人の成長，学習，発達を促す働きをもつ要因」と定義される。これには，仕事上の作業や課題に関するもの（裁量権があるなど），チームや人間関係に関す

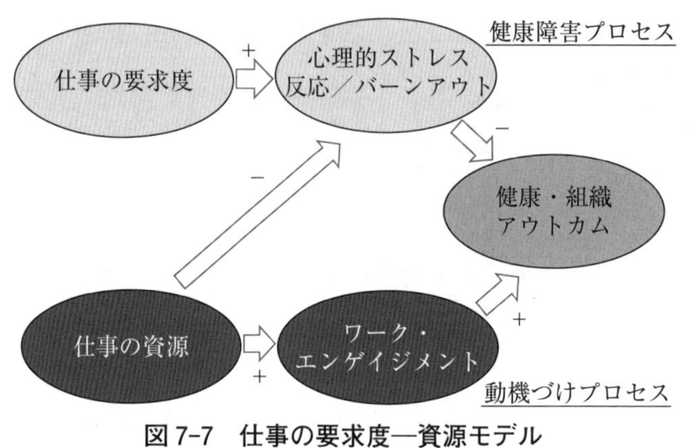

図 7-7　仕事の要求度―資源モデル

（筆者作成）

るもの（上司や同僚の支援があるなど），組織のあり方に関するもの（経営陣との意思疎通がとれているなど）の３つがあると考えられていて，これらがあるほどワーク・エンゲイジメントは高まるとしている。

従来のメンタルヘルスのモデルと合わせて統合的に示したモデルが図 7-7 である。

この図では２つのプロセスが示されている。１つは「健康障害プロセス」である。これは，仕事の要求度→ストレス反応→健康・組織アウトカムという流れである。もう一方は「動機づけプロセス」である。これは，仕事の資源→ワーク・エンゲイジメント→健康・組織アウトカムという流れである。

従来のメンタルヘルス対策は「健康障害プロセス」に注目し，仕事の要求度や，それによって生じたストレス反応を低減させ，健康障害を防ぐことを目的としていた。しかし，近年では，仕事の資源の向上が，ワーク・エンゲイジメントを向上させ，ストレス反応の低減にもつながると考えられている。また，ワーク・エンゲイジメントは従業員の生産性の向上にも結びつくと考えられている。

3. メンタルヘルス疾患の職場復帰支援

前述の調査のとおり，多くの企業においてメンタルヘルス疾患での休職者が存在していることが示されている。厚生労働省は，このような休職者の問題に対して「心の健康問題により休業した労働者の職場復帰支援の手引き」を作成し，支援方法の指針を示している。

しかし，日本生産性本部による調査では，「心の病」の復職プロセスについて「まだまだ問題が多い」とする企業が 49.2％と多く，休業後の職場復帰支援がスムーズに進んでいない企業が多いことが指摘されている。

このような現状には，少なくとも２つの問題が考えられる。１つは，職場外において，十分な支援プログラムを整備している施設がまだ少ないことである。職場復帰にあたっては，病状や健康管理を支援するだけでなく，職場復帰に向けた生活指導や，就労を可能とする社会人としての基礎能力の回復を支援する必要がある。しかし，後者の面にまで十分なケアを行っている施設は多くない。そのため，休業中に何の準備もなく，休業期間満了間近になって突然，復職可の診断書が持ち込まれることがある。

もう１つは，「復職可能」という診断もしくは判断をめぐる問題である。復職可否の判断においては，医療のハードルと就労のハードルがある。一般的に，医療の側が復職可とするハードルは，職場側が可とするハードルよりも低いことが指摘されている。つまり，医療の側は症状が軽減し，日常生活に支障がない程度に回復した時点で復職可とするが，企業側が求めるのは，定められた就業時間内において安定した仕事を遂行できる能力である。これを「復職準備性」と呼び，生活リズムの安定性，症状の安定性，社会性，周囲のサポート状況，作業能力，健康管理状況などで評価する。しかし，主治医による職場復帰の判断は，職場で求められる業務遂行能力まで回復しているか否かの判断とは限らず，労働者や家族の希望が含まれている場合もあることが指摘されている。

そのため，最近では職場復帰支援のための「リワーク・プログラム」というものを精神科病院や診療所で用意するようになってきた。このプログラムは，日中に職場での仕事に近い内容の活動や集団精神療法を行い，復職準備性を高め，職場復帰の準備を進めるものである。

4. 障害者の就労支援

障害者雇用促進法が改正され，障害者に対する差別禁止，合理的配慮の提供義務が規定された（2016 年施行）。また，法定雇用率の算定基礎の対象に，新たに精神障害者を算定率に加えてもよいこととなった（2018 年 4 月施行）。

法律の改正に伴って，精神障害者の雇用支援が行われるようになってきた。図 7-8 は障害者の雇用者数の推移を示したものである。全体に雇用者数が増えているが，特に精神障害者については現在は 10 年前の 10 倍以上の雇用者数となっていることに注目すべきである。

このような雇用を維持するためには，本人の支援だけではなく，職場や人事への支援が欠かせない。法定雇用率は近年引き上げられ，2021 年 3 月から民間企業の法定雇用率は 2.2％から 2.3％に引き上げられ，従業員を 43.5 人以上雇用している事業主は，障害者を 1 人以上雇用しなければならないとされた。精神障害者の就労支援の分野はますます必要とされるだろう。

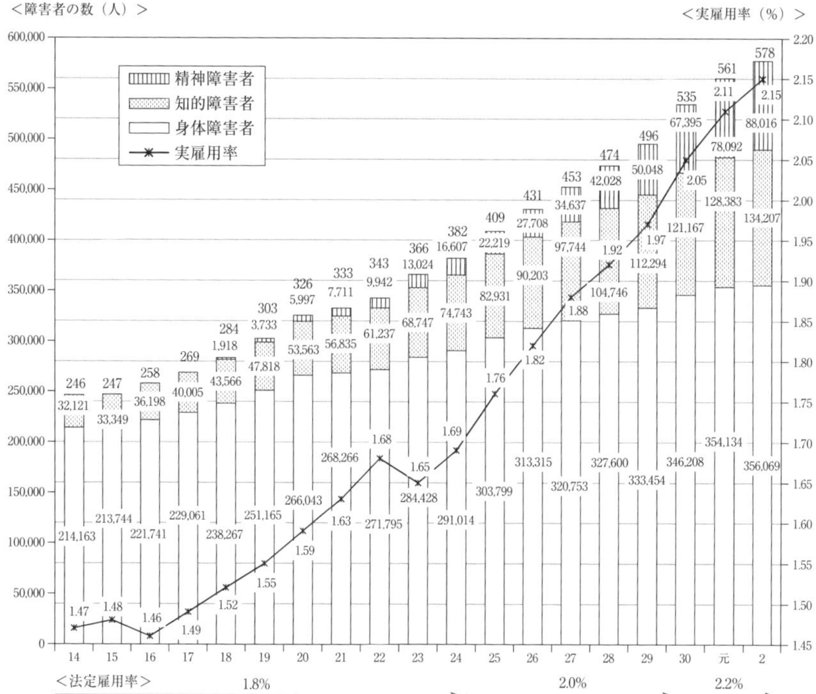

図 7-8　実雇用率と雇用されている障害者の数の推移

（厚生労働省：2020（令和 2）年障害者雇用状況の集計結果．文献 4）より）

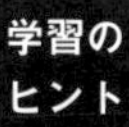

1．現在，企業ではメンタルヘルス対策の必要性は認識されているが，まだまだ対策が進んでいないのが実際である。必要性が認識されていながらも，浸透しない理由を考えてみよう。

2．職場復帰をする労働者に対して，職場の上司や同僚は何をすればよいだろうか。かかわり方のポイントを考えてみよう。

3．障害者雇用において，精神障害や発達障害のある方が障害を明かして雇用されるメリットとデメリットを考えてみよう。

さらなる学習のために

川上憲人：『基礎からはじめる職場のメンタルヘルス 改訂版』大修館書店，東京，2021

厚生労働省：「心の健康問題により休業した労働者の職場復帰支援の手引き」の改訂について．2009

厚生労働省：職場における心の健康づくり～労働者の心の健康の保持増進のための指針～．2019
https://www.mhlw.go.jp/content/000560416.pdf

AB・バッカー（編），島津明人（総監訳）：『ワーク・エンゲイジメント：基本理論と研究のためのハンドブック』星和書店，東京，2014

島津明人，種市康太郎（編）：『産業保健スタッフのためのセルフケア支援マニュアル』誠信書房，東京，2016

秋山 剛ほか：『リワークプログラムを中心とするうつ病の早期発見から職場復帰に至る包括的治療法に関する研究（厚生労働科学研究補助金こころの健康科学研究事業）：復職準備性評価シートの開発』（平成20年度報告書）．p 123-126，2008

引用文献

1) 厚生労働省：令和2年労働安全衛生調査（実態調査）結果の概況．2020
https://www.mhlw.go.jp/toukei/list/r02-46-50b.html
2) 日本生産性本部メンタル・ヘルス研究所：最近3年間の「心の病」の増減傾向．2021
summary_mentalhealth2021.pdf（jpc-net.jp）
3) 厚生労働省：令和2年「労働安全衛生調査（実態調査）」の概況．2020
00_令和2年労働安全衛生調査（実態調査）_概況表紙（mhlw.go.jp）
4) 厚生労働省：令和2年障害者雇用状況の集計結果．2020
https://www.mhlw.go.jp/content/11704000/000747732.pdf
5) 川上憲人，堤 明純（編）：職におけるメンタルヘルスのスペシャリストBOOK．培風館，東京，2007

8 ストレス・コーピングの実践

種市康太郎

《**目標&ポイント**》
前章まで学んだ理論的基礎を踏まえ，自分自身のストレスに適切に対処するための実践的な方略について学ぶ。自らのストレスの原因を整理すること，ストレス対処には幅広い方法があることを意識することが大切である。
《**キーワード**》 ストレッサー，認知的評価，ストレス・コーピング，ストレス・マネジメント，ジョブ・クラフティング，リラクセーション

1. ストレスの原因を整理する

ここからは実際に企業で行っているストレス・コーピング（以下，コーピング）の研修の内容を紹介して，皆さん自身のコーピングについて考えていただく。この章は「実践」なので，皆さんも研修を受けているような気持ちで自分自身のコーピングについて考えながら，読み進めてほしい。

コーピングという場合に，「ストレス解消」「リラクセーション」と考える人も多いが，ストレスの原因，すなわちストレッサーに対する働きかけを考えなければならないだろう。というのも，いくら結果となるストレス状態が改善しても，ストレスの原因に対して無策ならば，根本的な解決にならないからである。

そこでまず，第6章の表6-2に示した項目について，自分の現在の状況に該当するかどうかチェックしていただきたい。今回は労働者向けのストレス要因チェックリストを用意した。現在働いている人はその状況

を，働いていない人は過去の状況を考えたり，想定で答えたりするなど，練習のつもりで取り組んでいただきたい。評価が終わったら，「評価の仕方」の説明に沿って評価点の合計を計算してほしい。

この表は，厚生労働省で作成された「職業性ストレス簡易調査票」という質問紙の中で，「仕事の要求度―コントロールモデル」に該当する項目を抜き出したものである。評価基準に従って，自分がどの群に属するかを判断してほしい。高ストレイン群に属した人は，それでメンタルヘルスに問題があるということではなく，現状の環境は自分に負荷がかかりやすい状況，あるいは，負荷がかかっている状況であると気づくことが重要である。

（1）ストレスの原因を整理する

ストレスの原因を整理して考えるためにはどうしたらよいか？　次に，表 8-1[1)]のセルフ・ワークに取り組んでみていただきたい。

前章でも述べたとおり，職場でのストレッサーにはさまざまな種類がある。また，職場以外のストレッサーもある。今回は，職場でのストレッサーに絞って，左の欄に記入していただきたい。しかも，たとえば「人間関係」というように抽象的に大まかに記入するのではなく，なるべく具体的に記入してもらいたい。なお，現在働いていない人は生活上のストレスをあげてもよい。

左欄を埋めたら，次に以下の要領で各項目の内容について記入していただきたい。

①種類：記入したストレッサーの内容について，その種類を分類する。該当する内容があれば，その番号を記入する。なければ，空白でも構わない。あくまでも状況把握のための１つの目安である。

②強度：そのストレッサーが自分に与える影響の強さを A～C の３段

表8-1　セルフ・ワーク（1）

あなたのストレッサーを3つリストアップして，その内容，種類，強度，解決困難度を評価してみよう。

No	内　容	種　類	強　度	解決困難度
1				
2				
3				

種類（番号を記入）	強度（A～C）で評価	解決困難度（A～C）で評価
①仕事の量の問題	A：非常に強い	A：非常に困難
②仕事の内容の問題	B：やや強い	B：やや困難
③対人関係	C：比較的強くない	C：比較的困難でない
④その他		

（小杉正太郎，齋藤亮三：ストレスマネジメントマニュアル．p68-69，表19をもとに改変のうえ筆者作成）

階で評価する。

③解決困難度：そのストレッサーの解決の難しさをA～Cの3段階で評価する。

なお，強度と解決困難度がすべてAという場合もあるかもしれないが，その内容を吟味し，AとB，またはA～Cに分けて評価していただきたい。表8-2[1)]に具体的な例をあげたので，参考にしてほしい。

記入後，自分でその内容について振り返ってみていただきたい。もし，話し相手が近くにいれば，その内容を3分程度で説明してほしい。

企業のストレス研修では，2人組でお互いに内容を話し合うようにと促すと，研修会場が盛り上がる（ただし，上司が近くにいないことが条件）。このように話が盛り上がるのは，職場のストレッサーについてじっ

表 8-2　セルフ・ワーク（1）の記入例

あなたのストレッサーを3つリストアップして，その内容，種類，強度，解決困難度を評価してみよう。

No	内　容	種　類	強　度	解決困難度
1	担当する仕事の量が多い。	①	A	B
2	会議や打ち合わせに時間が取られて，仕事が進まない。	①	B	C
3	上司の言うことがコロコロ変わる。	③	B	A

種類（番号を記入）	強度（A〜C）で評価	解決困難度（A〜C）で評価
①仕事の量の問題	A：非常に強い	A：非常に困難
②仕事の内容の問題	B：やや強い	B：やや困難
③対人関係	C：比較的強くない	C：比較的困難でない
④その他		

（小杉正太郎，齋藤亮三：ストレスマネジメントマニュアル．p68-69，表18，19をもとに改変のうえ筆者作成）

くり話す機会が少ないことや，別の部署であっても共通のストレッサーがあることに気づき，共感し合えることが理由だろう。

しかし，この2人組のワークでは，1人あたり3分間，合計でも最大7分間程度で終わることにしている。なぜかというと，10分を過ぎたころから話がぐっと盛り下がるためである。おそらくこれは，ひととおり話をした後で「結局，部長がさぁ…」「結局，会社は！」というように，解決困難度が高い問題に焦点が当たり，「結局，自分の問題は解決できないのだ」ということを再確認させられるためだろうと考えられる。

そこで，ストレス対策においては解決困難度が「低い」課題にあえて焦点を当てることを勧めている。そう言うと，たとえば，カウンセリングの場面などでも「私の問題は上司なんです。上司さえいなくなれば私のストレッサーの8割は解決するんです」と言う人がいる。しかし，そういう上司に限っていなくならないものである。一方，解決困難度の低い課題に取り組もうとすると,「困難度が低い」と評価しているだけあって，いくつかの対策が考えられる。そのうちで，実行可能性の高いものから手をつけてもらう。1 週間後にはある程度の実行結果が報告されるが，それと同時に，来談者の認識も変わる。つまり，最初に来た時には，八方塞がり，お先真っ暗で，対処のしようもないと考えていたのが，部分的ではあるが手をつけることができている，というようになる。全面解決は難しいけれども，部分的に状況に対して働きかけることはできると認識が変化するし，その認識は現実的なものとなっている。また，低かった自己評価もやや持ち直していることが多い。

ストレッサーの要因を列挙し，整理して，できることから取り組み，全面的な解決を性急に求めない。これがコーピングを考える際の最初のポイントである。

そこで皆さんも，表 8-2 で列挙したストレス要因の中から解決困難度の最も低いストレッサーを 1 つ選び，○をつけてみてほしい。次節は，そのストレッサーについて検討してみよう。

2. ストレス・コーピングの方法を考える

(1) ストレス・コーピングの重要性

第 6 章図 6-5 で説明したラザラスの心理学的ストレスモデルを職場の状況にあてはめ，わかりやすくまとめ直したものが図 8-1[1]である。この図は，職場において同じような状況に置かれていても，健康で活発な生活を維持している人と，うつ状態やストレス疾患の状態になる人との個人差が生じる理由を説明したものである。

まず，職場での状況がある。たとえば「新しいプロジェクトのリーダーを任された」という状況があるとする。「ああ，いやだなぁ」と思った人はストレスフルと評価したことになるだろう。

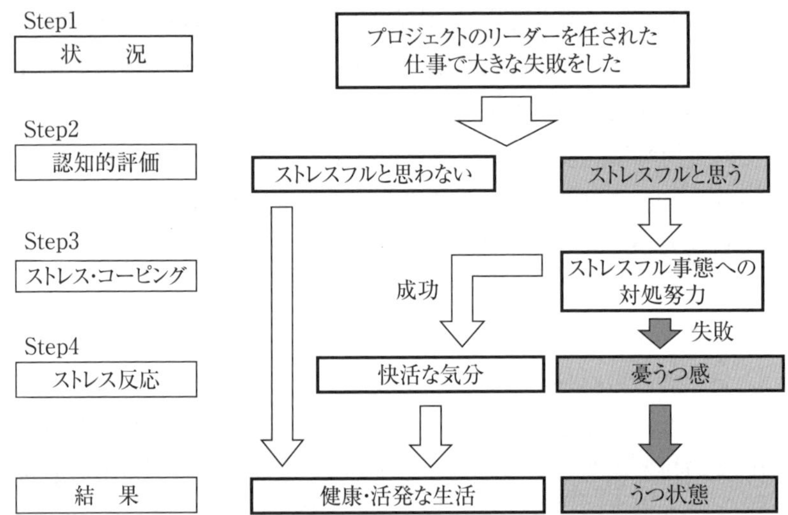

図 8-1　心理学的ストレスモデルとコーピング

（小杉正太郎，齋藤亮三：ストレスマネジメントマニュアル．p20，図 3 をもとに改変のうえ筆者作成）

しかし，職場にはさまざまな人がいる。労働者のなかには，新しいプロジェクトのリーダーを任されて「チャンスだ」「チャレンジだ」と思う人もいる。つまり，同じ状況で認知的評価はさまざまであり，同じ状況をストレスフルと受け取らない人もいる。多くの労働者が日曜の夕方には明日の仕事を思い出して憂うつに感じているなかで，「明日の仕事が楽しみで待ち遠しい」とわくわくしている人も現実にいるのである。これが認知的評価の面白いところである。

しかし，実際には「仕事で大きな失敗をした」などというストレッサーもある。このように，多くの人がストレスフルに感じる事態，もっと言えば，ストレスフルと受け止めなければならない事態も生じる。むしろ，そのようなストレッサーが複数生じていて，無風の状態がマレという職

表8-3　セルフ・ワーク（2）

表8-1のストレッサーから1つ選び，コーピングの方法を考えてみよう。さらに，その内容について，A～Dの観点から5点満点で評価してみよう。

選択したストレッサー	

No	具体的な対処方法	種類	A時間や労力	B生活の支障	C問題解決に役立つ	D苦痛が治まる	合計点
1							
2							
3							

対処の種類　　　　A～Dの評価の仕方

①問題焦点・積極型　時間と労力がかからない（5点）←→時間と労力がかかる（1点）
②問題焦点・消極型　生活に支障をきたさない（5点）←→生活に支障をきたす（1点）
③情動焦点・積極型　問題解決に役立つ（5点）←→問題解決に役立たない（1点）
④情動焦点・消極型　負担感や苦痛が治まる（5点）←→負担感や苦痛が治まらない(1点)
（小杉正太郎，齋藤亮三：ストレスマネジメントマニュアル．p28，図6をもとに改変のうえ筆者作成）

業状況が一般的かもしれない。

このような職業状況を考慮すれば，次にコーピングについて整理することが必要と考えられる。

（2）現状のストレス・コーピングを振り返る

現状でのコーピングを振り返り，整理するために，表8-3[1)]のワークに取り組んでみていただきたい。

まず，表8-2[1)]で取り上げているストレッサーのうち，○をつけたものを表8-3の「選択したストレッサー」に記入する。次に，そのストレッサーについて考えられるコーピングを記入してみる。

コーピングの方法を記入したら，ラザラスの心理学的ストレスモデルで示したコーピングの分類（第6章図6-6）を振り返っていただき，記入したコーピングの種類を①～④に分類してほしい。どこにも分類できない場合は空白でよい。

さらに，表8-3のA～Dの評価軸によって，各コーピングを自己評価してほしい。それぞれの評価軸の観点からみて望ましいコーピングであるほど，高い点数となる。最後に合計点を記入する。

（3）ストレス・コーピングを考えるうえでのポイント

a）書き出してみること

まず，書き出すことが重要である。メモをとる，記録に残すということは現状の整理にもなり，自分自身の状況を客観的に振り返るうえでも重要である。表8-3は練習用のために3行しかないが，実際にはこれ以上のコーピングが思い浮かぶはずである。

b）コーピングの内容を振り返るポイント

①有効なコーピングは状況によって異なる

コーピングの調査研究では，一般的には問題焦点・積極型のコーピングを行っているグループの健康度が高いといわれている。

しかし，ほかの調査研究などから有効なコーピングは状況によって異なることが明らかになっている。特に，コントロール可能性の低い場合（簡単に言えば，自分ではどうにもならない場合）には，消極型のコーピングを取っているグループの健康度が高いこともあることが知られている。したがって，現状のストレッサーの特徴に合わせて，有効なコーピングを取捨選択することが重要である。

②まじめ，几帳面で，責任感が強く，人に気を遣うという人は，対処が一辺倒になりやすいので要注意

なかには，問題解決・積極型のコーピングのみを列挙している人もいるであろう。まじめ，几帳面で，責任感が強く，人に気を遣うという人は，問題解決への義務感が強いため，コーピングが一辺倒になりやすいという特徴がある。第６章で述べたように，コーピングの種類によってはコスト（負担）が大きいものもあり，必ずしも積極一辺倒のコーピングがメンタルヘルスにとって有効とは限らない。

③ときには，「あきらめる」「人の助けも借りる」「意識的に休養をとる」ことも必要

②と似ているが，責任感が強い人は「最後まであきらめない」「一人でやり抜こうとする」「休養を犠牲にしても仕事をする」という状態になりがちである。結果，周囲からみれば明らかに過労状態であっていても，誰にも助けを借りられずにメンタルヘルスの不調状態に陥っている例が多い。自分自身に余計な力が入ってないか振り返り，ときには力を抜くことを意識することが，長期的にみれば得策であろう。

（４）生活習慣を振り返る

広義のコーピングとして生活習慣について取り上げたい。心理的問題には，日頃の生活習慣が大きく関与している。そこで，次の４つの質問によって，自分の生活習慣を振り返っていただきたい。

①睡眠：睡眠は十分に取れているか？
②食事：食事は３食，規則的に食べているか？
③運動：定期的に運動する機会があるか？
④休養：週に１回以上，仕事を忘れる時間があるか？

企業研修などでこのチェックを実施すると，４項目ともすべて○とい

う労働者は実は10%未満である。特に，残業時間が多い職場では○が少ない傾向にある。これらの生活習慣は，仕事が忙しくなるほど犠牲にされがちである。これらの生活習慣はメンタルヘルスに多大な影響を与えている。

メンタルヘルスは，何か性格的な問題があるとか，過去の経験が影響しているというように考えられがちである。しかし，メンタルヘルス不調に陥る人のなかには，このような生活習慣が整っていない人が意外に多い。こころのゆとりは，体の調子を整えることから始まると意識しておくとよいだろう。

3. ホジティブ・メンタルヘルス

第6章で紹介したワーク・エンゲイジメントにつながる概念の1つとして，「ジョブ・クラフティング」を紹介する。

ジョブ・クラフティングとは「働く人が自分から，仕事や人間関係に心理的・認知的・行動的に変化を加えること」である。クラフティングは「工作」を意味する単語である。たとえば，ディズニーランドのカストーディアルキャスト（掃除をするキャスト）は，与えられた掃除だけをするのではなく，来場者の写真撮影を手伝ったり，ときには箒と水で地面に絵を描いたりして，来場者を楽しませる。このように，自分の仕事について与えられた役割だけをこなすのではなく，主体的に仕事を作り変えていくことは，ワーク・エンゲイジメントにつながる。

ジョブ・クラフティングには3種類ある（表8-4）[3]。

A）作業クラフティング：仕事のやり方の工夫である。仕事の中身がより充実したものになるように工夫することである。たとえば，研修に参加する，仕事に関する情報を集めるなどがあげられる。

B）人間関係クラフティング：周りの人への働きかけの工夫である。仕

表 8-4　ジョブ・クラフティングの具体例

A）仕事のやり方への工夫
- □ 自分の中で作業量などの目標を設定し，チャレンジしている。
- □ 新しいプロジェクトに挑戦している。
- □ 研修や本から自分が不足している知識について，情報を集めている。
- □ 人をとおして，仕事の知識を増やしている。
- □ 朝の時間を活用している。
- □ 無理に遅くまで仕事をしないようにしている。
- □ 資料がすぐに取り出せるような，整理の工夫をしている。

B）周りの人への工夫
- □ 先輩に相談にのってもらっている。
- □ ほかの人に依頼できる仕事がないか考えている。
- □ 朝の挨拶を自分からするようにしている。
- □ 後輩にこまめに話しかけて，指導に役立てている。
- □ 職場の同僚と話し，情報交換をしている。
- □ 社外の勉強会に参加している。

C）考え方への工夫
- □「自分の仕事が会社の未来を変える」と考えている。
- □ 苦手な仕事の学習も，将来の自分への投資と考えている。
- □ 今の仕事は「誰」のためにやっているのかを考えている。
- □ 商品が社会的にどのような役割を果たしているか想像している。
- □ 自分の好きなことと仕事を結びつけて考えている。
- □ 仕事でワクワクすることは何かを考えている。

（文献 4）より引用）

（表の各項目は，Sakuraya A et al. Effects of a Job Crafting Intervention Program on Work Engagement Among Japanese Employees：A Randomized Controlled Trial. Frontiers in psychology 11, 235, 21, 2020. doi：10.3389/fpsyg.2020.00235.をもとに作成）

事にかかわる人との関係や範囲を変えることにつながる。たとえば，同じような経験をした先輩にアドバイスを求める，などがある。

C）認知クラフティング：考え方への工夫，目的や意味を捉え直すことである。広い視点から，自分の仕事の意味を見直すことが含まれる。たとえば，自分の仕事がお客様に与える意義を考える，などが考えられる。

ジョブ・クラフティングのワークは，同じ業務を行っている人同士で行うことが望ましいが，一人でも行うことができる。以下のステップで行う。

①担当業務を整理し，クラフティングをする内容を選ぶ

最大 10 ぐらいに分ける。最もやりがいを感じられている業務とクラフティングが必要な業務を選ぶ。

②アイデアを出す

どんなクラフティングが効果的か考える。現在行っていることも含めて振り返る。この場合，表 8-4 のようなリストを見て，実際に行っているものと，取り組んでみたいものをチェックするとよいだろう。

③お互いに話し合う

個人ではできないが，もし機会があるなら，同じ業務を行っている人同士で話し合い，ほかの人からのアイデアも取り入れるとよいだろう。研修場面ではグループ内であげられた内容の中で最もよいと評価されたクラフティングに『ベスト・クラフティング賞』を与えるという取り組みを行っている。

最後に，このようなクラフティングを行うことで，自分自身や職場にどんなよいことが起こりそうかを具体的に想像すると，実行可能性が高まるだろう。

4. リラクセーション

最後に，簡単なリラクセーションを紹介しよう。今回は筋弛緩法という方法の簡便版を紹介する。

たとえば，手を組み，その手を上にして腕を思い切り伸ばしてみる。すると，背中がぐっと伸びるだろう。その状態を 5 秒間維持したら，す

筋弛緩法 「力を入れて→緩めて→ゆったり呼吸」
①腕→②足→③肩→④お尻→⑤顔 ①腕：　腕を机の上に置き，ぐっと力を込める。 ②足：　椅子に座り，足を伸ばし，足先を反らせる。 ③肩：　両肩をあげて，ぐっとすぼめる。 ④お尻：両方のももを内側に引きつけて，ぐっと締める。 ⑤顔：　顔の各部分を真ん中に寄せて，ぐっとすぼめる。

図 8-2　筋弛緩法の進め方

（文献 4）で紹介されたジェイコブソンの漸進的筋弛緩法を参考に，筆者が研修で使用しているものを紹介）

べての力を抜く。そうすると，だらりと上半身の力が抜けている状態になるだろう。これは日常でもよく見られる簡単な運動である。ここに筋弛緩法の原則が含まれている。すなわち，力を意識的に入れることによって，その後に力の抜けた状態を味わうことができるというわけである。

この運動は末端から行い，徐々に全身で行う。約 5 秒間，しっかりと各部位に力を入れて，力を抜く。呼吸は，力を入れる際には止め，力を抜いた際に一緒にはき出し，力が抜けた状態でもう一度大きく呼吸を繰り返す。図 8-2 に示した順番で，まずは腕を 2 回，足を 2 回。次に，腕と足を一遍に 1 回。肩を 2 回。次に，腕と足と肩を 1 回という順番に行い，だんだんと全身で行うようにして，最後は 5 部位全部に同時に力を入れて全身の力を抜く。この筋弛緩法は全体でも 7 分程度で実施できる。落ち着いて取り組めば，十分なリラクセーション状態を作ることができる[4)]。

多くの企業の休憩時間の様子を見ているが，よく観察すると，休憩時間であっても静かに休息している人は少ないことに気づく。「同僚と話す」「メールの返事を返す」「携帯電話を見ている」など，何かしらの活動や作業を行っていて，積極的に休息をとる人は少ない。職場ストレスによって負荷がかかっている場合には，休憩の時間は休息をしっかり入れることが大切であるが，このような基本的なことが意外にも見過ごされがちである。今回紹介した筋弛緩法でもよいが，極端に言えば，椅子に座り，閉眼して何も考えずに10分間じっとしているだけでもよい。このような休息がリラックス状態を作り出し，午後の仕事の能率向上やミスの低下に結びつくと考えられるので，ぜひ，習慣にしていただきたい。

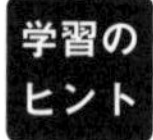

1. 「仕事の要求度―コントロールモデル」は個人単位でも評価が可能であるが，部署単位での平均値を算出することも可能である。働いている人は，自分が所属する部署の平均値はどの程度になるかを想像してみよう。また，部署別の結果をメンタルヘルス対策に活用することができないか考えてみよう。
2. 自分自身のストレス・コーピングについて振り返り，コーピングの癖や偏りがないか振り返ってみよう。
3. 自分自身の生活習慣について振り返り，生活習慣に偏りがないか振り返ってみよう。
4. 現在の仕事について，ジョブ・クラフティングを考えてみよう。
5. 最後に紹介されたリラクセーション法を実践してみよう。

さらなる学習のために

大阪商工会議所（編）:『メンタルヘルス・マネジメント検定試験公式テキストⅢ種セルフケアコース』中央経済社，東京，2009

川上真史・種市康太郎・齋藤亮三:『人事のためのジョブ・クラフティング入門』弘文堂，東京，2021

引用文献

1) 小杉正太郎，齋藤亮三：ストレスマネジメントマニュアル．弘文堂，東京，2006
2) 島津明人：じょうずなストレス対処のためのトレーニングブック．法研，東京，2003
3) 川上真史・種市康太郎・齋藤亮三：人事のためのジョブ・クラフティング入門．弘文堂，東京，2021
4) 成瀬伍策：リラクセーション—緊張を自分で弛める法．講談社，東京，2013

9 精神疾患（1）心の病とはどんなものか

石丸昌彦

《目標＆ポイント》
精神疾患はメンタルヘルスの変調や破綻の結果として起きるものであり，今日の大きな健康問題となっている。本章では精神疾患全般を広く見渡し，患者数や医療機関の現状を統計資料から展望するとともに，診断基準・原因論・治療法などについて概略を学ぶ。精神疾患の発症に対する遺伝や環境の影響についても正しく理解しておきたい。個々の疾患について第10章以下で学ぶための準備作業でもある。
《キーワード》 精神疾患，DSM，遺伝と環境，薬物療法，精神療法

1. 精神疾患と医療機関

（1）精神疾患による受療状況

人は日常生活の中でさまざまなストレッサーに曝されながら，それぞれのパーソナリティに応じた対処方略を用い，周囲の人々と支え合いつつバランスを保って適応を果たしている。なんらかの原因でこうしたバランスが崩れ，適応不全を起こした状態が疾患であると考えられる。第1章で述べたように，「病気にかかっていない」だけでは健康とはいえないが，病気の予防に心がけ，発症した際に速やかに対策を講じることは健康管理の重要な一部分である。表9-1に示すようにメンタルヘルスに関連する疾患にはさまざまなものがあるが，代表的なものについてはその特徴や治療法のあらましを理解しておきたい。

表 9-1　メンタルヘルス関連疾患の代表的なもの

疾患名	特徴
統合失調症	以前は精神分裂病と呼ばれた。脳の機能変調のため，幻覚や被害妄想を生じる。（第 10 章参照）
気分の障害（感情障害）	うつ病や躁うつ病など，気分の変調を主症状とする。今日の代表的な精神疾患。（第 10 章参照）
神経症性障害（DSM では「不安障害」などさまざまな類型に分かれる）	不安や恐怖に由来する特有の症状を示す。恐怖症，パニック障害，強迫性障害などさまざまなものがある。
パーソナリティ障害	以前は人格障害と呼ばれた。パーソナリティの偏りのため，社会適応に困難をきたす。
ストレス関連障害 ASD（急性ストレス障害） PTSD（心的外傷後ストレス障害）	災害や事故など深刻なストレス体験によって，特有の精神症状をきたす。（第 12 章参照）
心身症	身体疾患の症状や経過に心理社会的な要因が大きく影響している場合に用いられる用語。（第 12 章参照）
依存症	アルコール依存症，各種薬物への依存症などの物質依存に加え，最近はゲーム依存症などの行為依存が問題になっている。（第 11 章参照）
認知症	以前は痴呆と呼ばれた。認知機能の広汎な障害をきたすもので，とりわけ老年期の認知症が社会問題となっている。（第 5 章参照）
身体疾患などによる精神症状	各種の身体疾患や治療薬の有害作用などにより，さまざまな精神症状が発生する場合がある。

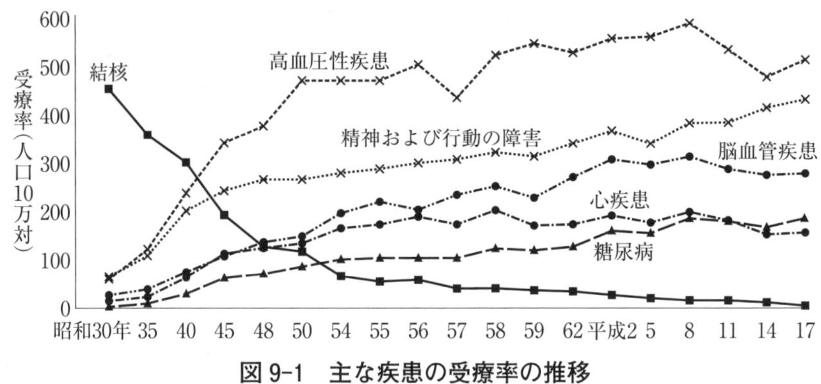

図 9-1　主な疾患の受療率の推移

（「我が国の精神保健福祉」平成 23 年度版 p 773）
https://www.ncnp.go.jp/nimh/pdf/fukushi2011.pdf

精神疾患は特に生活の質に対する影響が大きく，この点を考慮すれば今日のわが国で最大の健康問題といえる（第 1 章，図 1-2 参照）。各種疾患の受療率の経年変化をみても，20 世紀後半における精神疾患の顕著な増加ぶりは明らかであった（図 9-1）。

受療率は調査日における医療機関の利用状況を人数で示したもので，入院と外来の双方を含んでいる。わが国の精神科入院患者数は 1980（昭和 55）年代まで増加し続けた後，1990（平成 2）年代に 34〜35 万人でピークに達し，2000（平成 12）年代に入ってからは漸減傾向にある（表 9-2）。これに対して外来患者数は一貫して増加傾向を示し，2017（平成 29）年には 389.1 万人に達した。平成に入って以降も受療率が上昇を続けているのは，外来患者数の増加を反映したものである。

受診の原因別にみると，入院に関しては統合失調症が最多で半数余りを占め，アルツハイマー型や血管型を合計した認知症が 25%に達している。これに対して外来では，うつ病などを含む気分障害（32%）・統合失調症（16%）・神経症やストレス関連障害（21%）などが主なものであり，

表 9-2　精神科病床数と在院患者数

（単位：千床／人）

年度	病床数（A）	在院患者数（B）	（B/A）％
1965	164	177	108.0
1975	275	281	102.1
1985	334	340	101.9
1990	358	349	97.4
1998	359	336	93.4
2005	354	329	92.9

（医療施設調査および患者調査より作成）

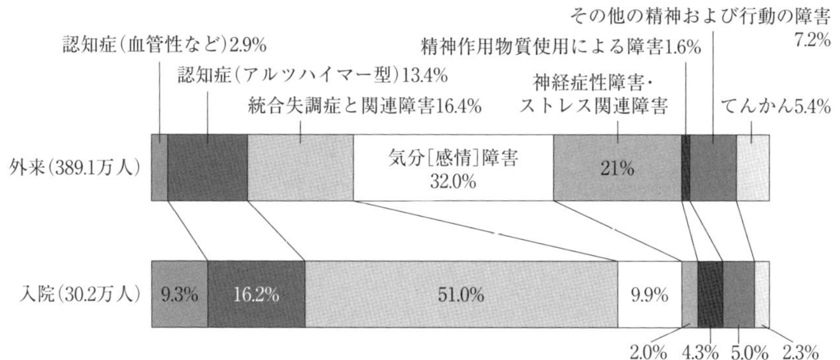

図 9-2　受診の原因となる精神疾患の内訳

（厚生労働省「患者調査」（平成 29 年）のデータに基づいて作成）

多彩であるものの気分障害の比率の大きさが目立っている（図 9-2）。

外来患者数を年齢に注目してみたものが図 9-3 である。75 歳以上の高齢者でとりわけ増加が顕著であるのは，超高齢社会の進行を反映したものであろう。このほかにも年齢層による差はあるものの，増加傾向そのものはすべての年齢層にわたって認められており，メンタルヘルス問題

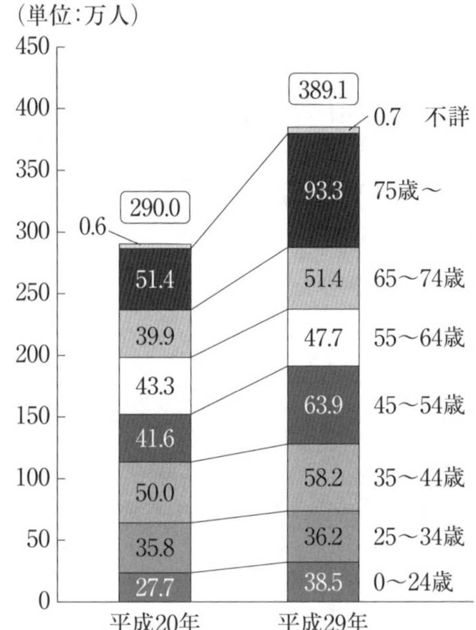

図 9-3　精神疾患を有する外来患者数の推移（年齢階級別内訳）

（厚生労働省「患者調査」のデータに基づいて作成）

が特定の年齢層に限られない普遍的なものであることがみてとれる。

（2）病院・病床と診療所

治療を提供する医療機関の側から現状をみてみよう。

精神病者監護法における私宅監置（第1章参照）に象徴されるように，20世紀中頃までのわが国では入院治療の基盤がきわめて不十分であり，精神科病床が慢性的に不足していた。1950（昭和25）年に精神衛生法が制定されたのを受け，1960（昭和35）年代には政策的な誘導によって精神病院の建設ラッシュが始まった。精神科病床数は急増したものの，ど

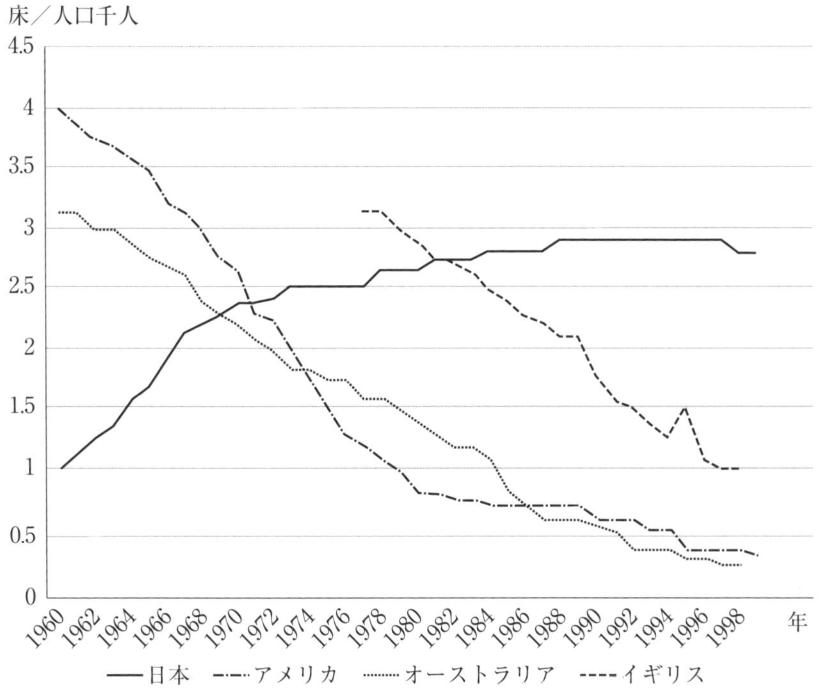

図 9-4　わが国と諸外国における精神科病床数の年次推移

（OECD Health Data 2001 のデータに基づいて作成）

こでもただちに満床となり，国全体の病床占有率が 100％を超える事態が長く続いた（表 9-2）。精神病者監護法の時代に「家」の中に置かれていた精神障害者が，病院内に移されていく段階といえよう。

この流れは，同時期の欧米において患者が病院から地域へ復帰していったのとは正反対である（図 9-4）。先立つ時代に病院精神医療が確立していた欧米では，20 世紀半ば以降の精神科薬物療法の発展によって患者の社会復帰が急速に進行した。遅れて出発したわが国では，1990 年代に入ってようやく流れが反転し，地域精神医療の時代を迎えつつある。

しかし，「長期在院」や「社会的入院」といった構造的な問題の解決は難航し，なお今後の課題として残っている（第 10 章参照）。近年，建設ラッシュ時代の病院建物が老朽化して改築が進むにつれ，病院の環境や居住性は大きく改善に向かった。

精神病院は，規模の大きなものが都市部を避けて郊外に建てられることが多く，物理的にも心理的にも日常生活から遠い存在であった。このため，メンタルヘルスの不調を感じた際に気軽に受診できる身近な医療機関が不足していたが，精神科や神経科の診療所は近年急速に増加している（図 9-5）。これらは「メンタルクリニック」といった名称で都市部を中心に開設され，全科の診療所数の約 10％を占めるに至っている。しかし，全国的に見るとなお不十分な地域が少なくない。

（3）言葉の問題

表 9-1 に見られるように，疾患名の中には近年になって変更されたものが多々ある。統合失調症，パーソナリティ障害，認知症については，以前の名称が不安を煽ったり侮蔑的な意味をもつものであったりしたため，より中立的で病名告知にふさわしい名称へと修正された。また，DSM など診断基準の改訂に伴って，名称ばかりでなく分類の考え方そのものが変更される場合もある。たとえば「うつ病・躁うつ病」は DSM-Ⅳでは「気分障害」と呼ばれたが，DSM-5 はこの名称を廃止し，うつ病と双極性障害を別の診断類型に分けることとした（DSM については次節参照）。

「精神疾患」と「精神障害」はどう違うのかと気になる人も多いだろう。結論からいえば，両者は同じ意味をもつものと考えてよい。これには翻訳の問題がかかわっている。DSM は 1952 年の初版（DSM-Ⅰ）以来，「精神疾患」にあたる用語として mental disease や mental illness ではな

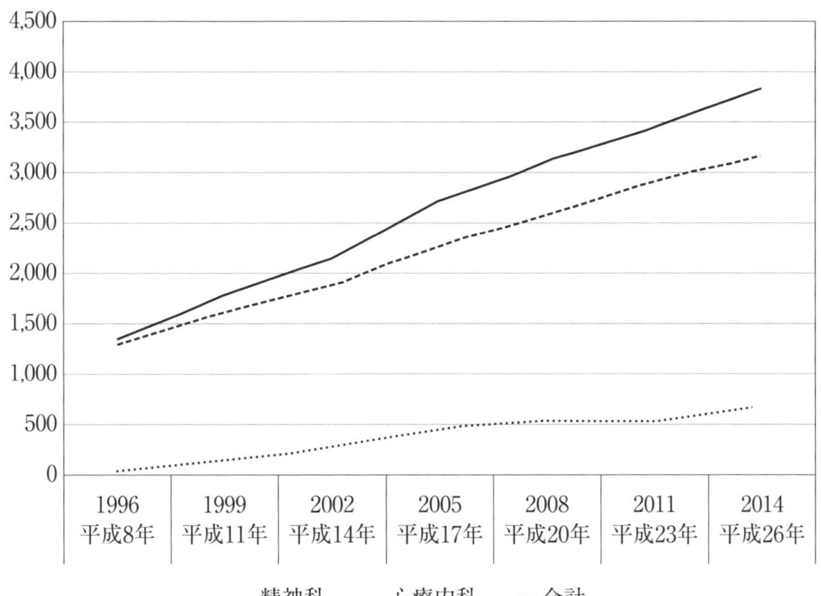

図 9-5　メンタルヘルス関連診療所数の年次推移

「精神科単科もしくは主として精神科を標榜する診療所」「主として心療内科を標榜する診療所」「両者の合計数」を示す。

（厚生労働省「医療施設調査」のデータに基づいて作成）

く mental disorder を用いてきた。この disorder の訳語として「障害」が用いられたため，「精神障害」が「精神疾患」と同じ意味で用いられるようになったのである。

ただ，英語の disorder は disease や illness に比べて重症感が少なく，「一過性の変調」といった意味でも使いやすい言葉である。これに対して訳語の「障害」は，かつては不可逆的な機能の低下や欠損を意味したものであったから，重症感は「疾患」よりもむしろ強いであろう。このように英語と日本語のニュアンスにねじれが生じていることが問題とされ，「○○障害」を「○○症」に変更するといった試みが提案されており，今後の動向に注意が必要である。基本的な用語をめぐってこのように流動的な事情があることからも，メンタルヘルスに対する取り組みの歴史がまだ浅いことがうかがわれる。

「精神科」と「心療内科」の異同についても質問を受けることが多い。精神疾患の治療にあたる医療の科目は「精神科」または「神経科」である。「心療内科」は厳密には心身症治療を専門とする内科の一分野であり，精神疾患は対象外である。しかし，わが国の医療現場では標榜科目を自由に選択できるので，開業にあたって精神科医が患者の受診しやすさを考慮し，「精神科・心療内科」などと標榜する場合が多い。そうした事情から図 9-5 には精神科と心療内科の動向を併せて示した。

2. 精神疾患の診断基準と原因論

（1）精神疾患の診断基準

精神疾患にはさまざまなものがあり，診断にあたっては身体疾患の場合と同様，明確に定められた診断基準が必要である。精神疾患に関しては比較的最近まで万国共通の診断基準がなく，文化圏や学問上の立場によって診断の枠組みや用語がしばしば異なるのが実情であった。20 世紀後半に入って国際化が進むにつれ，ようやく国際的な診断基準が設けられ浸透するようになった

現在用いられているそのような診断基準として，ICD と DSM の 2 つがあげられる（表 9-3）。ICD は WHO（世界保健機関）が編纂したもので，精神疾患だけでなくあらゆる病気を網羅的に分類したものであり，その一部が「精神および行動の障害」に充てられている。1990 年に発行され 2003 年に改訂された第 10 版（ICD-10）が使用されてきたが，第 11 版（ICD-11）が 2019 年に採択され 2022 年に発効の予定である。一方，

表9-3 ICDとDSMの正式名称

ICD	：International Classification of Diseases and Related Health Problems 「疾病及び関連保健問題の国際統計分類」 世界保健機関（WHO）作成
DSM	：Diagnostic and Statistical Manual of Mental Disorders 「精神障害の診断と統計の手引き」 アメリカ精神医学会（APA）作成

DSMはアメリカ精神医学会が編纂したもので，1994年に作成された第4版（DSM-Ⅳ）が国際的に広く用いられ，2013年に出版された第5版（DSM-5）に引き継がれた。

DSMの最近の版には，いくつかの特徴がある。

第一は「操作主義」と呼ばれるもので，個々の疾患についてあらかじめ具体的な症状や特徴を列挙しておき，それらが所定の数だけ認められればその疾患と診断するという具合に診断プロセスが定式化されている。個々の医者の経験や勘を排し，誰が診断しても同じ結果に到達できること，すなわち診断の客観性と一致度を向上させる狙いがある。

第二は「症候論重視」，すなわち疾患の原因に関する議論を避け，症状に従って分類しようとするものである。精神疾患はまだ原因がわかっていないものが多い。このため原因に従って病気を分類しようとすると，立場による見解の相違が生じて混乱をきたしがちである。そこでDSMは，とりあえず症状に注目して診断と用語を統一することを目指したのである。

DSMのこのような方向性に対しては批判もあるが，ともかくも使用に堪える万国共通の尺度が作成されたことの意義は大きい。

ICDはDSMとほぼ同様の診断枠組みを採用しているが，さまざまな国や地域の実務家が活用できるよう，簡便でわかりやすく編まれている。これに対してDSMは先進国アメリカの専門学会が編集したもので，学

表 9-4 伝統的な精神疾患の分類

類型	原因	含まれる疾患・障害の例
外因	物理的・身体的原因	身体疾患に伴う精神症状（症状精神病），脳の器質疾患，てんかん，物質関連障害
心因	心理的原因	反応性精神病，適応障害，PTSD
内因	原因不明の脳の機能的変調	統合失調症，双極性障害
その他	知能やパーソナリティの障害	精神遅滞，発達障害，パーソナリティ障害

問研究への使用を想定して緻密に構成されている。わが国でも精神保健福祉の実務書類ではICDが，研究論文ではDSMが用いられるなど，両者が使い分けられている（巻末付表参照）。

（2）精神疾患の原因

DSMやICDは原因による精神疾患の分類に対して慎重な立場をとっているが，学ぶ立場としては精神疾患の原因についてもあらましを知っておきたい。DSMが登場する以前の精神医学では，精神疾患を外因性疾患・内因性疾患・心因性疾患・その他に大きく四分することが伝統的に行われていた。その概略をみてみよう（表 9-4）。

外因性精神疾患は，身体疾患への罹患や有害物質の摂取など，生理的・物理的な原因によって起こるものをいう。脳炎・脳腫瘍など中枢神経系の疾患や肝臓・腎臓・内分泌系などの身体疾患に伴って，意識障害に基づく特有の症状が生じたり，気分障害・不安障害・統合失調症などと類似の症状が出現したりする。同様の症状は，身体疾患に対する治療薬物（例：副腎皮質ステロイドの投与）の副作用としても認められる。アルコールや覚醒剤による精神症状も外因性のものである。

これらと対照的に，心理的な原因によって起こる精神的な変調を心因性精神疾患と呼ぶ。PTSD（post traumatic stress disorder：心的外傷後ストレス障害）はその典型例であり，命にかかわるような危険な体験にさらされたことが原因となってさまざまな症状が出現する（第12章）。PTSDでは，心理的体験と精神症状の因果関係は明らかであるものの，そのメカニズムや反応の個人差をめぐって謎も多く，これを脳の機能の観点から説明しようとする立場もある。

内因性精神疾患は昔から原因不明とされてきた疾患群であり，実際には統合失調症と，後述のような本来の意味での躁うつ病が代表的なものであった。これらの疾患は，膨大な臨床データが蓄積されながら外因によっても心因によっても説明できず，脳の機能のなんらかの変調（内因）があるものと想定された。20世紀半ばに，この両者に対する治療薬がそれぞれ発見され，その作用メカニズムを検討することによって機能変調のメカニズムが探求されている。

これら三群のいずれにも分類されないものとして，知能や性格など，心の働きの土台をなす基本的な精神機能の変調が考えられていたが，これらは近年では発達障害やパーソナリティ障害という形で位置づけられている。

このような分類は固定したものではなく，時代とともにしばしば位置づけが変わってきた。たとえば神経症は，かつては心因性精神疾患と考えられていたが，現在ではより多面的な見方がなされるようになっており，パニック障害や強迫性障害については脳機能の変調を重視する考え方が優勢である。

うつ病の位置づけについては，さらに込み入った事情がある。元来の「うつ病」は主に内因性のものを指す言葉であり，心理的葛藤に由来する抑うつ状態に対しては「抑うつ神経症」「抑うつ反応」などの名称が用いられた。これに対してDSMの最近の版は，一定の症状が認められれば原因を問わず「うつ病」と診断することにしたため，その中にさまざまな原因によるものが混在することになった。

脳血管障害の症状としての血管性うつ病（外因性），特に理由やきっかけなしに気分が沈む本来の意味のうつ病（内因性），ストレスフルな体験を処理しきれずに起こる適応障害型のうつ病（心因性），パーソナリティの問題のために否定的な自己認知が定着した結果としてのうつ病（その他）など，診断は同じ「うつ病」であってもその発病メカニズムは異なっている。治療や援助のあり方は，背景に応じて柔軟に検討する必要がある（第10章～第12章参照）。

（3）遺伝と環境

遺伝と環境の関連も重要なテーマである。精神疾患について，かつてはもっぱら「血筋」すなわち遺伝によるとの誤解が社会に広くあり，このため家族の精神疾患を外部に対してひた隠しにすることも多かった。最近は，逆にストレスやトラウマなど体験要因が重要であるとの考えが，特に若い人々の間で強いように思われる。実際はどうなのであろうか。

この問題は双生児に注目した家族研究など，さまざまな手法を用いて検討されてきた。その結果，たとえば統合失調症では，遺伝などの先天的要因と環境ストレスなどの後天的要因の双方が発症に関与することがわかり，これに基づいて脆弱（ぜいじゃく）性ストレスモデルが提唱されている（第10章）。双極性障害では遺伝の寄与が統合失調症より大きく，うつ病では統合失調症よりはるかに小さいなど，寄与の度合いは疾患によって異なっているが，遺伝と環境の双方が重要であることは多くの疾患に共通している。これは高血圧や糖尿病といった生活習慣病の発症様式とよく似たものといえよう。なかにはハンチントン病のように，もっぱら遺伝によって発病が決定づけられる疾患もあるが，そうした例は限られてい

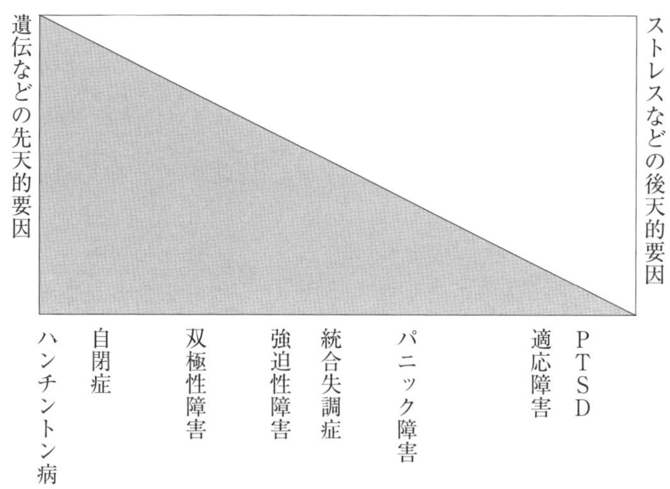

図 9-6　精神疾患の発症に関する先天的要因と後天的要因の相対的寄与
概念図であり，互いの順位や隔たりの度合いは厳密なものではない。

る（図 9-6）。

精神疾患の頻度の高さや関与する遺伝子の多様さを考えれば，人は皆それぞれなんらかの体質的な弱点をもっており，それをカバーしながら生活しているものと考えられる。自分の弱点を知り，これに対する適切な備えを生活の中で行っていくことが大切である。

3. 精神疾患の治療と予防

（1）薬物療法

精神疾患に対する治療では，薬物療法と精神療法が 2 本の柱となる。

精神機能に影響を及ぼす薬を総称して向精神薬（こうせいしんやく）と呼ぶ（表 9-5）。最初の本格的な向精神薬であるクロルプロマジンは，統合失調症の治療薬として 1952 年にフランスで開発された。幻聴や被害妄想といった重い精

表 9-5　主な向精神薬の種類・役割・適応

種類	主な作用	主な適応
抗精神病薬	幻覚妄想を抑える 興奮を静める	統合失調症・躁病
抗うつ薬	抑うつ気分や精神運動抑制を改善する パニック発作を抑える 強迫症状を軽減する	うつ病 パニック障害 強迫性障害
抗不安薬	不安を軽減する パニック発作を抑える	不安障害など各種の疾患 パニック障害
睡眠薬	睡眠障害を改善する	不眠症 うつ病など各種の疾患
気分安定薬	気分障害に伴う気分の変調を改善する	双極性障害

神症状が，薬の服用によって改善することは当時，大変な驚きであっただろう。その後，次々と開発された同種の薬剤（抗精神病薬（こうせいしんびょうやく））は，統合失調症の症状を改善するとともに再燃を抑える効果をもち，この病気の予後を大きく改善した（第 10 章）。

抗精神病薬によって統合失調症の症状がコントロールできるようになると，精神療法的な働きかけの可能性が広がり，さらには病院内での開放的処遇や地域社会への復帰が現実のものとなった。ピネルや呉秀三の描いた理想は抗精神病薬の開発によって現実の力を得，地域精神医療の時代が開かれたのである。ただしわが国では，先にも述べたとおり，その実現が大きく遅れている。

抗精神病薬にやや遅れて抗うつ薬が開発され，うつ病もまた薬物による治療が可能になった。一部の抗うつ薬にはパニック発作の抑止効果や，強迫症状に対する治療効果があることがわかり，今日ではこうした疾患の治療にも広く用いられている。総じて向精神薬は一定の精神症状に対して処方されるものであり，特定の精神疾患に限定された治療薬ではない場合が多い。

このほか，ベンゾジアゼピン系と呼ばれる一連の薬物は脳細胞の活動に対する抑制作用をもち，抗不安薬・睡眠薬・抗けいれん薬などとして幅広く使われてきた。しかし，近年では服用が長期化して減量・中止が困難になる現象（常用量依存）の危険が指摘され，使用期間などに厳しい制限を設けるのが国際的な流れとなっている。抗精神病薬や抗うつ薬も続々と新しい薬剤が開発されてきた。特に最近のものでは，不快な副作用が軽減され，長期服用に伴う苦痛が以前よりも少なくなっている。

抗精神病薬にせよ，抗うつ薬にせよ，疾患の成因に関する理論に基づいて開発されたものではなく，観察と偶然によってまず治療薬が発見され，治療薬の作用機序の研究から疾患の成因が明らかにされてきたのである。これは精神医学に限らず，医学の多くの分野でみられた現象であった。精神医学もこのような段階を経て成長し，理論的に大きく発展する段階を迎えようとしている。

（2）精神療法

精神療法と心理療法はいずれも英語ではpsychotherapy（サイコセラピー）であり，内容的には同じものを指している。わが国では慣行として，精神医学や精神科医療では精神療法，臨床心理学の領域では心理療法と呼ばれることが多かった。

精神療法といえば，精神分析療法や認知療法などさまざまな技法や流派が想起される。ただし精神療法はこういった特定の技法に尽きるものではない。

広い意味での精神療法は，人と人とのつながりの中で，言葉その他のコミュニケーションを介してメンタルヘルスの回復を促進するさまざまな営みを含んでいる。その意味では家族や友人など親しい人々との交わりの随所において，事実上の精神療法が行われていることが見逃せない。第１章でメンタルヘルスを支える要因としての「人と人との絆」を強調したことを想起したい。特に今日は人間関係のもつれに起因する精神的な変調が多発しているだけに，人間関係の中でこうした予防や治療が行われることの意義や必要性は大きい。

医療機関やカウンセリング・ルームにおいては，安全な空間の中で，専門家が一定の時間を割いてくれること自体に，大きな精神療法的効果がある。聞き手には守秘義務があり，話の漏れる心配がないこと，話しにくい内容でもとりあえず無批判・中立的に聞いてくれること，こういった条件は患者に安心をもたらす重要な要素である。

さらに医師による診療の中では，患者に対して診断を伝えるとともに，その病気や治療法について説明する作業が行われる。この作業は心理教育（psycho-education）と呼ばれ，インフォームド・コンセント（informed consent）の観点から必要であるばかりでなく，患者の不安を軽減し自己効力感を高めるうえで重要なものである。

そうした基礎のうえに展開される精神療法は，今日では多彩な発展を遂げている。代表的なものを表 9-6 に示した。これらは臨床心理士などが得意とする領域であり，医師の指示のもとに心理スタッフが心理療法を担当し，医師は全般的管理と薬物療法を担当するといった分業もしばしば行われる。精神療法（心理療法）の諸技法はそれぞれの特徴に応じたふさわしい適応があり，逆に疾患や病態によっては用いるべきでない組み合わせもある。診断やみたてに従って適切な技法を選ぶことは，医師らの大切な役割である。

薬物療法と精神療法はしばしば対立的・背反的なもののように誤解されるが，実際には相互に支え合うものである。抗精神病薬の治療効果を

表 9-6　精神療法のさまざまな技法

洞察を促すもの	精神分析療法，力動的精神療法，交流分析，来談者中心療法
認知・行動の変容を目指すもの	行動療法，認知療法，認知行動療法
身体に働きかけるのもの	動作療法，自律訓練法，バイオフィードバック療法
非言語的な方法を用いるもの	箱庭療法，遊戯療法，アニマルセラピー，アロマセラピー，芸術療法（絵画療法，コラージュ療法，音楽療法，ダンス療法）
わが国独自の背景をもつもの	森田療法，内観療法
その他	家族療法，集団療法

踏まえて，統合失調症に対する精神療法が発達したことは先に述べたが，同様のことはほかの疾患に対する治療でも認められる。一方，一般に向精神薬の効果は心理的な作用による部分（プラセボ効果）が大きく，適切な精神療法的配慮を伴うことで，初めて薬物療法が十分に奏効することも忘れてはならない。

（3）援助と参加のさまざまな形

精神療法は診察室内の個人治療に用いられるだけでなく，精神科デイケアなどでのグループワークにも大いに活用されている。リハビリテーションで活用される SST は，ソーシャル・スキルズ・トレーニング（social skills training：社会技能訓練）の略で，入院や闘病のために社会との接触の機会の乏しかった患者が，対人コミュニケーションのノウハウを体験的に身につけられるよう援助するものであり，認知療法や行動療法の手法が応用されている。患者の社会復帰を支える施設やプログラムは，なお不十分ではあるものの徐々に整備されつつある。

最近のメンタルヘルスの現場では，医師やカウンセラーの指導による治療やリハビリテーションだけでなく，当事者同士が助け合ってお互いの回復を促進しようとする，いわゆるピアサポートが活発化している。その原型の1つは，アルコール依存症における断酒会活動であろう。独特のルールに基づくミーティングを重視する手法は，ほかの薬物依存症の治療に応用されているほか，統合失調症の患者グループなどにも影響を与え，当事者活動の力強い流れを生み出してきた（第10章，第11章）。

オープン・ダイアローグ（Open Dialogue）は，患者や家族から依頼があった場合に医療スタッフがただちにチームを招集して患者を訪問し，本人を混じえた対話を行って，危機が解消するまでこれを毎日継続するというものである。フィンランドの医療現場で1980年代から実戦され，単純な手法でありながら入院期間を短縮し再発率を下げるなどの効果をあげてきた。精神疾患の治療の新たな展望を開くものとして，世界的に注目を集めている*1。

第1章でも触れたように，厚生労働省はメンタルヘルス・ファーストエイド（Mental Health First Aid：MHFA）の考え方に基づく研修を行って「心のサポーター（略称：ここサポ）」を養成し，地域における相互支援を促進するシステム作りに着手している*2。そのような関心と知識をもつことは，当事者や家族への援助ばかりでなく，自分自身のメンタルヘルスの維持向上と精神疾患の予防に向けても有益であろう。

一般に「予防に勝る治療なし」と言われることは，精神疾患に対してもあてはまる。ただし精神疾患に関しては，伝染病に対する予防接種のような特異的な予防法が確立されておらず，一般的な健康管理に心がけ

*1「対話実践のガイドライン」が右のサイトでダウンロードできる。
https://www.opendialogue.jp

*2 厚生労働省：知ることからはじめよう　みんなのメンタルヘルス
https://www.mhlw.go.jp/kokoro/edification/index.html

るほかはない。ライフサイクルに応じたメンタルヘルスのポイントやストレス理論などを生かし，日常生活の健康度を保つよう心がけたい。

それでも疾患に見舞われるリスクは誰にでもあることであり，その際には情報を活用して早期に受療し（二次予防），各種の社会資源を活用して日常生活への円滑な復帰を果たすこと（三次予防）がメンタルヘルスの課題となる。

学習のヒント

1．精神疾患の受療率の変化や医療機関の数の推移について調べ，歴史的背景や法制度との関係について考えてみよう。
2．メンタルヘルスに関連した社会資源にはどんなものがあり，それぞれの地域にはそのうちのどれが設けられているか調べてみよう。
3．精神療法（心理療法）のさまざまな技法の中から，関心のあるものを選んで調べてみよう。

さらなる学習のために

精神保健医療福祉白書編集委員会：『精神保健医療福祉白書 2018/2019：多様性と包括性の構築』中央法規出版，東京，2018
野村　進：『救急精神病棟』講談社文庫，東京，2010
蜂矢英彦：『心の病と社会復帰』岩波新書，東京，1993
石丸昌彦：『健康への歩みを支える―家族・薬・医者の役割』キリスト新聞社，東京，2016
仙波純一：『精神科医はくすりを出すときこう考える』日本評論社，東京，2017
山口　登ほか：『こころの治療薬ハンドブック 第6版』星和書店，東京，2010
ウィンディ・ドライデン，ジル・ミットン（著）（酒井　汀訳）『カウンセリング/心理療法の4つの源流と比較』北大路書房，東京，2005
斉藤　環（著・訳）：『オープンダイアローグとは何か』医学書院，東京，2015
ベティー・キッチナーほか（著），加藤隆弘ほか（編）：『メンタルヘルス・ファーストエイド：こころの応急処置マニュアルとその活用』創元社，東京，2021

10 精神疾患（2）脳の機能変調と精神疾患

石丸昌彦

《**目標＆ポイント**》
統合失調症と躁うつ病はかつて２大精神病と呼ばれたこともあり，現在でも代表的な精神疾患である。統合失調症は精神科入院患者の50％余りを占め，長期入院者の退院促進が課題となっている。躁うつ病は気分の変調を主要症状とするものであり，とりわけうつ病は精神科外来で最も多く見られる疾患である。いずれも脳の機能変調が背景にあるが，最近は統合失調症の軽症化やうつ病の多様化が指摘されている。
《**キーワード**》 統合失調症，気分の障害，うつ病，双極性障害，脳の機能変調

1. 統合失調症

（1）統合失調症という病気

統合失調症はメンタルヘルス関連疾患の中でも特に重要なものの１つである。特有の症状のため突飛で奇妙な言動を示すことがあるが，決して珍しい病気ではない。発病危険率（平均的な人間が生涯の中でその病気に罹患する可能性）は0.7～0.8％と推定されている。この値は世界的にほぼ共通であり，人類にとって普遍的な疾患であることがわかる。

第９章で見たように，精神科の入院患者に占める割合は特に大きい。わが国の精神科入院患者30万人余りのうち，約半数が統合失調症と関連疾患によるものである（第９章，図9-2）。外来通院者などを含め全国に70～80万人の患者がいるものと推測される。10代の後半から20代を

中心に，30代前半までの思春期・青年期に初発するケースが大半であり，発症頻度に男女差はない。

代表的な症状として，実際には存在しない話し声や語りかけが聞こえる幻聴や，「誰かに監視されている」「つけ狙われている」などと確信する被害妄想があげられる。これらは，非日常的な体験が精神活動に付け加わるという意味で，陽性症状と呼ばれる。陽性症状の中には「自分の考えや行動を何者かに支配される」とか，「考えや内心の思いが皆に知れわたっている」など，自己の内面と外界の現実との区別が失われるものがしばしば認められ，自我障害と呼ばれる。自我障害は心の内密性や自律性が失われる症状であり，患者に大きな苦痛を与えるものである。

他方では，感情の生き生きした動きが乏しくなる感情鈍麻や，意欲・自発性の低下，その結果としての無為・自閉などが見られる。これらは，通常の精神機能が低下するという意味で陰性症状と呼ばれ，生活能力を損なう点で陽性症状に劣らず重大な症状である。

統合失調症では，陽性症状や陰性症状がさまざまな組み合わせで生じ，悪化（「再燃」と呼ばれる）と軽快を繰り返しながら，長い経過をたどるのが特徴である。再燃を繰り返すたびに社会的機能が低下することが多く，治療しないで放置しておくと重い残遺状態に至る危険がある。

（2）経過と病型

多くの場合，これといったきっかけなしに発症する。体調不良や不眠などの前駆症状が数週間続いた後，幻聴や妄想が出現して発症に至る。前駆症状の段階で統合失調症と診断することは難しい。幻聴や妄想が出現したら速やかに専門医を受診すべきである。

ただ，統合失調症の陽性症状は中毒物質による幻覚などと違って，患者自身は異常と気づかないことが多い。これを病識欠如という。病識が

表 10-1　精神保健福祉法の定める入院形態の概略

入院形態	対象となる場合	要件など	入院期間	入院施設	病状報告など
任意入院	本人の同意のある場合	—	—	精神科病院	なし
医療保護入院	入院の必要があるが，本人が同意しない場合	精神保健指定医の診察 家族などの同意		精神科病院	入院後 10 日以内に届出，12 か月ごとに病状報告
応急入院	入院の必要があり緊急を要するが，家族などの同意を得られない場合	精神保健指定医の診察	72 時間以内	応急入院指定精神病院	入院後，直ちに届け出
措置入院	自傷他害のおそれのある場合	2 名以上の精神保健指定医の診察（家族などの同意は不要）	—	国・都道府県立精神科病院，指定病院	6 か月ごとに病状報告
緊急措置入院	自傷他害のおそれが著しく緊急な入院を必要とする場合	精神保健指定医の診察	72 時間以内	国・都道府県立精神科病院，指定病院	なし

欠如し，自分が病気であるという認識のない患者にとって，自分を病気扱いして医者に連れて行こうとする周囲の人間は，迫害に荷担する共犯者に見えるから，なおさら頑なに受診を拒むことになる。これが統合失調症の治療における大きな困難であった。

精神科医療に強制的な入院治療の制度があるのは，統合失調症などのこうした困難に対応することが目的の 1 つである（表 10-1）。インフォームド・コンセントや自主決定権を尊重する，現代の医療の流れに逆行する印象を与えるが，病識欠如を特徴とする疾患の場合，本人の意思に形

表 10-2　統合失調症の主な型

病型	症状と特徴	初発年齢
妄想型	幻覚・妄想など陽性症状が本格的に発展する。「某国の情報機関が世界戦略の一環として自分を迫害している」など，妄想が大きな物語を形成することがある（妄想体系）。陰性症状は比較的軽い。	発病のピークは 20 代後半から 30 代前半といくぶん遅い。
破瓜（はか）型	幻聴や被害妄想も認められるが，妄想型ほど大きく発展しない。陰性症状が徐々に進行して無為な生活に引きこもることが多い。	10 代後半～20 代前半の発症が多い。「破瓜型」とは「思春期型」というほどの意味。
緊張型	激しい興奮状態と，昏迷状態と呼ばれる無反応な状態とを繰り返す緊張病症候群が特徴。発症も寛解も急速である。田園地帯に多く，都市部には少ない。最近のわが国では初発例が減っている。	10 代後半～20 代前半の発症が多い。
単純型	陽性症状を示さず，陰性症状のみが進行する。しばしば診断が難しく。慎重に行う必要がある。	

式的に従っていたのでは治療が成立せず，結局は患者自身の利益を大きく損なうことになってしまう。このジレンマを打開し，重篤な精神疾患の治療を可能にすることが強制入院制度の狙いの1つであった。ただし統合失調症に関しては，最近では治療の進歩とともに軽症化の傾向が認められており，病識のもてるケースや外来で治療可能なケースが増えている。

統合失調症の症状や経過は多彩であるため，いくつかの亜型に分類することがよく行われた。DSM-5 は改訂にあたってこの分類の掲載を廃止したが，代表的なものは知っておくとよい（表 10-2）。

いずれの型についても，急性症状の再燃と寛解を繰り返しながら病気が進行していくことは共通である。急性症状がおさまった後でどのような症状がどれほど残るかは個人差が大きいが，病前の機能水準を完全に回復することは難しい場合が多い。陽性症状や陰性症状が残存するほか，以前よりも元気がなくなって消極的になったとか，疲れやすくて根気が続かないといった微妙な変化が残る場合もある。こうした変化は，再燃を繰り返すたびに顕著になることが多いので，統合失調症の治療において再燃予防は特に重要な目標となる。

急性症状がおさまった後，気分が沈んで抑うつ的になることもよくある。闘病による心身の疲れや，本格的な精神疾患にかかったことによるアイデンティティの動揺，将来を見越しての不安などさまざまな要因がかかわっており，本人の気持ちをよく汲みながら生活を支えていく必要がある。

(3) 治療・予後・発症メカニズム

統合失調症の治療において，薬物療法は特に重要である。1952年にフランスでクロルプロマジンが開発され，驚くべき効果を発揮したことについては第9章で述べた。クロルプロマジンに代表される統合失調症の治療薬は，抗精神病薬と総称される。抗精神病薬には2つの重要な作用がある。

第一に，統合失調症の症状，特に急性期の陽性症状を抑える効果である。陰性症状よりも陽性症状によく効くが，同じ陽性症状でも慢性化したものに対しては効果が乏しい。その意味でも，初発の際に速やかに受診して早急に治療を受けることが大切である。

第二に，統合失調症の再燃を予防する効果がある。統合失調症における再燃の危険については前述したが，抗精神病薬はその危険を有意に減

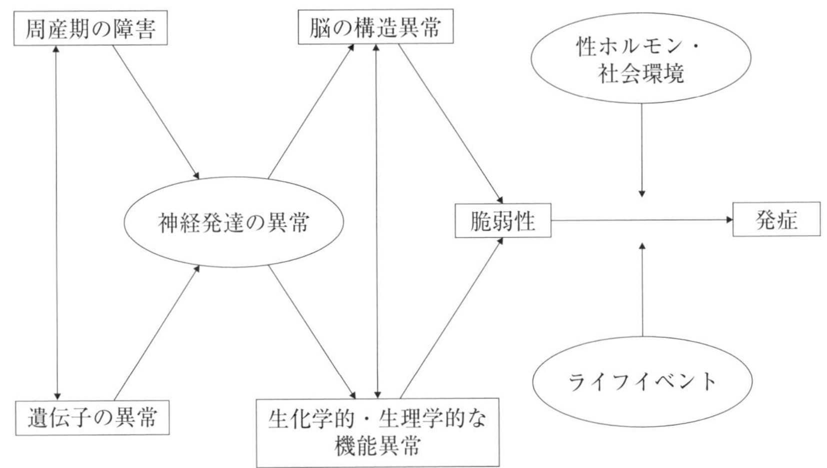

図10-1　統合失調症の脆弱性ストレスモデル

少させる。ただし，そのためには抗精神病薬を長期的に，しばしば生涯にわたって飲み続ける必要がある。最近の抗精神病薬は副作用が改善され，長期服薬に伴う患者の負担は以前に比べて軽減されているが，服薬援助が患者支援における重要な課題であることは今日も変わりがない。

抗精神病薬の作用について研究が重ねられた結果，これらの薬はいずれもドーパミンと呼ばれる神経伝達物質の働きを抑えることがわかってきた。このことから統合失調症では，ドーパミン神経伝達が過剰になっているものと推測されている（ドーパミン仮説）。現在では脳の機能や遺伝子に注目したさまざまな研究が行われているが，統合失調症の発症機序についてはなお不明の部分が多い。先天的な条件によって統合失調症を発症しやすい体質が準備され，そこにストレスなどが加わって発症するとの脆弱性（ぜいじゃくせい）ストレスモデルは，現時点での多くの研究者の共通理解をまとめたものである（図10-1）。

抗精神病薬が開発されて以来，統合失調症の予後は劇的に改善され，薬を飲みながら地域で社会生活を送れる例が多くなった。

統合失調症の患者に対する援助は，医療だけにとどまらず生活全般に及び，長期にわたることが多い。患者が示す症状の動揺も，よくみればこの病気を抱えて生きていくことに伴う，了解可能な不安の表れであることがしばしばである。第9章で紹介したオープン・ダイアローグが患者の動揺に際して薬物調整や入院を短絡的に選択するのではなく，まずは十分に話を聞くことから始めようとするところにも，同じ考え方を見て取ることができるだろう。

（4）統合失調症と精神保健福祉

わが国の精神医療の問題点として，入院患者の在院日数の長さがしばしば指摘されてきた。近年は短縮傾向にあるものの，平成30（2018）年の調査においてわが国の精神病床における平均在院日数は266日であり，平成23（2011）年における欧米10か国の平均18日に対して桁違いに長い。こうした長期入院はほとんどが統合失調症によるものである。昭和25（1950）年代以降の薬物療法の発展にもかかわらず，ほぼ半世紀にわたって統合失調症の長期入院が是正されなかったのは，いわゆる社会的入院によるところが大きい。

社会的入院とは，症状が改善して医学的には入院の必要がないのに，なんらかの理由で家庭や地域に居場所を見いだすことが難しいために入院継続を余儀なくされることをいう。厚生労働省による平成14（2002）年の調査では，精神科入院患者の20％以上にあたる7万2000人が社会的入院と推計された。平成15（2003）年度に策定された新障害者プラン（新障害者基本計画及び重点施策実施5か年計画）は社会的入院を10年以内に解消することを目標に掲げ，これに基づいて退院促進事業などが

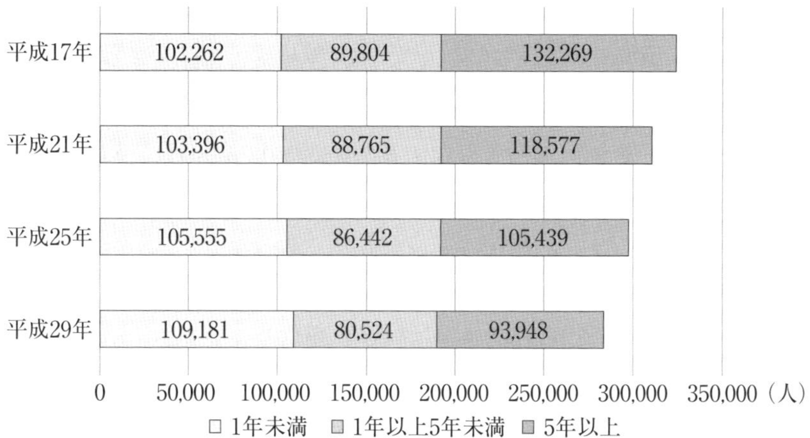

図 10-2　精神科入院患者の在院期間（年次推移）

（厚生労働省「患者調査」に基づいて作成）

実施されたが，はかばかしい成果を得られずに終わった。

今日の精神科病院では 10 年以上入院している者が約 3 割に及び，その多くが社会的入院である。一方，新たに発症した患者に関しては 3 か月未満で退院するケースが多くなっており，長期入院患者と短期入院患者の二極化が進んでいる。1 年以上の長期入院患者数は漸減傾向にあるものの，平成 29（2017）年の段階で合計 17 万人以上を数えており，なお大きな課題として残っている（図 10-2）。

統合失調症は，長らく精神分裂病と呼ばれてきた。ドイツの精神医学者エミール・クレペリン（Emil Kraepelin）が統合失調症に相当する疾患単位を提唱して「早発性痴呆」と名づけたのに続き，スイスの精神医学者オイゲン・ブロイラー（Eugen Bleuler）がこの病気の症状を心理学的な観点から検討し，スキゾフレニア（schizophrenia（英），Schizophrenie（独））との名称を考案したのが 20 世紀初頭である。ギリシア語に由来するその語義を直訳したのが「精神分裂病」という名称であった。

そのような謂われがあるとはいえ，この言葉の響きはあまりにも侵襲的なものであった。患者や家族には受け容れがたいもので，一般の誤解や偏見を助長してきたことも否定できない。2002 年 8 月に至り，「精神分裂病」に代えて「統合失調症」という名称が用いられることになったのは，朗報ではあったが遅きに失したものであった。

時期を同じくして統合失調症の軽症化が医療現場で指摘されるようになり，この病気をめぐる社会状況は大きく変化しつつある。そんななかで，北海道浦河町の「べてるの家」に代表されるように，統合失調症の患者を中心とした当事者活動が力強い展開をみせている。前述のオープン・ダイアローグも，そのような当事者活動の場でいち早く実践の機会を見いだしている。

2. うつ病・躁うつ病

(1) うつ病・躁うつ病と気分の障害

統合失調症が入院患者中，最多の疾患であるのに対して，うつ病をはじめとする気分の障害は，外来通院患者の診断件数として最大のものである (第 9 章，図 9-2)。将来に向けても DALY 値の上位を占めることが予想され（第 1 章，表 1-3)，現に患者数は年々増加しつつある（図 10-3)。周囲の人びとの消息やメディアの情報に毎日のように登場する，今日の代表的な精神疾患といえるだろう。

躁うつ病の概念は，統合失調症と同じくエミール・クレペリン (Kraepelin E）に遡る。クレペリンは，19 世紀末のドイツの精神病院で見られる主な内因性疾患のうち，進行性の経過をとり予後不良のものを早発性痴呆（統合失調症）とし，周期性の経過をとり寛解後に重篤な障害を残さないものを躁うつ病とした。急性期の症状だけでなく長期経過

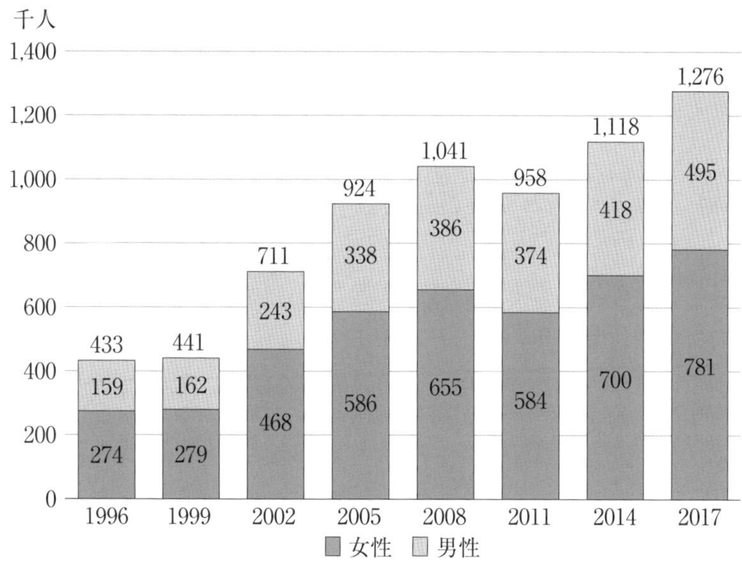

図 10-3　うつ病・躁うつ病の総患者数（年次推移）
（厚生労働省「患者調査」に基づいて作成。2011 年の数値は東日本大震災の影響により，宮城県の一部および福島県が除かれている。）

を見なければ，両者を確実に区別できないと考えたのであり，本来の躁うつ病はそのように重症感のある病気であった。

同時にクレペリンの診断体系において，うつ病・躁うつ病は脳の機能変調による内因性のものを指していた。辛い出来事やストレス体験によるものは，了解可能な心因性の反応であってうつ病とはされなかった。理由もないのにひどく気分が沈むものこそ「病気」であり，脳の機能変調の結果であると考えられたのである。

これに対して今日の DSM が定義するうつ病は，より軽症のものを含む広い概念となっている。さらに DSM は症状を重視する立場をとり病気の原因を問わないので，内因性のものもストレス性のものも，区別なくそこに含まれることになる。言い換えれば，うつ病の診断にあたってストレス体験や心理的なきっかけといった「原因」は，あってもよいがなくてもかまわない。今日ではストレスの影響が強調され，「うつ病」即「ストレス反応」と思い込みがちであるので注意しておきたい。

DSM-Ⅳはうつ病と双極性障害を一括して気分障害と呼んだが，DSM-5は両者を別の障害として扱い，気分障害の名称を廃止した。ここでは学習上の便宜も考慮して，両者をまとめて扱うときには「気分の障害」という言葉を用いることにする。

以下では主に内因性の病像を念頭におきながら，気分の障害の症状と経過をまとめてみよう。

(2) 症状と経過

気分の障害の症状の中心は，気分の変調である。この場合の気分（mood）とは，嫌なことを言われて気分を害するといった一時的な反応性のものではなく，喜怒哀楽の根底にある持続的な調子のことである。そのような意味での気分が長期にわたって沈んだりふさいだりするのがうつ病相，逆に過剰に高揚するのが躁病相であり，これらの病相の組み合わせがうつ病・躁うつ病である。

DSMはうつ病相と躁病相を，それぞれ抑うつエピソード，躁病エピソードと呼ぶ。生涯にわたって抑うつエピソードだけを反復するものがうつ病，抑うつエピソードと躁病エピソードの両方が認められるものが双極性障害である（図10-4）。より軽度のものも含め，気分の障害は実際にはさまざまな亜型に分類されている（表10-3）。

統合失調症にみられる幻覚や妄想に比べ，気分の変調は理解しやすいように思われるが，必ずしもそうではない。健康時の一時的な気分の浮き沈みとは異なり，人間の生命活動全般にわたって変調が生じ，心身両

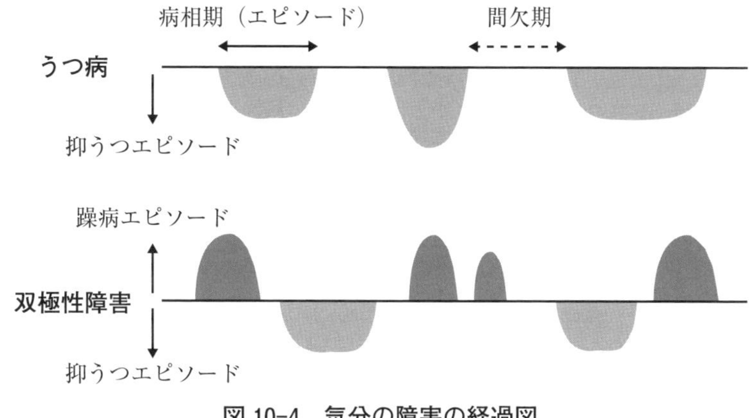

図 10-4　気分の障害の経過図

表 10-3　DSM-5 における気分の障害の主な類型

上位区分	障害名	特徴
抑うつ障害群	うつ病	抑うつエピソード（本格的な抑うつ状態が 2 週間以上持続する）を示すもの
	持続性抑うつ障害(気分変調症)	比較的軽度の抑うつ状態が 2 年間以上続くもの
双極性障害群	双極 I 型障害	現在躁病エピソードにあるか，過去に躁病エピソードを経験したもの
	双極 II 型障害	抑うつエピソードと軽躁病エピソードを経験したもの
	気分循環性障害	軽度の抑うつ状態と軽躁病状態が 2 年間以上出没を繰り返すもの

※躁病エピソードだけを反復する「単極性躁病」の存在については見解が分かれている。DSM は，躁病エピソードは双極性障害の経過の中で現れるものであり，単極性躁病は存在しないという立場をとっているため，上記のような分類となる。

表 10-4　気分の障害の症状

		抑うつエピソード	躁病エピソード
感情	気分	憂うつ，悲しい・淋しい 不安，いらいらする，苦しい 感情が動かない	爽快 機嫌がよい 怒りっぽい
	身体感情	身体の調子が悪い 健康感がない 疲れがとれない	身体の調子がいい 健康感にあふれる 疲れを感じない
	自我感情	自我感情の低下，劣等感 自分を実際以下に評価 自分を責める 悲観的・絶望的	自我感情の昂揚 自分を実際以上に評価 自信過剰 楽観的
意欲・行為	個人的な側面	意欲低下，おっくう 寡言寡動（口数や動きが少ない） じっとしていられず徘徊 精神運動抑制，昏迷	意欲が高まる 多弁・多動 行動せずにいられない（行為心迫） 精神運動興奮
	社会的な側面	厭世的，希死念慮・自殺企図 家に閉じこもる	やりすぎ・脱線，浪費 頻回の外出や訪問
思考	形式	制止 テンポが遅い	観念奔逸 テンポが速い
	内容	微小的（罪責・貧困・心気などの観念や妄想），虚無的	誇大的
身体の機能		不眠（中途・早朝覚醒，入眠困難） 食欲不振・体重減少 頭重，頭痛，肩こり，しびれ，発汗，便秘，口渇など 日内変動（朝方調子が悪い）	睡眠時間の短縮 食欲亢進，それにもかかわらず体重は減少 性欲亢進

面に多彩な症状が出現するのが気分の障害である（表 10-4）。

抑うつエピソードの精神症状は，抑うつ気分と精神運動抑制が中心である。抑うつ気分はいわゆる憂うつな気分のことで，「気持ちが沈む」「ふさぐ」とか，「さびしい」「もの悲しい」といった言葉で表現される。ただし健康な範囲でのさびしさやもの悲しさは，ある意味で生き生きと感じられ，ユーモアや詩的鑑賞の題材ともなり得るのに対し，抑うつ気分のそれは，感情が重苦しく停滞した病的なものとされる。好きな食べ物の味が感じられず，楽しいはずの物事が楽しめないこと，万事に対して悲観的となり，自分を責めて罪責感を深めることなども，よくみられる症状である。

精神運動抑制（精神運動制止）は，いわば精神というエンジンの活動にブレーキがかかった状態である。思考・意欲などの精神の働きが低下し，行動が不活発となる。主観的には「おっくう」「気が重い」などと表現され，周囲から見ても動作や反応が鈍く不活発になる。診察の場面では，うなだれて伏し目がちであり，声が小さく言葉数が少なく，すぐに返事が返ってこなかったり，説明に対する了解が悪かったりする。職場や家庭では，仕事の能率が落ちて書類がたまる，決断力が落ちて決裁できない，食事の献立が考えられないなど，さまざまな支障が生じる。本人は「これではいけない，何とかしなければいけない」と思っており，不安や焦りを生じることが多い。

こうした変調とともに，いつの頃からか「死」についての考え（希死念慮あるいは自殺念慮）が頭から離れなくなる。よく「自殺願望」という言葉が使われるが，適切ではない。希死念慮は願望というよりも強迫観念に近いものであり，「死んだら楽になれるだろうか」「自分などいないほうが皆のためではないか」といった考えが，つい浮かんできて払拭できないのである。生きたいと願う自然な気持ちが，抑うつ気分に圧倒されているのであろう。

抑うつエピソードの身体症状はきわめて多彩である。食欲不振・体重減少，不眠，性欲の減退などは特に多く，生命力の衰えの直接の現れといえる。不眠には，朝早く暗いうちに目覚め，重苦しい気分で明るくなるのを待つといった早朝覚醒をはじめ，入眠困難や熟睡感の欠如などさまざまな型のものがあり，この結果，いっそう疲労を深めることになる。不眠はうつ病の重要な症状として注目されてきたが，もともと不眠傾向のある人ではうつ病の発症率が高いとの報告もあり，うつ病の発症機序との関連も示唆されている。

これらの身体症状を訴えて一般の医療機関を受診したものの，身体には異常がないことから「気のせい」などとされ，うつ病として治療を受ける機会を逸するケースがプライマリー・ケアで問題となっている。

躁病エピソードの症状は，抑うつエピソードの正反対と考えれば理解しやすく，抑うつ気分と対照的に爽快気分が，精神運動抑制と対照的に精神運動の活発化が見られる。これらが快適な限度を超えて過剰になるものであり，絶えず声高にしゃべり続け，けたたましく動き回り，観念が次々と湧いてきて話のまとまりがつかなくなる。作業をどんどんこなしているように見えて，実は注意散漫で誤りが多い。気が大きく怒りっぽくなるため，しばしば周囲と衝突する。活動量が増えるために体重が減少し，爽快感にまかせて眠らず活動するために睡眠時間が短縮することなどは見かけ上，抑うつエピソードと似ているが，メカニズムは正反対である。

このように過剰に元気になる結果，躁病エピソードではさまざまな問題行動が起きやすい。金銭の浪費，喧嘩やギャンブル，性的な逸脱行動など，いずれも本来の性格からは想像できないことが起こる。

抑うつエピソードは半年から，ときには年単位の経過をとるのに対して，躁病エピソードはたかだか3か月程度でおさまるのが普通であるが，その間の問題行動によって社会的な信用を失い，後から本人が苦しむことが起きやすい。

（3）気分の障害の治療原則

うつ病の治療においては,「休養と薬物療法」が2本の柱である。薬物療法によって症状を軽減しながら休養をとることによって，抑うつエピソードの80%は改善が期待される。ただし今日の世相では，質のよい休養をとることが何よりも困難であるかもしれない。必要な休養をとることができなければ，本来なら予後良好な疾患であるはずのうつ病も，一転して不治の難病になりかねない。それはゆとりに乏しいわが国の日常生活の中で，現に起きていることでもある。

患者自身は「自分の努力が足りないために，うつ病などになるのだ」と自分を責めがちであるから，本人だけでなく家族を含めて心理教育を行い，うつ病に関する説明を十分に行うことが必要である。うつ病の治療経過において最も警戒すべきことは自殺であり，これについても心理教育の中でとりあげる。家族にはもとより，本人に対しても言葉を選びながら希死念慮の有無を慎重に確認し，そういう気持ち自体がうつ病の症状であることを説明して，早まった行動をとらないよう指導する。

うつ病の治療は通常は外来で行われるが，希死念慮が強く，実行に移す危険のある場合は入院治療の適応となる。焦燥感の強い場合や，妄想症状を伴っている場合，さらになんらかの事情で家ではゆっくり休めない場合などにも入院を考慮してよい。

薬物療法の主役は抗うつ薬である。抗うつ薬はすでに半世紀紀以上の歴史があり，うつ病の症状を軽減し病相を短縮する効果が実証されている。三環系と呼ばれる初期の抗うつ薬は，便秘や口渇，不整脈といった不快な副作用がつきものであったが，SSRI（選択的セロトニン再取込み阻害薬）やSNRI（セロトニン・ノルアドレナリン再取込み阻害薬）など最近のものは，副作用が軽減され服用しやすくなった。ただし，抗うつ薬は10日～2週間程度服用を続けないと十分な効果が出てこない。一

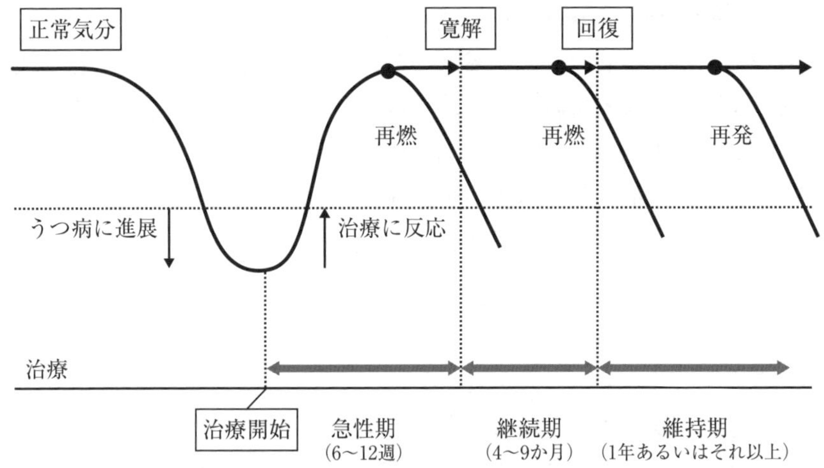

図 10-5　うつ病の治療経過

※順調な経過の場合，治療開始から3か月程度で気分がほぼ正常に戻ることが期待され，これを寛解と呼ぶ。なお慎重に経過を見守り，正常な気分が維持されるようであれば回復したと考える。回復前の症状の悪化を再燃，回復後の悪化を再発と呼ぶ。

方，副作用は服用直後から出現するため，服薬当初に怠薬や中断が生じやすい。したがって，薬物の作用・副作用についても心理教育の中で扱う必要がある。

うつ病の標準的な治療経過を図 10-5 に示した。図からわかるように，うつ病は回復する病気であるものの，再発が多いことに注意が必要である。休養している状態から職場や家庭の元の生活への復帰にあたっては，関係者とよく相談しながら段階的に行っていく必要があるが，現実にはこの過程での再燃や再発が多い。抗うつ薬は，患者の回復を見極めてから徐々に減らしていくのが原則であるが，再発を繰り返しているケースなどでは長期の服用が必要となる場合もある。再発予防に向けては，後述の認知療法も有用である。

表 10-5　うつ病と双極性障害

	うつ病	双極性障害
発病危険率	10～15％	0.5～1％
男女比	女性に多い	男女差がない
好発年齢	主として中年期に発症する。（青年期と二峰性ともいわれる。）	10 代後半から 20 代前半に初発することが多い。
遺伝傾向	弱い	強い
治療薬	抗うつ薬が中心となる	気分安定薬が中心となる
その他		

抗うつ薬の作用機序から考えて，セロトニン系やノルアドレナリン系など，モノアミン系と総称される神経伝達の異常がうつ病の発症に関与するものと推測されるが，詳細はよくわかっていない。

双極性障害の薬物療法では，気分安定薬と呼ばれる薬剤が用いられる。躁病の気分を安定させる効果とともに，将来の躁病エピソードや抑うつエピソードを予防する効果があるとされる。ただし躁病エピソードの間は主観的には爽快であるだけに，患者が自ら進んで受診・服薬することは期待しにくい。根気よく説得することが必要であるが，症状が重い場合や易怒的・攻撃的な場合には，強制入院を含む入院治療も必要となる。

うつ病と双極性障害のさまざまな違いを表 10-5 にまとめた。

（4）うつ病の精神療法と最近の傾向

うつ病の治療においては精神療法的な配慮も重要である。笠原 嘉（よみし）の提唱する 7ヵ条は，うつ病治療にあたる医師が患者および家族に伝えるべき心得をまとめたものとして，臨床の場で長く用いられてきた（表 10-6）。うつ病の精神病理や患者の思考特性を踏まえた実践的なものであり，

表 10-6　うつ病の治療心得 7 ヵ条

(1)「病気」であって「なまけ」でないことを医師が確認すること。
(2) できるだけ早く，休息生活に入らせること。
(3) 予想される治癒の時点をはっきり述べること。
(4) 少なくとも治療中，自殺を絶対にしないことを誓約させること。
(5) 治療終了まで人生にかかわる大問題については決定を延期させること。
(6) 治療中病状に一進一退のあることを繰り返し指摘すること。
(7) 服薬の重要性ならびに服薬によって生じる自律神経系の随伴症状をあらかじめ教えておくこと。

（笠原 嘉：『うつ病臨床のエッセンス』みすず書房，2009 より）

心理教育の発想にも通じるものがある。

最近ではうつ病に対する認知療法が注目され，軽症～中等症では薬物療法に匹敵する効果も報告されている。認知療法はうつ病で見られる状況認知のかたよりに注目し，これを修正しようとするものである。そのような認知のかたよりの代表的なものを表 10-7 に示した。認知療法はうつ病の治療ばかりでなく，発症予防や再発予防における効果が期待される。また，行動の修正を図る行動療法と併せて認知行動療法が工夫され，パニック障害や強迫性障害などさまざまな疾患の治療や，統合失調症などの当事者活動の場において広く活用されている。

うつ病とパーソナリティの関係については多くの研究があり，まじめで几帳面な滅私奉公型の中高年が，ストレス状況や環境の変化に適応しきれずに発病するといった見解が以前は優勢であった。しかし最近では，自己愛的・自己中心的・逃避的といった特徴をもつ「現代型」の患者が増えているとの指摘もある。社会の変化に伴う人々のパーソナリティの変化，うつ病概念の拡大，精神科医療の敷居が低下して軽症例も受診す

表 10-7　認知のかたよりのパターンと例

1．感情的きめつけ（根拠がないのに否定的な結論を引き出す） 　例：相手から一日連絡がないと，「嫌われた」と思い込む
2．選択的注目（良いことも起きているのに，悪いことばかりに注目する）
3．過度の一般化（小さなできごとから一般的な結論を引き出す） 　例：1つの失敗で「自分は何1つ仕事ができない」と考える
4．拡大解釈と過小評価（自分の失敗は大きく，成功は小さく考えてしまう）
5．自己非難（本来は自分に関係のないできごとまで自分の責任と考える）
6．全か無か（白黒を極端につけすぎる，行き過ぎた完璧主義）
7．自己実現的予言（否定的な予測に基づいて行動し，恐れている結果をかえって呼びこむ） 　例：「誰も声をかけてくれないだろう」と考えて引っ込んでしまい，ますます声をかけてもらえなくなる

（「うつ病の認知療法・認知行動療法（患者さんのための資料）」より抜粋，一部改変）
https://www.mhlw.go.jp/bunya/shougaihoken/kokoro/dl/04.pdf

るようになったことなどが背景として考えられる。こうしたケースでは従来のように単純に休息を勧めるだけでは足りず，環境調節やほどよい励まし，ときには本格的な精神療法など，病態に応じた治療的工夫が必要となる。

本章では，脳の機能変調によって生じる代表的な精神疾患として，統合失調症と躁うつ病をとりあげた。しかし実際には，脳の機能変調はより多くのさまざまな疾患の背景にあると考えられる。一方では，うつ病の認知療法の例からわかるように，脳の機能変調による疾患に対しても薬物療法だけでなく精神療法（心理療法）が試みられるようになっている。このように脳科学と心理学がそれぞれ発展しつつ相互交流を深めているところに，最近の興味深い動向をみることができる。

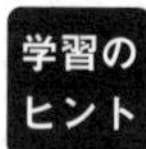

1．社会的入院という現象が生じ，これほど長く解消されないのはなぜだろうか。法制度・人々の意識・家族システムの変容など，さまざまな面から多角的に考えてみよう。
2．今日の社会状況の中で，うつ病の患者がゆっくり休養できるためにはどのような条件や配慮が必要か，考えてみよう。
3．うつ病の認知療法について詳しく調べ，活用法を考えてみよう。

さらなる学習のために

石丸昌彦：『統合失調症とそのケア』キリスト新聞社，東京，2010
白石弘巳：『家族のための統合失調症入門』河出書房新社，東京，2005
向谷地生良：『「べてるの家」から吹く風』いのちのことば社，東京，2006
野村総一郎：『うつ病の真実』日本評論社，東京，2008
笠原 嘉：『軽症うつ病』講談社現代新書，東京，1996
笠原 嘉：『うつ病臨床のエッセンス（笠原嘉臨床論集）』みすず書房，東京，2009
大野 裕：『こころが晴れるノート―うつと不安の認知療法自習帳』創元社，大阪，2003

当事者・家族による体験記（漫画）

中村ユキ：『わが家の母はビョーキです』サンマーク出版，東京，2008

参考ホームページ

浦河べてるの家　http://bethel-net.jp/betheltoha.html
厚生労働省：うつ病の認知療法・認知行動療法治療者用マニュアル．
http://www.mhlw.go.jp/bunya/shougaihoken/kokoro/

引用文献

1）笠原 嘉：うつ病臨床のエッセンス．みすず書房，東京，2009

2）厚生労働省：うつ病の認知療法・認知行動療法（患者さんのための資料）．厚生労働科学研究費補助金こころの健康科学研究事業「精神療法の実施方法と有効性に関する研究」.
https://www.mhlw.go.jp/bunya/shougaihoken/kokoro/dl/04.pdf

11 精神疾患（3）依存という病〜アルコール・薬物・インターネット

石丸昌彦

《目標＆ポイント》
アルコールや覚醒剤などの物質乱用は今日の大きな健康問題であり，特にアルコール関連問題は社会の広い層に拡散しつつある。長期にわたる大量飲酒は，身体へのさまざまな悪影響に加え，アルコール依存症を生じる危険がある。アルコール依存症は心理的依存と身体的依存の二側面からなり，本人ばかりか周囲の人間関係に対する強い破壊作用をもつ。ギャンブルやインターネット，ゲームなど行為依存の今後の動向にも注意したい。

《キーワード》 アルコール関連問題，アルコール依存症，心理的依存と身体的依存，覚醒剤，行為依存

1．酒害とアルコール依存症

（1）アルコール関連問題

アルコールや薬物などの物質を外部から取り込むことに伴って起こる精神疾患を，DSM では物質関連障害と総称する。物質関連障害は，物質誘発性障害と物質使用障害に分けられる。前者は，物質が人体に取り込まれて引き起こす症状，すなわちモノのヒトに対する有害な作用である。これに対して後者は，物質の摂取をめぐるヒトの側の非適応的な行動，すなわちヒトのモノに対する病的なアプローチを意味する。この両面のあることが，物質関連障害の特徴である（表 11-1）。

表 11-1　物質関連障害の二側面

物質関連障害	物質誘発性障害（中毒，離脱）
	物質使用障害　（乱用，依存）

（DSM 等の考え方に基づき筆者作成）

こうした障害を引き起こす物質の中で最大のものが酒（アルコール）であることを，WHO は繰り返し警告してきた。しかし，日本人は酒の効用を日常生活や人間関係の中に取り入れ，飲酒に寛容な文化を形づくってきている。このため，ともすれば飲酒の害についての認識が甘くなりがちであることを，まずは十分に注意しておきたい。

飲酒に起因するさまざまな問題を総称してアルコール関連問題という。その頂点はアルコール依存症であるが，裾野の広がりも見逃せない。アルコール過飲による社会的損失は，2008 年のデータをもとにした推計で 4 兆円を超えるという厚生労働省研究班の報告がある。その 7 割は欠勤や生産性低下，事故・犯罪など医療以外の理由によるものだった。

純アルコール量にして一日あたり 60 g 以上の酒類を毎日飲む者を，「多量飲酒者」と呼ぶ。清酒 3 合，ビール 500 ml 缶 3 本にほぼ相当する量であり，これを毎日摂取する者は耐性が増強してアルコール依存症の準備段階にあるものと考えられる（図 11-1）。このような多量飲酒者は，2013 年の調査で 980 万人（男性 785 万人，女性 195 万人）にのぼると推定された。同じ時期にアルコール依存症と診断された者の数は約 4 万人に過ぎないが，実際には 100 万人前後のアルコール依存症者が存在するものと推測され，必要な治療が行われず放置されている現状が憂慮される。第 1 章で紹介した DALY を指標としても，アルコール乱用はうつ病・躁うつ病や認知症に次ぐメンタルヘルス上の大問題となっている（第

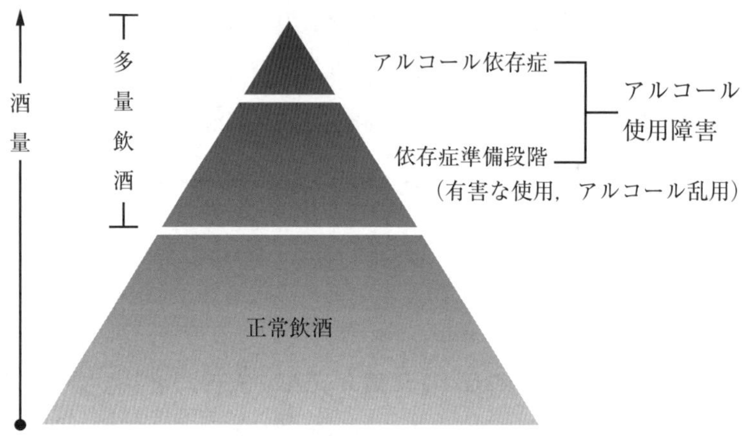

図 11-1　アルコール関連問題
(厚生労働省生活習慣病予防のための健康情報サイト e-ヘルスネットより)
e-healthnet.mhlw.go.jp/information/alcohol/a-06-003.html

1 章，図 1-1)。

アルコールの健康への害について，飲み過ぎによる肝臓障害は広く知られているが，実際にはその害は図 11-2 に示すとおり多彩である。血管が脆くなるため心臓病や脳血管障害が増え，糖尿病のリスクも高くなる。栄養の偏りや抵抗力の低下により，肺炎なども起きやすい。アルコール依存症の患者はそうでない者に比べて平均寿命が 10～20 年短く，肝硬変・心臓病・肺炎・自殺などの死亡率が 10～20 倍も高くなるとのデータがある。酒害が日本人にとってきわめて深刻な問題であることを，よく知っておきたい。

(2) アルコールの急性作用

酒類の主成分は，正しくはエチルアルコールまたはエタノールというアルコールの一種であるが，ここでは単にアルコールと呼んでおく。ア

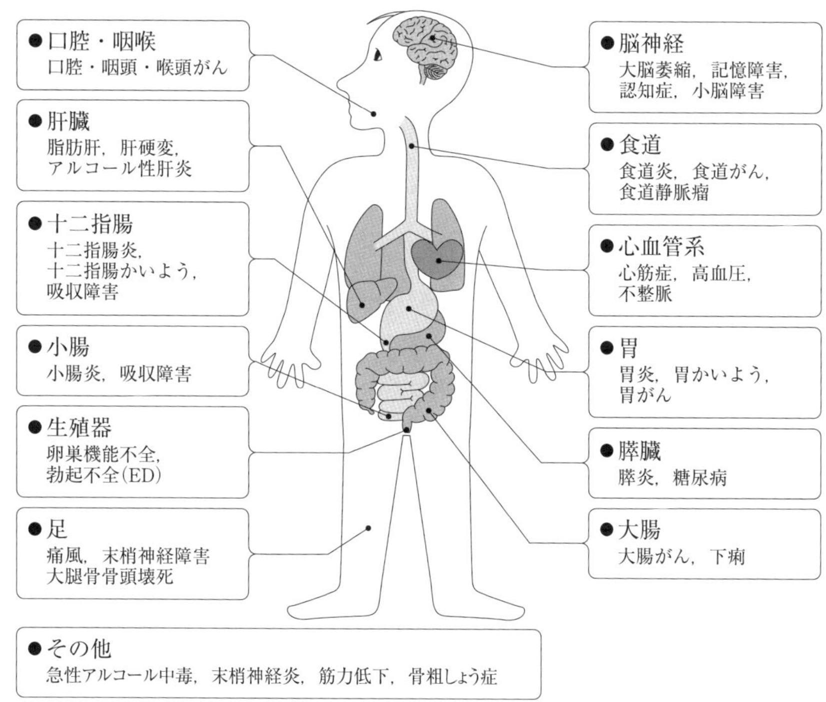

図 11-2　アルコールによる身体への害

（高橋祥友先生のご厚意により『今日のメンタルヘルス（'19)』より転載）

ルコール飲料を嗜む習慣は人類の歴史とともに古く，その害についても古来さまざまな記載がある。昔は貴重品であったが，次第に安価なアルコール飲料が開発され，誰もが手軽に酒を楽しめるようになるにつれてその害も顕著となった。

アルコールのもたらす急性作用は，いわゆる酔っぱらった状態として知られる。アルコールは脳細胞の活動に対して強い抑制作用をもち，その効果が酔っぱらいの行動として観察される。酒類を摂取すると最初は一見元気になるので，アルコールが抑制性物質であるのは意外に思われるが，これは以下に述べるような脱抑制，すなわち抑制の抑制が起こるためである。

アルコールの抑制作用は，脳の表面から深部に向かって以下のように段階的に進行する。

a．**ほろ酔い**：大脳新皮質に対する抑制が生じる。脳の表面にある大脳新皮質は理性的な判断を司り，脳の深部にあって喜怒哀楽の感情や本能の働きを担当する大脳辺縁系に対して抑制をかけている。この抑制作用が抑えられて脱抑制が生じ，大脳辺縁系の活動がより直接的に言動に表れるのである。酒が入るといつもの緊張が緩み，感情のままに発言したり行動したりするようになるのはこのためである。慎みが欠けるものの，リラックスしてうちとける効果も認められ，社会的に許容される段階と考えられる。

b．**酩酊**：アルコールの抑制作用が大脳辺縁系に及ぶ。感情の表出がいちだんと激しくなり，同じ話を繰り返したり周囲の人に絡んだりすることも出てくる。小脳にもアルコールの抑制作用が及ぶため，呂律がまわらなくなり，足がふらついて酔歩（千鳥足）になる。アルコールが肝臓で分解されて有害なアセトアルデヒドを生じ，悪心や嘔吐が生じてくる。当然ながら，この段階までに飲酒を中止することが望ましい。

c．**泥酔**：酔いつぶれた状態であり，アルコールの抑制作用が脳幹部に及びはじめている。正常な反射が働かず，吐物を喉に詰まらせて窒息するといった恐れもあり，放置せずに見守る必要がある。

d．**昏睡**：アルコールの抑制作用が脳幹部を含む脳全体を覆った状態である。脳幹部には，呼吸や体温調節など生命活動を司る重要な中枢があるため，この段階では生命の危険がある。痛覚刺激に対して反応がないほど深く意識を失っている時は，大至急で救急車を呼ばねばならない。

春先の新人歓迎会シーズンなどには，急性アルコール中毒による事故のニュースがよく報じられる。いわゆるイッキ飲みは危険な行為であり，飲みたくない人・飲めない人への飲酒の強制はアルコール・ハラスメントと呼ばれる人権侵害であって，いずれも厳重に慎むべきである。

（3）アルコール使用障害〜乱用と依存症

前述のような急性症状は，飲酒に不慣れで「酒の飲み方を知らない」若年者に起きがちである。そうした危険を避けながら，ほどよく酒を楽しんでいると自分では思っているうちに，いつの間にか酒量が増え多量飲酒の状況に陥っている人々は，すでにアルコール依存症の準備状態にある。酒量が増えることは，酔いの効果を得るために以前よりも大量のアルコールが必要であることを意味しており，耐性すなわち身体的依存の進行にほかならない。

深酒からくる身体的不調に加え，二日酔いによる欠勤や作業能率の低下，家庭内の不和，泥酔による警察沙汰，酒気帯び運転など，社会生活上の問題を生じたり，病気治療のため医者から禁酒を指示されているのに飲み続けたりするのは，病的な飲酒の明瞭な徴候である。

DSM-Ⅳは，このように不適切な飲酒のあり方をアルコール乱用と呼び，アルコール依存症の入り口にあたるものと位置づけていた。しかし，乱用と依存症の間に明確な一線が引けないなどの理由から，DSM-5 は両者の区別を廃してアルコール使用障害という概念のもとに一括している。確かに実際のケースでも，依存症がどの時点で発症したか特定することは難しい。「酒はいつでもやめられる」と言っていた人が，実際には片ときもアルコールなしではいられない状態になっていることがわかり，はじめてアルコール依存症と判明することも多い。

依存症には心理的依存と身体的依存の 2 つの側面がある。心理的依存

表 11-2　アルコール依存症で認められる代表的な離脱症状

◆手指振戦	指や手から時には全身に及ぶ激しい震え
◆けいれん	意識消失を伴う全身のけいれん発作
◆アルコール幻覚	小動物などの幻視や幻聴
◆振戦せん妄	本文参照

は，その物質（この場合はアルコール）を摂取したいという強い欲望があり，自分ではコントロールできないことを指す。強迫的で制御不能な飲酒欲求と言い換えてもよい。心理的依存を生じると，朝から晩まで「酒を飲みたい」ということ以外には何も考えられなくなり，どうやって酒を手に入れるか，どうしたら人目につかずに飲めるか，そればかりにとらわれてしまう。

アルコールに対する心理的依存は，「否認」を伴うことも特徴的である。否認とは，「自分が引き起こしている問題の大きさや，ときには酒を飲んでいる事実そのものを認めようとしない」ものである。明らかに飲酒の形跡があるのに「酒なんか飲んでいない」と平然と言い抜けたり，「酒は嗜(たしな)むが，人に迷惑などかけない」と居直ったりするため，周囲の心証をいっそう害することになる。また，自分自身もそう思い込んでいるため，行動修正や治療の動機をもつことができない。否認はアルコール依存症のきわめて厄介な特徴である。

身体的依存は，身体がアルコールなしではバランスを保てなくなっていることであり，耐性の形成（酒に強くなること）や離脱症状によって示される。アルコール依存症の離脱症状としては不眠・不安・不機嫌などに加え，表 11-2 に示すようなものがある。なかでも振戦せん妄は，長期にわたる大量飲酒後に飲酒を中断した際に起きやすく，意識の混濁とともに激しい全身の震えや活発な幻覚･錯覚を起こして興奮状態に陥る。栄養失調，その他の悪条件もあり，命にかかわることもありうる重篤なものである。

離脱症状は体内にアルコールが十分存在する限り起きないから，これらの症状を避けようとして飲酒を重ねるという悪循環が生じる。手の震えを周囲から気づかれないよう，常に酒を携行してこっそり飲むなどするが，もとより隠しきれるものではなく，いずれ露見して問題化することになる。

（4）アルコール依存症を背景とした精神症状

アルコール依存症では，振戦せん妄以外にもさまざまな精神症状が出現する。幻聴や被害妄想はよく見られ，統合失調症の陽性症状とよく似ているため鑑別が問題になることもある。

アルコール性の嫉妬妄想は患者が配偶者の貞節に妄想的な疑いをもつもので，しばしば暴力行為につながる。アルコール依存症における心身の機能低下を背景とした，心因性の妄想と考えられている。

長期間の大量飲酒は抑うつ状態を引き起こすことが知られ，アルコール依存症の 3 割程度にうつ病の合併が見られるとの報告がある。逆に，抑うつ状態や不眠を紛らわそうとして酒量が増え，アルコール依存症に陥るケースもある。実際には大量飲酒は，抑うつ状態や不眠を悪化させ逆効果であることを知っておきたい。

長い経過の後では，器質的な脳の異常も起きてくる。代表的なものは，記憶の障害を特徴とする健忘症候群である。特に短期記憶の障害が重篤で，話しているうちに前の話題を忘れたり，数時間前の家族との面会を思い出せなかったりする。記憶の欠損を作話（さくわ）で埋め合わせることも多い。

アルコール依存症では認知症の頻度も高い。その原因として，栄養失調によるビタミンBの欠乏や，血管壁の脆弱化を背景とする脳血管障害，酔った状態で頭部打撲を繰り返すことなどさまざまな背景が指摘されており，ここにも酒害の多面性をみることができる。

(5) 人間関係の破壊作用

本人の心身への害に留まらず，周囲の人間関係に大きな傷を与えることもアルコール依存症の重要な特徴である。

本来は立派に役割を果たしていた人が，職場では失敗や無責任な行動を繰り返して信用を失い，家庭には収入を入れず蓄えを食いつぶし，家事や育児を放棄したうえ家族に暴力をふるうようになる。どれほど説得しても言い訳や責任転嫁を繰り返すばかりで，行動が改まらない。これらはみなアルコール依存症の症状として治療を要するものであるが，周囲は被害者であるだけに問題の人物を「患者」とみることが容易ではない。家族はぎりぎりまで忍耐した挙げ句，最後には離婚などの形で患者と絶縁することが多い。その結果，患者はいっそう絶望を深めて酒に逃避することになる。

久里浜式と呼ばれるアルコール依存症のスクリーニング・テストがあり広く用いられている（表10-3)。その旧版の中で最も重み付けの大きかったのが,「酒が原因で，家族や友人など大切な人との人間関係にひびが入ったことがありますか」というものであったのは，アルコール問題の本質を示している。親のアルコール依存症が子どもの成長後のパーソナリティや飲酒行動に影響を与えるといった世代間連鎖（アダルトチャイルド/アダルトチルドレン）も深刻な問題である。

(6) 問題の広がり

アルコール使用障害は以前には壮年男性に特有の問題であったが，近

表11-3　久里浜式アルコール症スクリーニングテスト（KAST）

○男性版（KAST-M）

最近6か月の間に次のようなことがありましたか？

1．食事は1日3回，ほぼ規則的にとっている
2．糖尿病，肝臓病，または心臓病と診断され，その治療を受けたことがある
3．酒を飲まないと寝つけないことが多い
4．二日酔いで仕事を休んだり，大事な約束を守らなかったりしたことが時々ある
5．酒をやめる必要性を感じたことがある
6．酒を飲まなければいい人だとよく言われる
7．家族に隠すようにして酒を飲むことがある
8．酒がきれたときに，汗が出たり，手が震えたり，いらいらや不眠など苦しいことがある
9．朝酒や昼酒の経験が何度かある
10．飲まないほうがよい生活を送れそうだと思う

「はい」は1点，「いいえ」は0点として合計点を算出する（1．のみ逆）
合計点が4点以上：アルコール依存症の疑い，1～3点：要注意群，0点：正常群
（質問項目1．による1点のみの場合は正常群）

○女性版（KAST-F）

最近6か月の間に次のようなことがありましたか？

1．酒を飲まないと寝つけないことが多い
2．医師からアルコールを控えるようにと言われたことがある
3．せめて今日だけは酒を飲むまいと思っていても，つい飲んでしまうことが多い
4．酒の量を減らそうとしたり，酒をやめようと試みたりしたことがある
5．飲酒しながら，仕事，家事，育児をすることがある
6．私のしていた仕事をまわりの人がするようになった
7．酒を飲まなければいい人だとよく言われる
8．自分の飲酒についてうしろめたさを感じたことがある

「はい」は1点，「いいえ」は0点として合計点を算出する（1．のみ逆）
合計点が3点以上：アルコール依存症の疑い，1～2点：要注意群，0点：正常群
（質問項目6．による1点のみの場合は正常群）

（http://www.kurihama-med.jp/alcohol/kast.html より）

年では女性・若年者・高齢者などに広く拡散している。

アルコール関連の精神疾患の患者数で見ると，女性は男性よりはるかに少ないものの，飲酒行動の性差が縮まるにつれ年々増加しつつある。女性は男性に比べ，短期間でアルコール依存症が形成されることが知られている。妊娠中の飲酒が胎児に与える悪影響は胎児アルコール症候群と呼ばれ，アメリカでは大きな問題となっている。妊娠中の女性に対する周囲の配慮も重要であろう。

飲酒の低年齢化については，心身の発達途上にある若年者の健康に対する悪影響が懸念されるほか，他の薬物中毒や非行の芽となることが指摘されている。飲酒開始年齢が低いほど依存症形成までの所要期間が短いとのデータもあり，依存症予防の観点からも注意が必要である。未成年の最初の飲酒は，家庭内で親から勧められるケースが最多といわれ，酒害の認識が家庭に浸透する必要がある。

高齢者が一人暮らしの寂しさを紛らわすためにアルコールに頼るケースがしばしば報告され，超高齢社会を迎えて大きな問題となりつつある。震災などの被災地で生活の根拠を奪われた人々がアルコールに浸るケースも指摘される。

いずれの問題も，個人の心がけに訴えて予防するには限界があり，社会全体での取り組みが求められている。

（7）原因・治療・予防

アルコール依存症の原因は，はっきりわかっていない。酒という物質が不可欠の要因であることは間違いないが，同じように長年酒を嗜んでいても，アルコール依存症になる人もあればならない人もある。

かつては「性格的に弱い人間が，酒に逃避した結果である」といった見方がなされがちであったが，今日では社会的なストレスとの関連を指摘する説が多い。気分の障害など精神的な問題をかかえた人々が酒に頼るケースはしばしば見られるが，これが逆効果であることは先にも述べた。アルコール依存症の発症には遺伝素因も関連するものと推測される。単一の原因に還元されるものではなく，さまざまな要因が複合的にかかわっていると考えるべきであろう。

治療に関しては，当然ながら断酒がカギとなる。しかし，アルコール依存症には前述の「否認」がつきものであり，治療の動機づけが難しい。本人が「自分には治療が必要である」と認めて出発点に立つまでが，最も重要かつ困難なステップである。経験者の中には，徹底的に苦しんでどん底まで落ちる「底つき」を経験しないと，出発点には立てないものだと語る人もある。

どうにか治療を決意できた場合，断酒を実現するためにどんな治療法があるだろうか。専門家の指導のもとに自分の病気について理解すること，すなわち心理教育は重要である。最近では断酒を目標とした認知行動療法プログラムも開発されている。抗酒薬あるいは嫌酒薬と呼ばれる薬は，体内でアルコールから作られる有害なアセトアルデヒドの分解を阻害するもので，これを飲んだうえで飲酒すると悪心・嘔吐や血圧低下など危険な症状が出る。そのことを承知で患者自身がこれを毎日服用し，断酒の一助とする方法もある。

いずれにせよ，何としても酒をやめたいという本人の動機づけがポイントとなるが，これを維持するうえで大きな力を発揮するのが，患者の自助グループ，すなわち断酒会である。このうち AA と呼ばれるものは匿名断酒会 Alcoholics Anonymous の略称で，1930 年代にアメリカで誕生した。2 人のアルコール依存症患者が互いに顔を合わせては，語り合い励まし合ううちに，いつしか断酒に成功した。一人ではできなかった断酒が，2 人で実現できた経験をグループへと広げ，これが AA の成立へとつながったのである。AA はその名のとおりメンバーの匿名参加を原則とし，名前や社会的地位をいっさい問わず，ただ酒に敗北した一人の人間としてグループに集う。独特の規約に基づいて頻繁にミーティングを行い，無批判の語り合いを繰り返しつつ，ともに断酒を目指していく。現在 AA は，世界 90 カ国で 100 万人規模のメンバーを擁するまでに成長している。わが国では AA に加えて，1950 年代に発足した日本型の断酒会も活動している。

アルコール依存症の長期予後に関する調査では，断酒の継続率や死亡率に関して断酒会への参加群と非参加群との間に有意差が示され，断酒会の効果が実証されている。ミーティングを中心とする自助活動のあり方は，アルコール以外の薬物依存症の治療に応用されているほか，各種の当事者活動にも影響を与えている。

2. 薬物依存と行為依存

(1) 覚醒剤の有害作用

覚醒剤は，特にわが国で問題となってきた違法な依存性薬物であり，実体はメタンフェタミン（商品名：ヒロポン）を中心とするアンフェタミン類である。

覚醒剤は，アルコールとは対照的に中枢神経系に対する興奮作用をもつ。覚醒剤を内服・注射したり，あぶって嗅いだりすると，強い精神刺激症状が生じる。眠気や疲労感が消失し，多幸感・万能感が生じて気分が高揚し，頭の働きが非常に活発になったと感じる。性行為に伴う快感が増強されるともいう。こうした作用に対する心理的依存がきわめて生じやすく，軽い気持ちで手を出してやめられなくなるケースが多い。

離脱症状はアルコールほど激しくはないものの，疲労・虚脱感・不快な夢といった徴候が生じがちであり，これを避けようとして覚醒剤を使用するという悪循環が起きやすい。使用を反復すると迅速に耐性が形成されて使用量が増加し，使用を抑制できなくなっていく。このように覚醒剤使用の急性期には，薬物のもたらす快感に対しての心理的依存が主たる問題となる。

（2）覚醒剤精神病

覚醒剤を連用するにつれ，急性期とはまったく違った現象が起きてくる。大量のメタンフェタミンを使い続けた場合，約 3 か月で明らかな精神病症状が出現する。幻聴や被害妄想など，統合失調症によく似た幻覚妄想状態が典型である。妄想のテーマとしては周囲から迫害・追跡されるといったものが多く，逃走あるいは逆襲しようとして傷害事件に至ることもある。

入院治療を行って覚醒剤の使用を中止させ，幻覚や妄想に対して抗精神病薬による薬物療法を行うと，1 か月以内には症状が消失していくことが普通であり，治療に対する反応性は比較的良好である。

問題はその後である。いったん覚醒剤使用を中断した者が，後に再使用したとしよう。この場合，初回よりもはるかに少量かつ短期間の投与で，前回と同じような精神病症状が出現する。しかもこうした症状の再燃は，飲酒など覚醒剤以外の物質摂取や情動ストレスなど，非特異的な刺激で引き起こされることがあるという。中断期間の長さは無関係であり，長年中断していた場合も再使用すると敏感に精神病症状が出現する。このように永続する過敏性は，異常行動を指標とした動物実験でも確認され，逆耐性現象あるいは行動感作と呼ばれている。

こうした現象は，覚醒剤の慢性投与によって精神病症状を生じる回路が脳内に形成され，この回路が永続的に保たれることによって起こるものと考えられる。ある人はこれを自転車に乗ることにたとえた。自転車に乗れるようになるには訓練が要るが，いったん習得してしまえば，どれほど長期間のブランクがあっても乗り方を忘れることはない。仮に忘れようとしても，脳と身体が覚えているため忘れることができない。覚醒剤による精神病症状もこれと同じだというのである。

このように覚醒剤の有害作用は，生涯にわたって害をなす危険性があることを，特に若い人々に十分に伝える必要がある。

（3）その他の乱用薬物

乱用や依存の対象となる薬物は，覚醒剤のほかにも数多くある。その代表的なものを図 11-3 に示した。これらはいずれも取り締まりの対象となるものであるが，それを承知で薬物を入手しようとする人々が後を絶たないことからも，薬物依存から抜け出すことの難しさがわかるだろう。そうした難しさの一因はこれらの薬物を使用した際の快体験にあるが，いったん経験した薬物を中止した際の不快感や不安感はそれ以上に強力である。当然ながら，はじめから手を出さないことが何よりも重要かつ有効な対策といえる。

大麻（マリファナ）などは「ソフトドラッグで危険が少ない」といった風説が流されがちであるが，実際の大麻使用者では多剤乱用が多く，より依存性の強い薬物への移行も見られるなど，重篤な薬物乱用・依存への入り口となる危険なものであることを知っておきたい。

この表に載っていないほかの薬物についても注意が必要である。各種の薬物が「合法ドラッグ」あるいは「脱法ドラッグ」と銘打って販売され，あたかも安全な快適さを提供するかのように喧伝されたことがあった。しかしその実態は非常に問題のあるもので，図 11-3 に記載された薬物と類似の化学物質を含む可能性があり，よりいっそう危険な薬物である場合もある。製造元や販売人がどのような成分が含まれているか把握

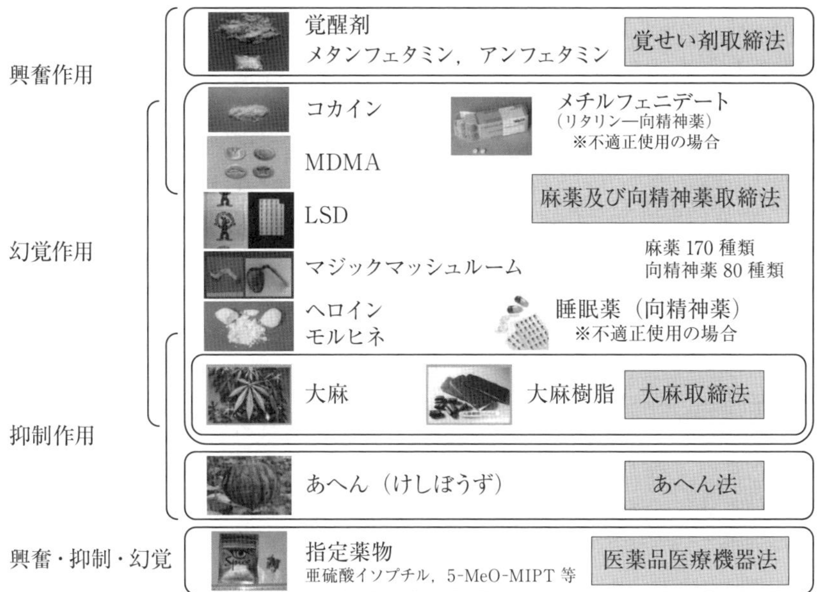

図 11-3　主な乱用薬物

(厚生労働省，医薬・生活衛生局，監視指導・麻薬対策課：薬物乱用の現状と対策。平成 27 年 11 月)

しないまま出回っていたものすらあり，死亡例も報告された。

さらに今日では，睡眠薬や抗不安薬など向精神薬に対する依存も問題となっている。

治療にあたっては，その薬物の使用を永続的に中止することが当然の目標となるが，これは決して容易ではない。薬物に手を出し依存する背景となった状況を振り返り，これを克服するための心理療法を併用することも勧められるが，単独で薬物の誘惑と戦うことは非常に難しく，ここでもアルコール依存症と同様に当事者同士のピアサポートが有力な支えになる。ダルク（DARC：Drug Addiction Rehabilitation Center）や

NA（Narcotic Anonymous：薬物依存症者の匿名自助グループ）などが各地で活動している。

（4）行為依存

依存症の対象となるのは物質ばかりではない。パチンコやギャンブルなどの行為に夢中になってやめられないのも依存症であり，行為依存と呼ばれる。最近ではインターネットやゲームへの依存がとりわけ年少者に浸透しつつあることが指摘され，2018年にICD-11（国際疾病分類第11版（巻末付表参照））は「ゲーム障害：gaming disorder」という診断を正式に採用した。現代の経済システムが，消費者の欲望を積極的に掘り起こして，商品やサービスへの耽溺を作り出す構造をもつことを考えると，今後この種の依存症はますます広がり，かつ深刻化する危険が大きい。

このように依存の対象は多彩であっても，依存という行動とこれに伴う心理のパターンには共通の部分が多く，アルコール依存症を中心としてこれまで蓄積された治験や手法，とりわけ断酒会の方法論が今後も役立つものと思われる。依存を生みだす脳のメカニズムについても研究が進んでおり，やがては治療に貢献するものと期待される。

学習のヒント

1．飲酒に対する考え方について，世界のさまざまな文化圏でどのような違いがみられるか調べてみよう。
2．AAと日本型断酒会について詳しく調べ，その共通点と相違点とを比較してみよう。
3．第二次世界大戦後のわが国では，三次にわたる覚醒剤の流行期を経て現在に至っている。第一次～第三次の流行期について，その特徴と社会的背景を調べてみよう。

さらなる学習のために

アルコール薬物問題全国市民協会（編）：『アルコール依存症<回復ノート>1「酒のない人生」をはじめる方法』アスク・ヒューマン・ケア，東京，1999

鈴木健二：『子どもの飲酒があぶない―アルコール・ドラッグに触まれる若者達』東峰書房，東京，1995

松本俊彦：『薬物依存とアディクション精神医学』金剛出版，東京，2015

榎本　稔：『よくわかる依存症：アルコール，薬物，ギャンブル，ネット，性依存』主婦の友社，東京，2015

参考ホームページ

アルコール健康障害対策基本法推進ネットワーク
http://alhonet.jp/problem.html

麻薬・覚せい剤乱用防止センター：「ダメ．ゼッタイ．」
http://www.dapc.or.jp/

アルコホーリクス・アノニマス®（無名のアルコホーリクたち）
https://aajapan.org/

NPO 法人日本ダルク　薬物依存症からの回復
http://darc-ic.com/

12　精神疾患（4）ストレスとストレス反応

高橋　晶

《目標＆ポイント》
ストレスに関しては以前の章で学習した。そのストレスをいかに適切に処理するかが人生においては重要なことである。うまくストレスと向き合えるとよいが，ときに強いストレスでうまく処理されない場合には，精神疾患として表出されることがある。ストレスに関連する精神疾患として，適応障害，急性ストレス障害（ASD），外傷後ストレス障害（PTSD）などがあげられる。心身症や摂食障害もストレスと関係深い。これらの疾患についてストレスとの関連を学ぶ

《キーワード》　ストレス，適応障害，PTSD，心身症，摂食障害

1. ストレスを抱えると脳内では何が起こっているか

ストレスを多く抱えることによって，脳内で神経伝達物質に変化が起こる。脳内には多くの物質があり，適切に調整されているが，そのなかでもストレスと関係の深いものは，セロトニン，ドーパミン，ノルアドレナリンである。セロトニンはこころを落ち着かせ，安心感や平常心をもたらす物質である。ドーパミンは「快楽」の源となる物質で，「食欲」「性欲」などを増進させ，生活をエネルギーに満ち溢れたものにする。ノルアドレナリンは，神経を過敏にして，攻撃的になる物質である。平常時はこれらが相互に補い合い，ときに戦闘的に，ときにリラックスし，そのスイッチが必要に応じて入れ替わり，変化・対応している。ノルア

ドレナリンもドーパミンも適度な分泌であれば，よい刺激となって生きる充実感につながる。すぐに解決できないような問題を抱える状態が長時間続くことになると，ドーパミンもノルアドレナリンも分泌が過剰になり身体的な症状となって表れる。ストレスが多くなると，常にノルアドレナリンが出て戦闘モードになり，体がストレスに対して闘争態勢に入るのはいいが，長期間のストレスにさらされ常に緊張した状態でいると，脳内で保たれていたこれらの物質のバランスが崩れ，不安，抑うつ，焦燥感などが起こり，感情が制御困難になることがある。これから説明する疾患は，程度の違いはあれ，ストレスによって脳内物質のバランスに変化が起きて，不調をきたしている状態と考える。

2. 適応障害とストレス障害

過度のストレスによって引き起こされる疾患について，ここでは解説する。ストレス論については第6～8章で学んだので，復習しながら，この章を学習することを勧める。

（1）適応障害

普段はどんな人も少なからずストレスを受けているが，それが限界を超えてしまうことがある。生活環境は，ときに予想をしないさまざまな状況に変わる。周りからは些細にみえることも，本人にとっては天地を揺るがすほどの大きな問題で，こころのバランスを崩し，うつ状態や不安，怒りっぽくなったり，さまざまな症状を呈することがある。そのような環境から離れると改善することも特徴的である。

適応障害は，その人にとって強いストレスを引き起こす対象への反応によって起こり得る。次に述べるストレス障害のように，明らかに生死の危険性があることではないが，日々の生活の中で起こるさまざまな事柄が処理しきれずに起こるものである。実際にはどんな人でも，このような状態になる可能性を秘めている。さまざまな処理できないことに葛藤し，その環境内で当事者は苦しんでいるが，周囲の人にはそれがわかりにくく，放置するとこころの機能が破綻してしまう。

適応障害は，発症の原因がはっきりとしているのが１つの特徴である。ほかの精神疾患だと，原因はよくわからないことも多いが，適応障害はある環境・ストレスに適応できないことが根本にあり，その環境に本人は大きな苦痛を感じている。多くのケースで「あの環境変化から調子を崩した」と本人が自覚できていることが多い。

ストレス因子はさまざまなものがあり，入社・異動・転勤・昇進・降格，引っ越し・結婚・離婚などはその例で，なんらかの環境変化で生じることがほとんどである。「適応できない」ということは，自分の考え・価値観・常識と，その環境における考え・価値観・常識があまりに離れており，それに適応するために努力をしたにもかかわらず，適応に失敗してしまったことといえる。そのため周囲からは，「なんでそんなことに適応できないの？」と思えるような原因であっても，あまりにその価値観に差があれば，適応障害の原因となり得る。

また本人が，「適応するための努力をしている」かどうかも重要なポイントである。環境が変わればどんな人でもある程度のストレスは受けるが，すべての人が適応障害になるわけではない。

環境変化が生じてから比較的速やかに症状が生じることも，適応障害の特徴と考える。その環境が自分の価値観と合わないせいで生じているため，その環境に置かれれば症状は出現する。診断基準では３か月以内と書かれているが，実際は１か月以内に出現することも多い。

適応障害と診断するためには「ほかの精神疾患ではない」ことをしっかりと確認することが必要で，適応障害は，診断基準上はほかの精神疾患に優先される診断ではない。その症状が「適応に失敗した結果生じているものなのか」という点が重要である。またその症状によって日常生活に支障をきたしていることも大切である。

たとえば環境変化が生じ，しばらく環境に慣れずに多少イライラしたり，疲れがたまりやすいことは一般的に想定される不調であるが，これを明らかに超え，生活に困るほどであることが必要である。

症状は不都合な状況の後に出現することが多く，抑うつ，不安，素行の問題（暴飲暴食，薬物乱用，欠勤，危険運転など），頭痛，不眠，食欲低下などがある。これらの状況が改善すると，症状も改善することが多い。ただ，ほかの章で既出のうつ病や，不安障害と区別が難しいことがあり，最初はストレスによる適応障害から発症して，ストレスが除去されずにうつ病や不安障害に移行する例も少なくない。

適応障害の治療は，薬物療法や心理療法を用いて行う。また休職など，休むことで改善することもある。問題となるストレスへの対処をすることによって改善するため，その調整を行う必要がある。会社であれば，直属の上司，同僚に相談ができればよいが，それが難しい場合にはほかの上司や，産業医，保健師などに助けを求めることもできる。ほかの疾患同様，早めに対処をすればこころの傷も浅いが，ときに援助を求めることができず，悪化することもたびたびみられる。

現代社会はゆとりを求めていながら，同時に高効率性を求められ，相反する価値観の中で活動を強いられることが多い。方向性が決まっていて，自分の裁量権，すなわち自分の判断で物事を進めていくことができるとストレスも少ないが，多くの人が別々の指示を出したり，方向性が決定できなかったり，思い煩い，葛藤を増やす背景があるとストレスが高まる。第 6〜8 章で解説されているように，ストレスとうまく向き合い，自分の中のストレスを知り，客観性をもって対処できるとよいであろう。

受けたくない仕事や，いやな人間関係を断ることができるとよいが，実際にはさまざまな関係性から簡単に断るのは難しいことも多い。多様な状況下でうまく軟着陸して，落としどころを見つけられるとよい。

ストレスへの脆弱性の背景に，知的障害や自閉症スペクトラム症やパーソナリティ障害が存在していることもあるので注意が必要である。そのために，どのように育ってきたか，病前の適応状態，元々のパーソナリティの評価も欠かせない。

また適応障害は自殺企図との関連があり，慢性化したり，うつ病や不安症に移行することもあるので注意が必要である。

治療としてはストレスが除去，緩和できるものか検討して，本人だけでなくかかわる人々との連携，調整が必要である。

ただ，簡単にストレスを除去できない場合は，ストレスにどのように対処するか，適応力，対応力を上げる工夫をしないといけない。また不眠や抑うつ，不安が強い場合は必要に応じて，精神科，心療内科などに受診して，薬物療法を行う必要もあると考える。これはあくまで対症療法，補助的なものであり，症状が改善することで精神療法・環境調整が効くようになる補助として考える。

（2）ストレス障害

前述の適応障害は，日常的なさまざまな問題が原因になることが特徴であったが，ストレス障害は，非日常的な出来事に遭うことによって起こる。

自分もしくは近しい人が，生命の危険にさらされる出来事を経験し，それによって，こころの防衛機能，アラームが異常状態になってしまったと例えられるかもしれない。

普段は，自分の身に危険が起こる時には適切にこころのアラーム・警報が鳴り，本人に危険を知らせる。その物事が危険と察知し，心拍数を増やし，心身ともに戦闘態勢になり，緊張，不安になることなどであり，危険が去れば正常な状態に戻る。しかし，これらストレス障害は，このこころの警報器が壊れて，普段何でもない時に思い出したり，それを思い出させる軽微な出来事に遭った時に，異常に反応してしまう。制御不能な状態になることがあり，本人はとても苦しむ。時計のアラームが何でもない時に鳴ると皆驚くと思う。そのアラームが朝起きたい時間に鳴らすように設定できるとよいが，その設定ができずに，ところ構わず鳴ってしまうと本人は大変困ってしまうというイメージである。周りからみると，なんでそんな反応になるのかわからないことがある。本人は一度大きくこころが傷つくと，うまくそれを周りに表現できなくなり，恐怖を感じた感情を再び体験することを避けて，その感情を表出しにくくなる傾向がある。

東日本大震災や多くの災害が日本では起こっているが，家族を目の前で失ったり，自分自身が津波で生死をさまようような体験をした場合，フラッシュバックという，あたかもその時に起こった恐怖体験が一瞬にして思い出され，その時の恐怖，不安を同時に感じる。ときにはその場所に行くことができなくなることもあり，その近所が勤務先であれば，通勤できないなどの社会的な問題も出現する。

もともとこの概念は第一次世界大戦で戦場の兵士がさまざまな精神症状を起こすことが報告され，戦争神経症といわれた。のちにベトナム戦争でも同様の症状が出現し，その後，戦争だけでなくほかの生死にかかわるような体験においても同様な症状が出現することから，PTSD の概念が作られた。

日本では性被害や交通事故，災害など生命の危険に瀕するような状態にさらされると起こり得る。周りの人も上記のことを注意して対応してほしい。

ストレス下に起こる精神的に動揺することや，不安になること，心身の症状の多くは，自分自身のこころを守ろうとする，誰にでも起こる正常な反応であると考えられる。大部分の支援者は，上司，同僚，家族，友人などの身近な人の援助，また自分自身のこころの回復力や対処行動により回復することが多い。

ただ，何度か同じストレスでうまく対応できなかった経験や準備がない状態での強いストレス，または同時多発的に出現するストレス，強いストレスが継続する状況，暴行の被害などで加害者が身近にいたり，恐怖の対象が継続して存在している場合は，反応は長く続いたり，ときに精神疾患に罹患することもある。

a）トラウマとは

トラウマとは，もともとは傷・けがの意味であるが，精神医療的には精神的外傷といわれ，生きるか死ぬかくらいの出来事で起こる，こころの傷のことである。最近はトラウマという言葉が乱用されており，誤解されていることが多く，軽微な出来事でもこころが傷ついたり，それを引きずっている時に誤用されることがあるので注意が必要である。実際には個人にとって，生死を決するような体験のことを指す。

b）ASD と PTSD

急性ストレス障害（acute stress disorder：ASD），心的外傷後ストレス障害（post traumatic stress disorder：PTSD）は危うく死ぬ，または重症を負うような体験のあとに，フラッシュバックや悪夢をみるなどのさまざまな症状を呈する。

以前に同様の体験をしていたり，出来事の後の社会的支援が乏しいことなどが危険因子となることがある。外傷的な出来事から1年以内の期間で自然回復する可能性が比較的高いが，PTSD 患者の約 30％は治療の有無にかかわらず，改善しにくい例もあるといわれる。

ASD は PTSD の出来事基準を満たす体験の後で持続が 1 か月までのものをいう。1 か月過ぎると PTSD の診断になる。PTSD と同様に外傷的な極度の出来事があり，その後の発症である。症状は PTSD でも存在した再体験，過覚醒，回避，麻痺，そして茫然として自分を見失っている解離の症状，陽性感情の麻痺がある。PTSD は発症までに時間がかかるものもある。ASD のすべてが PTSD のリスク・前駆疾患になるわけではないが，移行することがあるので注意が必要である。

症状が重篤でない場合は，自然回復する可能性も比較的高いので，症状の変化に注意していくことが求められる。症状が重篤な時には必要に応じて薬物療法を対症的に用いる。特に PTSD への移行が考えられる例や不眠，悪夢の著しい場合には，薬物療法で症状を緩和させる必要がある例もある。

（3）心的外傷後のストレス反応

PTSD の 4 つの主症状を図 12-1 に示す。

a）侵入（再体験）症状

自身が体験した不快な場面の記憶が，画像や動画のように突然思い出されたり，悪夢のように繰り返されることがある。テレビで関連するニュースが流れたり，なんらかのきっかけで辛い体験を思い出し，その時の不安，恐怖の感情と動悸や冷汗などの身体的な反応が出ることもある。突然，辛い過去の経験が目の前で起こっているかのように再現され，大きな苦痛を伴う。また，その体験がいつ再現されるかわからない不安もある。

b）回避・麻痺症状

自分が体験した辛かったことに対して考えたり，話したり，その時の

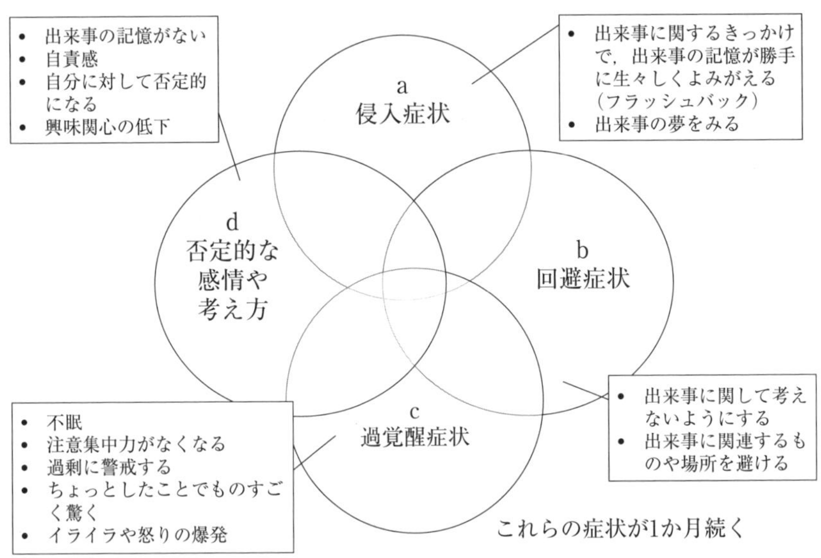

図 12-1　PTSD の 4 つの主症状

（筆者作成）

感情が変動すると不快になるのでそれを極力避けようとしたり，思い出してしまう場所や関係する物事を避けようとする。以前楽しんでいた趣味や普段の活動に，以前ほど興味や関心がなくなることもある。気持ちが麻痺したようになり，こころがこれ以上傷つかないよう自己防御反応と考えられる。他者からの愛情や幸福感を感じるなどのポジティブな感情を感じにくくなることがある。

c）過覚醒症状

今まで問題なかった場所や事柄で過剰に敏感になり，警戒し，物音に過剰に驚くことがある。安心感，安全感が失われるので寝つきが悪い，寝ても目が覚める，イライラするなどの緊張が高い状態が継続することがある。また，普段穏やかな人が怒りっぽくなったり，仕事を含めて物

表 12-1　ストレス関連障害の違い

	急性ストレス障害（ASD）	心的外傷後ストレス障害（PTSD）	適応障害
発症	ストレス体験直後（4 週間以内）	ストレス体験後（4 週以降）	ストレス体験後 3 か月以内
経過	2 日〜4 週間	1 か月以上	ストレス終了後 6 か月以内
ストレスのタイプ	極度のストレス	極度のストレス	どんなストレスでもあり得る
判断基準の症状	解離症状，再体験，回避，不安，覚醒亢進	再体験，回避，麻痺，不安，覚醒亢進	抑うつ，不安，行為障害

（筆者作成）

事に集中できないこともある。この状態が継続すると，日常生活が行われなくなったり，人間関係が壊れることもある。

ASD，PTSD，適応障害についての簡単な比較を表 12-1 に示した。

前述の症状が著しく，数か月経過しても自然回復せずに，生活をしていくうえでさまざまな問題がある場合，本人の希望があれば精神療法や薬物療法を行うことも可能なので，専門家に相談したほうがよい。

その辛い出来事に伴う苦痛は周囲の想像以上であることも多く，またトラウマといわれるこころの傷は，人によってさまざまであったり，以前に同様の体験をしていると予想以上の反応として現れることが多い。場合によっては出社，学校への登校，買い物に行けないなど，根本的な生活に影響が出ることもあるので，生活範囲が極端に狭くなったり，ときにはひきこもってしまうこともある。基本的には安心できる場所・環境で，安心感を与えながら，対応することが求められる。PTSD の病態形成には外傷的な出来事の程度と持続期間だけでなく，遺伝要因や環境要因なども複雑に関与しているので，それぞれのケースに合わせて個別に考え，対応していく必要がある。

このような衝撃的な出来事のあとに，精神的に不安定になることは珍しくないこと，症状は自然な反応であること，いつまでも辛い時期が続くわけではないことなどを保証して，不安を取り除く手伝いをすることも重要である。

d）否定的な感情や考え方

起こったトラウマ体験，出来事を思い出せないことがある。また必要以上に自分を責めたり，他人を責めるなどの症状が出ることがある。自分に対して否定的になること，楽しめなくなるなど，興味・関心の低下などの否定的な感情や考え方が出現する。

(4) 抑うつ反応

辛い体験が継続的にあると，気分が落ち込むことがある。自分で解決できればよいが，解決できず，気分が落ち込み，今までできていた興味や関心の低下，睡眠障害，食欲が落ち，気力が減退するなどの反応が出ることがある。これが一日中，ほぼ毎日，少なくとも2週間以上持続するとうつ病の可能性がある。うつ病に関してはほかの章で詳しく解説してあるのでそちらを見てほしい。

うつ病は気分の問題だけでなく，身体症状が前面に出現することもあり，食欲低下，倦怠感などにも注意したい。当初は身体的な訴えで内科など精神科以外の科を受診することが多いといわれる。経過として初発か，再発かに注意する。再発が多い疾患なので，治療歴に注意する。また，うつ病と考えていたところ，経過を追っていくと躁，軽躁状態が出現し，双極性障害の可能性を考慮する必要がある。

（5）出現する反応への自己治療の末に起こること

強いストレス下での反応として，不眠・悪夢，強い不安，孤立感，意欲の減退，イライラする，怒りっぽくなる，気分が落ち込む，自分を責める，集中力が落ちる，判断力が低下する，だるさ，めまい，動悸，震え，発汗，神経が過敏になる，ほかの人と話さなくなる，飲酒や喫煙が増えるなどの症状が現れることがある。これは日々の安全な日常生活を脅かすものである。

前述のさまざまな反応，症状に対し，一般的には自分でうまく対処しようとする。眠れなければ，寝酒が増える。イライラしたらタバコの本数やコーヒーの量が増える。人によっては市販の薬物を使用する人もいる。自分でまず対処してみると，最初はそれなりに眠れるようになったりするが，強いストレスが継続すると，今まで飲んでいた飲酒量では眠れなくなり，またタバコの量が増えたりする。アルコールは徐々に量が増えると睡眠の質を悪化させ，ときに朝起きられなくなり，うつ病を悪化させることがある。本人はよかれと思ってしていることが，結果的にアルコールなどの物質の依存症になったり，うつ病を悪化させて，さらに苦しむことになる。苦しんでいる本人は，この状態で判断力が低下して，自分ではどうにもならない状態になっていることがある。上司や同僚，家族，友人が，疲労の状態や不眠の事実を確認したり，タバコが増えたり，イライラしていることなどの行動面の問題に気づくことがある。これを本人に伝えることにより，悪化を防ぐことができる可能性がある。

アルコール依存症は単に飲酒量が増えるというだけではなく，アルコールに依存することによって精神的，社会的，経済的，対人的に問題を生じ，社会生活を崩壊させる疾患でもあるので注意が必要である。

(6) 反応への対応

前述の反応は一過性のものもあれば，継続して，ときに精神疾患に発展することがある。自分自身では，普段と違う自分に気づくこと，また普段どおりの状態ではないことを認識し，適切に助けを上司，同僚，家族，友人に求められるとよい。しかし，ときに精神的不調が強いと正常な判断ができなくなるので，周りの人が行動面から普段と違うことに気づき，適切な専門職に「つなぐ」「つないでもらう」ことが重要である。

平時からどんなことがストレス下で起こるかを事前に「知っておく」ことと「知らない」ことでは大きな違いである。事前の準備が大事とはどこでも言われることであるが，ストレスによって，前述の反応，症状が出現した時に，「これがその反応か」と理解し，適切に対処することができる。そうでないと不適切な自己治療のあげく，症状を悪化させることもある。

適切に救助を求めていくために，職場，家庭でもチームを作ったり，ペアになったり，お互いに気づきあうことも大切である。自分で気づける反応と，第三者が気づく反応に注意して，普段から平時のストレスに対応し，そして強いストレス下にも対応できる準備ができていることが望ましい。

3. 心身症

(1) 心身症とは

心身症とは，身体疾患の発症や経過に，心理社会的因子が密接に関与する病態のことである。ストレスにより，身体疾患が発症，再燃，悪化，持続する。また身体疾患によって，不適応になり精神的な症状が出ることもある。

心身相関という概念は，こころとからだは密接にかかわっていて，こころの不調から身体の症状が出ることがある，というものである。例を1つ示す。たとえば胃潰瘍という病気では，ピロリ菌感染，過剰飲酒などさまざまな原因があるが，仕事で根を詰めて働き，休みもとらない責任感の強い人が，ストレスで眠れなくなり，強いストレスを本人も自覚しつつ働いていた。胃の不快感があっても我慢していたが，突然吐血し，胃の内視鏡検査を受けると胃潰瘍が見つかり，しかも古い胃潰瘍の跡がいくつもあり，すでにこれまで何度も胃潰瘍を繰り返していることが初めてわかった。その後，仕事も含めて生活を見直すことを勧められ，内服薬と環境調整でそれ以後，胃潰瘍はよくなった。このように「こころ」と「からだ」は密接につながっていて，こころの問題が，からだの問題として出現する。

同じように気管支ぜんそく，過換気症候群，緊張性頭痛などさまざまな疾患で，こころの不調から身体の疾患が起きたり，その影響で，一般的な薬の内服治療をしても改善しない例がある。こころの不調や環境を改善することで，これらの疾患が改善することもある。

心身症的な経過をとる疾患の例を表 12-2 に示す。

（2）心身症とストレス

心身症として症状が形成されるためには，ストレスの大きさ，負荷の種類などが影響し，またそれを受ける個々人のストレスへの反応が影響する。すなわち，ストレスが強大でもはね返すことは可能であるが，その時に，不運にもさまざまな問題が重なりうまく対応できないこともある。たとえば自分自身や家族が病気になったり，仕事が重なり仕事量の調整ができない時など，普段であれば問題のないことが処理できなくなり，結果として不適応になり，心身ともに体調を崩すのである。

心身症が疑われる場合は，早めに心身医学に明るい心療内科や内科，

表 12-2　心身症的な経過を取る疾患の例

部位	主な症状
呼吸器系	気管支ぜんそく，過換気症候群
循環器系	本態性高血圧症，狭心症，心筋梗塞
消化器系	胃・十二指腸潰瘍，過敏性腸症候群，潰瘍性大腸炎，心因性嘔吐
内分泌・代謝系	単純性肥満症，糖尿病
神経・筋肉系	緊張性頭痛，痙性斜頸，書痙
皮膚科領域	慢性じんましん，アトピー性皮膚炎，円形脱毛症
整形外科領域	慢性関節リウマチ，腰痛症
泌尿・生殖器系	夜尿症，心因性インポテンス
眼科領域	眼精疲労，本態性眼瞼けいれん
耳鼻科領域	メニエール病
歯科・口腔外科領域	顎関節症

（筆者作成）

精神科などの医療機関を受診することを勧める。

（3）心身症とアレキシサイミア

アレキシサイミア（alexithymia）とは失感情症と言われ，感情に関する言葉が出にくくなるとか，気分のための言葉が出ないという意味である。事実の描写は正確であるが，想像力に乏しく，自分自身の気持ちが言葉として表すことが難しいとされる。周りからみるとすぐに受診したほうがいい状態なのに，そうしようとしない認知の悪さとして現れることがある。このような，からだが訴えかける信号への無視や無関心は心身症の患者によくみられる。

4. 摂食障害

摂食障害は心身症の一型とされてきたものであり，思春期・青年期には特に重要なテーマである。

食べなくなる拒食症と異常に食べてしまう過食症は，根底には共通点が多い。ともに食生活を厳しく制限して体重を減らそうとする。また食べる量を極端に制限したり，下剤使用など極端な方法で体重増加を防ごうとする。また，多感な時期に周囲の人の何気ない「太ったね」などのひと言を気にしたり，学校の部活動で体重増加を禁じられる競技や趣味のために，食べたい盛りなのに太ることを禁じられ，強いストレスのために食生活に変動をきたすことがある。ストレスもこの誘因で，悪化させる原因となる。

（1）神経性無食欲症（拒食症：anorexia nervosa）

太ることを極端に嫌い，偏った食生活になる。非常にやせているにもかかわらず，自分はやせていないと思い，体重が増えることを恐れる。自分の状況を病気とは思わずに，治療を受けたがらない人が多い。思春期・青年期の女性が多い。運動競技のためのダイエットで歯止めがきかなくなることや，太っているなどの周囲からの指摘がきっかけになることもあるが，きっかけがないこともある。

摂食拒否と，高度のやせがある。ボディイメージという，自身の身体像が障害されており，周りの人から見て病的にやせていても，鏡に写るやせ細った自分の姿を見ても本人は太っていると思い込み，食べることを拒否する。また脂を含む食材や本人が太りそうと思う食材は口にしないなど，食事内容の偏りが著しいことがある。やせが進行すると，身体的な生命維持の防衛反応が働き，無月経，多毛などの身体症状が出現し，体重が 30 kg を下回ると栄養失調，電解質異常などで生命の危険にさらされる。ときに亡くなることも決して少なくない。

（2）神経性大食症（過食症：bulimia nervosa）

短時間に大量に食べるようになり，食べた後に下剤や嘔吐で排出したり，その後，極端な食事制限をして体重を増やさないようにする。過食の後には自己嫌悪や無力感，うつ状態になりやすく，日常生活に影響が出やすい。

（3）対応

軽症から重症までさまざまあるが，一過性に改善する例もあれば，重症化して亡くなる例もある。また自傷行為などが合併する例もある。むちゃ食い，強制的な自己嘔吐，大量の下剤による排泄などはかなり身体に負担をかけ，その期間が長期化するほど，身体的な影響も出現する。本人からの救援サインでわかることもあれば，生活の中の観察で，食事の大量の買い込み，トイレ使用後の嘔吐臭，大量の下剤の買い込みの発見など，家族が気づくことがある。明らかにるい痩（そう）が著明であるにもかかわらず，本人が無理して活動し，学校などで倒れることがある。

専門的な治療は心療内科，精神科，内科などで複合的に身体，精神の状態に合わせて受診が必要なこともある。本人，家族も今後の進展を不安視していることが多いので，近医にかかりつけをつくっておくことが望ましい。

5. まとめ

ストレス関連の精神障害について解説した。適応障害は原因となる環境因があり，それに対する反応が精神不調に表れ，そのストレス因の減少で改善する。ASD，PTSD は生死に影響があるような強烈な体験後にこころが悲鳴を上げて，こころのアラームが壊れてしまうかのような状態であり，その対処が必要であることを説明した。心身症は，こころの不調から身体の症状が出ること，またアレキシサイミアという感情表出が困難な状態では，心身症になりやすいことがあるので注意が必要なことを示した。摂食障害では，太ることへの恐怖や，環境因が誘因となり，摂食障害になることがあり，ときに悪化させる原因になることを示した。

ストレスは精神のみならず身体にも影響を与え，そのバランスを崩す。バランスが大切であるので，ストレスとどのように付き合うか，また内なる自分の声に気づき，限界を超える前に信頼できる人に相談し，一時休む勇気も必要である。今の世の中はより高効率，無駄を排除し，白黒をはっきりつけさせられる時代になってきている。なんらかの精神・身体の不調は自分のからだ・こころからの貴重なメッセージであり，それに気づき，環境がよい方向に変えられるのであれば変え，変えられないのであればそれを理解し，そのなかでできる最大限の対処をし，専門家に相談することも重要である。自分の理解者は自分であり，自分の調子が崩れた時には，それに気づいてくれるのが友人であり，家族である。お互いがお互いを助け合うような，お互いのストレスの状態を評価し合える関係性があれば，それはとても望ましいと考える。人生は長い。たとえば，車のレースでトラブルを抱えて走行していると大事故につながりかねない。勇気ある休養をとって，こころの修理をし，レースに復帰してほしい。長い人生のレースを他人と順位を競うのではなく，その人のペースで完走してほしいと願う。

学習のヒント

1．適応障害で困っている友人に対して，どのような形でサポートできるか考えてみよう。

2．PTSDになっている人にどのような言葉がけをしたら本人にとって楽になるかを考えてみよう。
3．摂食障害で身体的に危険な状態で，病院にかかることを拒否している人がいたら，どのようにアドバイスできるであろうか。

さらなる学習のために

岡田尊司：『ストレスと適応障害 つらい時期を乗り越える技術』幻冬舎新書，東京，2013
貝谷久宣：『適応障害のことがよくわかる本（健康ライブラリーイラスト版）』講談社，東京，2012
井上令一（監修），四宮滋子ほか（翻訳）：『カプラン臨床精神医学テキストDSM-5診断基準の臨床への展開 第3版』メディカルサイエンスインターナショナル，東京，2016
高橋 晶，高橋祥友（編）：『災害精神医学入門―災害に学び，明日に備える』金剛出版，東京，2015
フレデリック・J・スタッダードJr.ほか（編著）（富田博秋ほか監訳）：『災害精神医学』星和書店，東京，2015
樋口輝彦ほか（編）：『今日の精神疾患治療指針 第2版』医学書院，東京，2016
切池信夫：『健康ライブラリー 拒食症と過食症の治し方』講談社，東京，2016

13 災害時とメンタルヘルス

高橋　晶

《目標＆ポイント》
日本は海に囲まれ，山が多く，美しい自然に恵まれた国である。しかし，災害の多い国でもある。日本人は数多の災害と向き合い，ときに甚大な被害を受け，多くの犠牲を払い，それでも力強く乗り越えてきた。
未曾有の 2011 年の東日本大震災から 10 年以上過ぎた。想定外の事象が起こり，数多くの犠牲者，多くの被災者を生み出した。また 2016 年には熊本地震も起こった。ほかにも洪水被害など毎年なんらかの災害は日本のどこかで起こり続けている。各被災地で復興が行われている。災害後の支援，復興には時間がかかり，急性期そして中・長期の精神的支援は欠かせない。2020 年から新型コロナウイルス感染症（COVID-19）の蔓延があり，その後の生活に大きな影響を与えている。昨今，災害時のメンタルヘルスの重要性が問われており，各自で，その対策とその意味を考えていきたい。
《キーワード》 自然災害，人為的災害，ストレス障害，被災者支援，支援者支援，防災，新型コロナウイルス感染症（COVID-19）

1. 災害とは

災害とは，自然現象や人為的な原因によって，人命や社会生活に被害が生じる事態を表す。大きく自然災害（天災）と人的災害（人災）に分けられる。災害の種類を図 13-1 に示す。
なんらかの悪意をもって引き起こされた意図的災害としてはテロ行為や戦争などが含まれる。なお，自然災害と人的災害が明瞭に区別できる場合だけではなく，両方の原因が関係している災害もある。ときに自然

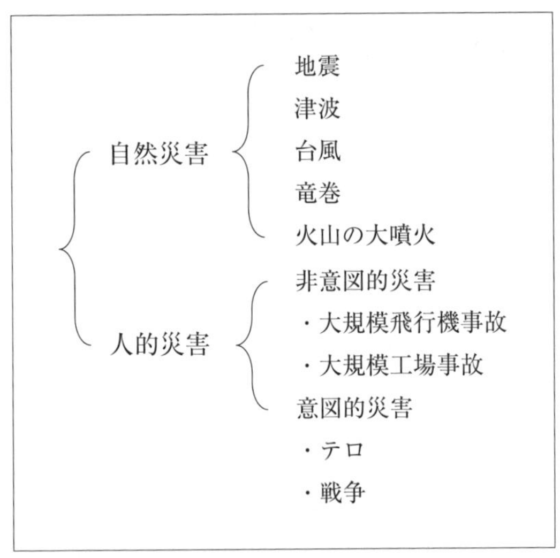

図 13-1　災害の種類

災害と人的災害が複雑に絡みあった複合的災害となり，大規模災害ではその結果，被害が大きくなったり，対応が複雑になることがある。自然災害も，そこに人が住んでいるから災害になり，そこに人が住んでいなければ，あくまで事象である。

新型コロナウイルス感染症（COVID-19）は 2021 年 12 月の段階で，世界で 2.75 億の感染者，562 万人の死者が出ている。日本国内でも多数の感染者，死者が出ている。この状態は，感染症災害と考えても矛盾しない。

2. 日本の災害

表 13-1 に，日本に関連して起こった災害について，過去の日本の災害の一部をあげた。大小含め災害の総件数は多く，1 年の間に日本のどこ

表13-1　国内の大災害の一部

1959（昭和34）年9月	伊勢湾台風
1963（昭和38）年11月	三川鉱炭塵爆破事故
1964（昭和39）年6月	新潟地震
1982（昭和57）年2月	日本航空350便墜落事故
1985（昭和60）年8月	日本航空123便墜落事故
1995（平成7）年1月	阪神・淡路大震災
1995（平成7）年3月	オウム真理教地下鉄サリン事件
1996（平成8）年12月	在ペルー日本大使公邸占拠事件
1999（平成11）年9月	東海村JCO臨界事故
2000（平成12）年6月	三宅島の噴火
2000（平成12）年3月	有珠山の噴火
2004（平成16）年10月	新潟県中越地震
2005（平成17）年4月	JR福知山線脱線事故
2007（平成19）年7月	新潟県中越沖地震
2011（平成23）年1月	新燃岳の噴火
2011（平成23）年3月	東日本大震災，福島第一原子力発電所事故
2014（平成26）年8月	広島市土砂災害
2014（平成26）年9月	御嶽山の噴火
2015（平成27）年9月	関東東北豪雨　常総市水害
2017（平成29）年4月	熊本地震
2017（平成29）年7月	九州北部豪雨
2020（令和2）年7月	令和2年7月豪雨
2021（令和3）年2月	福島県沖地震

かで必ず，なんらかの災害が起こっている。台風，地震，水害，火山の大噴火といった自然災害の例が多い。しかし，航空機事故や鉄道事故で多くの犠牲者が出た例もある。1995 年 3 月に起こったオウム真理教地下鉄サリン事件では多くの死者を出し，テロも日本にとって決して無関係ではないことに気づかされた。ニューヨーク，パリなど大都市で，世界中でテロが増えているなか，日本でも緊張が高まっている。グローバル化した現代社会においては，テロや戦争も日本との関連がある可能性が高くなってきている。

2011 年 3 月 11 日に発生した東日本大震災では，わが国の観測史上最大のマグニチュード 9.0 を記録した。この地震によって発生した大津波が，東北地方から関東地方の太平洋沿岸部に壊滅的な被害をもたらした。また地震の揺れや液状化現象，地盤沈下などによって，広大な範囲で被害が発生し，ライフラインは寸断された。ピーク時の避難者は 40 万人以上，死者・行方不明者は計 2 万人弱とされている。

また，地震と津波の被害を受けた東京電力福島第一原子力発電所では，放射性物質の放出を伴う重大な事故が発生した。周辺の多くの住民は避難を強いられ，原子力発電所事故の収束には今後も長期間かかる。

東京電力福島第一原子力発電所の事故も自然災害と人的災害の 2 つの面がある。事故発生直後，政府は放射線量やその分布の正確な発表を控えたため，線量の低い地域への避難が効率的にできなかったという批判がある。

テロリズムに対しては，欧米諸国では，より迅速な身体的外傷に対応できるよう訓練・対策が行われ，日本においても対策が行われてきている。心的外傷においては，ときに自然災害以上に人的災害よってこころの傷ができやすいことも状況によってあり得るので，その対策も重要である。

感染症災害としての COVID-19 の蔓延は，感染した人の命の危険性，そして誹謗中傷や差別を生み出し，社会的な影響を与えている。感染した人，その対応をしている医療者など多くの感染に関連した人へのメンタルヘルスの支援は，重要な課題である。

3. 災害時のメンタルヘルスとは

災害時には多くのものを失い，多くの人が身体的な健康，こころの健康を損なうことが多い。そのなかでメンタルヘルス，こころの健康をいかに守るかを考えていく必要がある。そのためには事前に何が災害時に起こるか，知っておく必要がある。現実に災害が生じた際には事前に学んだことを応用して，適切に対応し，災害がもたらした影響を可能な限り小さくして，回復を図ることが目的となる。

大規模災害は，日常生活で経験するストレスをはるかに超えた強大なストレスを受ける。その際にこころのケアが必要となるのは，どのような人々であろうか。

(1) 被災者

図 13-2 に示すように，こころのケアの対象となる人々は，被災者と救援者に大きく 2 別される。被災者の中でも，発災前は特に精神的な問題を抱えていなかった一般住民と，精神障害を抱える人に分けられる。

(2) 一般住民

a) 健康な人

発災前から高い社会適応力を示していた人は，たとえ大規模災害を経験したとしても，その多くは過度のストレス状況下でも柔軟な適応力を示す。したがって，このような人に対して闇雲にこころのケアを提供し

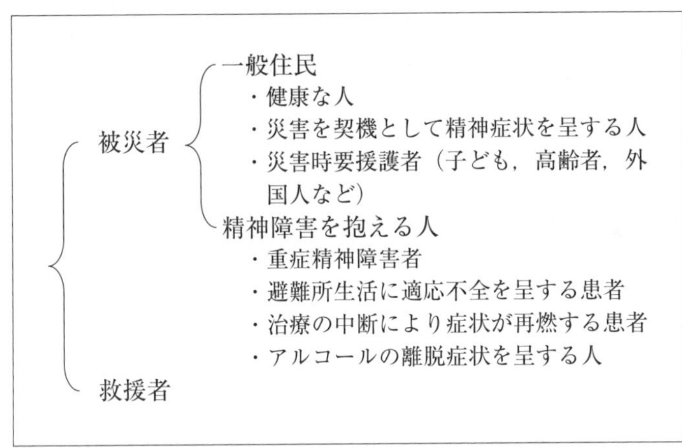

図 13-2　大規模災害時の心のケアの対象

ようとすると，かえって抵抗を受けることがある。ここでは身内の安否が確認できるような態勢をとるとともに，安全な避難所を確保し，十分な食事を提供し，なるべく早い段階で基本的な日常生活を再開できるようになるための援助が最優先される。このような人々に対しては，心理的応急処置（psychological first aid：PFA）に基づいた対応が必要とされる。これは傷ついたこころの回復を助けるための基本的な対応法である。また，ゆっくり息を吐くなどの腹式呼吸法など普段から行っている簡便なストレスマネジメント技法を継続したり，始めていくこともよい方法になる。

b）災害を契機として精神症状を呈している人

発災前には特に問題も呈さず健康に暮らしていた人が，大規模災害が契機となって，急性ストレス障害（ASD），心的外傷後ストレス障害（PTSD），うつ病，アルコールや薬物の乱用，不安障害，さまざまな身体的訴えなどを呈するようになることもあるため，注意が必要である。被災地では，ときにPTSDを発症していながら耐えている人もおり，また医療に結びつかないこともあるので配慮が必要である。その反面，大規模災害後において，人間が本来有している高い適応能力であるリジリエンスがあり，多くの人はこれによって，困難な状況にも柔軟に対応している点も注目すべきである。

c）災害要援護者

さらに，一般住民の中には，いわゆる「災害要援護者・避難行動要支援者」と称される子ども，身体障害者，妊産婦，高齢者，外国人等，大規模災害に対する抵抗力が弱く，特別なケアが必要とされる人々が含まれることについても十分に配慮する必要がある。

（3）精神障害を抱える人

いくつかの群に分けて考える。

a）重症の精神障害者

入院治療や専門的治療が必要とされる重症の患者で，不十分な設備しかない避難所の環境では，適切な治療が受けられないと判断される場合には，可能な限り早い段階で，被災地から離れた安全な精神科医療機関に移送することが必要になる。

b）避難所生活に適応不全を呈している患者

発災前から精神障害があり，地域で治療を受け，慣れた環境では十分な適応を呈していた人がいる。しかし大規模災害が発生し，避難所のような不慣れな環境で，多くの人々と協調して生活しなければならない状況に置かれて，精神症状が悪化した患者がほかの被災者との間で問題を起こす，といった状況にも対応が求められることがある。

c）治療の中断により症状が再燃する患者

治療機関が被災し，それまでに受けられていた治療が，薬がなくなり，服薬できなくなるなど，突然中断される。そのため，精神症状が再燃する患者が少なからず存在する状況に備える必要がある。

d）アルコールの離脱症状を呈する人

発災前はアルコール関連の問題を抱えていることに気づいていなかった人がいる。大量の飲酒を長期にわたって続けてきた人が被災して，突然，習慣的な飲酒ができなくなると，離脱症状を呈する可能性がある。飲酒が急にできなくなり，手指の振え，発汗，吐き気，イライラ，不眠などが生じ，最悪の場合はけいれんや意識障害を呈することがある。アルコールの離脱症状への対策も考えておかなければならない。

e）避難所生活との不適応

どんな人でも，垣根がない場所，プライバシーがない場所での共同生活は緊張が高まり，夜間は物音で起きてしまったり，些細なことで口論になるなど，避難所での生活は長期滞在になるほどストレスが高い。個人，家族ごとにライフスタイルが違い，知らないコミュニティとの生活，ペットの問題，食事の問題などさまざまな問題が算出する。特に災害要援護者といわれている人には風あたりが強くなり，バッシングがあり，避難所にいられなくなり，壊れかけの自宅に戻ったという人が決して少なくなかったと聞く。加熱した報道合戦の影響で安心して休めないこともある。このように，避難所で生活するということはさまざまな問題に対応していく必要があり，避難所の管理者は多様な面で配慮が必要になる。

4. 時間ごとのこころの反応

時間経過とともに，こころの反応は変化していく。災害直後は茫然自失で，ただ，あまりの圧倒的な自然の驚異に意気消沈する。それから数日たつと，何とかこの局面を脱しようと周囲の人と協力をして，活動的になる。その後，ハネムーン期といわれる被災者自身がお互い協力して助けあう時期が続くが，ただその期間も長くは続かない。頑張りすぎて無理がたたり，避難所生活で十分に休めないため疲労が蓄積し，健康を害したり，人間関係が悪化することがある。幻滅期に移行し，そこからゆっくりと回復していくが，知り合いが亡くなれば月命日で落ち込んだり，災害から 1 年がたてば記念日反応で調子を崩すことがある。そのように変動しながら復興していく。

発災後の最初の数週から数か月の急性期を考えてみる。より専門的な支援を必要とする人々を考えると，命にかかわる重傷を負っている人，気が動転して自分自身や子どものケアができない人，自傷のおそれがある人，ほかの人を傷つけるおそれがある人，精神障害をもつ人，普段飲酒している人などがあげられる。

実際に被災者に支援をする時に，健康な人には「こころのケア」を前面に出すと「大丈夫です，間に合っています」と介入に抵抗を示すことが多い。いきなり見ず知らずの人が「こころの支援に来ました」と言っても，最初は 1 人で考えたい場合もあるだろうし，逆にとにかく誰か安心できる人に話を聞いてもらいたいこともあるであろう。その前段階としては，まずは生活に必要な物（衣食住）を提供（後述の PFA）し，必要に応じて悲嘆に対し，無理に話を聞き過ぎることなく，本人のペースで話してもらったり，最初はそばにいて安心感を与えるだけでもよい。

それぞれの被災者のタイミングで話したい時もあるし，話すといろいろと怖いことも思い出すので，話したくない時もある。孤独にさせないで，「なにかあったらいつでも対応できるよ」というスタンスがよいであろう。

中長期，復興期になると，徐々に県外・地域外からの支援者が減ってくる。今までは支援してもらっていたが，その支えが減り，不安になることがある。またある程度先がみえてきた時に，ずっと背負ってきたものが改めて重くのしかかり，抑うつ状態になることもある。不眠に対し自己治療的に飲酒し，その量が増えていくこともある。被災によって，その地域の絆が断ち切られ，地域外の親戚を頼ったり，一時避難のつもりがそのまま避難先で生活を開始したりして，もともとあった地域のコミュニティが崩壊し，絶望的な気持ちをもつ人がいる。そのなかでも，皆が力を合わせて，徐々に復興していく。その間，この災害があったことを忘れたいが，一方で忘れてはならないと風化をおそれる気持ちもある。

「災害についての危機意識の風化」とは，自然災害や人災に痛めつけられて人間は，二度とこのような悲しみを味わないように，経験から教訓を得るのであるが，その時の高い危機意識は年月とともに，集団社会からも個人からも色あせてゆくのが世の常である。「天災は忘れた頃にやってくる」とは寺田寅彦氏の有名な言葉であるが，危機意識の風化に対する戒めであり，この気持ちも徐々に薄れていく。しかし，次に起こる災害に対して，人はまた準備をしていく。この間に辛かったことを思い出して，悲嘆しながらゆっくり復興していく。こころの復興には予想以上に時間が必要である。

5. 救援者・支援者

救援者は困難な状況や危険に陥っている人を助ける人（たとえば警察官，消防士，救急救命士，自衛官など）であり，支援者は力を貸して助ける人（基本的には災害時に被災者を支援するすべての職種，たとえば前述の救援者を含み，医療職，行政職，教職員，ボランティアなど）と，ここでは便宜上定義する。救援者は自分も被害に遭う，または凄惨な現場を目撃する可能性のある状況で，危険な状況の中に飛び込んで救助するイメージがある。支援者はそのような人も含めて，前線で支援をしたり，後方支援として，行政，医療，ボランティアなど被災者を助けるすべての人々とここでは考える。

専門の救援者が大規模災害の救援活動において，こころの健康をどのように保持するか，といった点について十分な注意が払われてきてはおらず，注目されるようになったのはまだ日が浅い。積極的に取り組んでいる業種もあれば，そうでないところも多い。消防士，警察官，自衛官，医療従事者，行政職員等は被災者と同等あるいはそれ以上のストレスがかかることが予想される。これらの救援者はその職に就いて3か月ほどで，一般の人が一生にわたって被（こうむ）るストレスを経験する，と指摘されているほどである。このようなストレスを惨事ストレスと言う。大多数の救援者は大規模災害に遭遇しても，過度のストレスに十分に適応して任務を全うすることが期待できるが，なかには深刻な精神医学的問題をきたす可能性があることについても配慮すべきである。

サバイバーズギルト（survivor's guilt）という概念の理解も重要である。生存者の罪悪感の意味であるが，戦争や虐殺，大規模災害などに遭遇し，何とか生き残った人々が，犠牲者に対してもつ罪悪感のことである。亡くなった人に対して，自分の命が助かって申し訳ない，自分にも助けられる人がいたのではないか，などの自分を責める気持ちが強く残り，不眠，抑うつ状態等の精神的不調をきたすことがある。

救援者がその後，うつ病，ASD，PTSD，アルコールや薬物の乱用などを発症する率は，一般の被災者よりも高いことを示した報告が数多くある。したがって，専門の救援者に対してメンタルヘルスを保てるように，十分に配慮・支援が必要である。彼らが倒れると被災者への救護・支援が行われず，復旧が遅れるからである。支援者支援を行うことは最終的に被災者支援に直接つながる重要な支援である。

救援者に対しては，起こり得る問題についての事前教育，スクリーニング，フォローアップの計画を立てる。さらに，救援活動中にはシフトを組み，適切な休養，睡眠，栄養バランスのよい食事を摂ることができるような態勢を計画しておくべきである。

なお，救援活動によって特に影響を受ける可能性の高い人の特徴は，男性よりも女性や若年者のほうが影響を受けやすいという。なんらかの精神障害の既往のある人も注意が必要である。治療中の人については，担当医と連絡を取って，派遣のストレスに耐えられるか，派遣が決まった場合にはどのような配慮が必要かといった点についても十分に情報を得ておく。また，自分自身が被災しているにもかかわらず，立場上，救援活動にあたらなければならない人のストレスについても配慮が必須になる。

今後災害時に出動するDMAT（disaster medical assistance team：災害派遣医療チーム）隊員，消防・救急隊員，警察官等の救援者などに対して，事前に災害時に精神的に何が起こるかを知る事前教育，派遣前・派遣後のスクリーニング，組織が個人を守るシステムづくりも必要であり，そのなかで救援者・支援者へのスクリーニングも最適化し，作成していく必要があると考える。

6. リジリエンス

リジリエンス（resilience）は，簡単にいうと災害時などの困難な状況であっても，力強くこころを守るバネのようなものが人間のこころにある，という概念である。

トラウマは日常のストレスとは桁違いの，大きなこころの傷である。トラウマを経験した人には，慢性の悲嘆やうつ病が生じるとか，PTSD（post traumatic stress disorder）が5～10%生じるという報告がある。

一方，出来事の衝撃の大きさにもよるが，初期の段階ではかなり深刻な症状が出たとしても，時間経過とともに徐々に回復するという報告がある。トラウマに関する従来の研究や理論では，時間経過とともに誰もが同じような経過をたどるといった考えが強かった。しかし，最近では強いストレスに対する反応は決して単純ではなく，さまざまな反応を示すことが明らかになってきた。9・11 米国同時多発テロを経験して愛する人を亡くした多くの人々や，家族の死をさまざまな形で経験した人々を面接したジョージ・A・ボナーノ（Bonanno GA）[1]は，皆が同様に悲嘆するわけではないと説いている。なかには直後から驚くほどの強さを発揮して，人生と向きあっている人が存在することも事実であり，これがまさにリジリエンスである。

トラウマにほとんど反応を示さないことは例外的でもなければ病的でもなく，それこそがリジリエンスである。そしてトラウマを経験し，なんらかの反応を呈してその後，徐々に元の状態に戻っていくのが回復であるが，リジリエンスはそもそもトラウマに対する反応が比較的小さくて済み，その後も影響が少ないまま経過することを指す。さらにトラウマを経験すると，多くの人々が病的な症状を呈すると考えられがちであるが，むしろ 35～65％と，比較的多くの人々にリジリエンスが認められるという。

7. PFA と支援の心構え

サイコロジカルファーストエイド（psychological first aid：PFA）という心理的応急措置も最近重要視されている。深刻なストレス状況にさらされた人々への人道的，支持的かつ実際に役立つ援助，実践的な支援方法として「準備，見る，聞く，つなぐ」の基本原理がある。PFA は専門家にしかできないものではなく，どんな人でも行うことができる技法であり，押しつけがましくない，生活へのケアや支援を行うものである。ニーズや被災者の不安の受容，水や食料など必需品の援助，無理強いせずに傾聴すること，安心させて落ち着かせること，被災者に情報提供や公共サービスや社会的支援をつなぐこと，さらなる危害からの保護をすることなどであり，これらの技法は，日常生活でも大いに役立つ考えである。「Do No Harm」の精神で，支援することによってすでに傷ついた人をこれ以上，さらに傷つけないことが重要である。また支援において大切なことは，支援をする側には力・物があり，それを与えるという構造がある。このため，ときに「上から目線の支援」になりがちであることを意識しておくべきである。支援したことで，支援される側が苦しんだり，被災者側にデメリットを与えていないか注意する。支援するにあたり，理念が必要である。私利私欲のために支援を行うと被災者への支援ではなくなってしまう。すべての支援は困っている被災者に役立つためと考え，そのために必要なことを配慮しながら行うことが望ましい。PFA は世界保健機関（WHO）版や，アメリカ国立 PTSD センターとアメリカ国立子どもトラウマティックストレス・ネットワークが開発した版，子どものための PFA（save the children 版）バージョンなどさまざまな PFA がある。ダウンロードできるものもあるので，事前に勉強しておくとよい。支援に行く時にも，平時においてもこの学びは必ず役に立つものである。

8. 災害時に起こる主な精神疾患

災害時にはさまざまな環境変化に伴い，精神疾患を発症する可能性がある。もともと脆弱性がある人は，惨事を目の前にして強い不安，恐怖など，感情の変化をきたすことも少なくない。精神疾患をもっている人は，多様な変化に対応できず，日常に使用している薬剤の供給が途切れ，精神状態が悪化することがある。避難所などのプライバシーが保たれない環境では，特に精神面が不安定になることがある。また，急性期には問題がなかった人が，ある程度見通しがついた慢性期，回復期に精神的な不調をきたすこともある。各疾患については，前章までに既出しているので詳細はそちらを参考にされたい。起こり得る精神疾患のうち災害との関連性を簡単に述べたい。災害時にはこれから述べる疾患以外にもさまざまな精神疾患が関連する，むしろすべての精神疾患が関連するといっても過言ではない。本章ではそのなかでも代表的な各疾患について述べる。また，DSM-5については，成書を参考にされたい。

（1）急性ストレス障害（Acute Stress Disorder：ASD）

①**概略**：ASDは，危うく死にかける，もしくは重症を負うような外傷的な体験の後に，悪夢やフラッシュバックなどの症状が出現する疾患である。

② **ASDと災害**：災害直後には，その後1か月内においてASDの発症の可能性は高い。災害という，死にかけるという異常事態において，直後に恐怖，無力感，過覚醒などの状態になることは，きわめて当たり前の正常な反応である。すべての例を病的であると判断することなく，注意深く観察し，置かれている環境，サポートしてくれる人的環境などを考慮して，適切な診断をすることが必要である。またASDが寛解する，PTSDに移行しない例もあれば，PTSDに移行する例もあるので，その後6か月間は経過観察したい。

（2）心的外傷後ストレス障害（Posttraumatic stress disorder：PTSD）

①**概略**：PTSDは危うく死にかける，もしくは重症を負うような外傷的な体験の後に，悪夢やフラッシュバックなどの症状が出現する疾患で

ある。前述のASDとは発症時期，罹病期間が違う。

② **PTSDと災害**：PTSDと災害は今まで述べてきたように関連が深い。もちろんすべての被災者がPTSDになることはなく，多くは各自がもつ回復力としてのリジリエンスにより，力強く適応し，回復していく。しかし，なかにはもともとトラウマを抱えているなどの脆弱性をもつ人はPTSDを発症することもある。まずは安全な環境に身を置き，本人が困窮している場合には必要時，介入を試みる。

被災者がPTSD様の症状をもっていても，それを周りに表出することは少ない。すなわち，震災後，ある程度落ち着いてから話を聞くと，震災後の状況は辛かったと話され，まさにPTSDの状態であったが，結局精神科や心療内科には受診をしなかったという話を聞く。そのときに，周りからのよいサポートがあったから，何とか自然寛解したのだという。その一方でPTSDになり，症状が長期化，生活に不自由をきたす場合は，受診を促すことも重要である。

症状としては，

a．**侵入（再体験）症状**：トラウマに関連する目撃体験を映像として思い浮かべ（フラッシュバック），繰り返し悪夢をみる。例としては災害現場で目にした遺体の像が記憶から離れず，夢の中にもその映像が出てきて，恐怖で飛び起きる，など。

b．**過覚醒症状**：些細な刺激に反応し，怒り，混乱，集中困難，過度の警戒心や驚愕反応が現れる。たとえば，ドアが大きな音を立てて閉まると，心臓がドキドキして止まらない，など。

c．**回避・麻痺症状**：トラウマの原因になった出来事や，それに関連する事柄から必死に逃げようとする。強い恐怖，無力感または戦慄を呼び起こすので，そのような環境には行かない。感情が麻痺して希望や関心がなくなり，トラウマにかかわる人，関連する人を避けたりする。

たとえば，他者との交際を避け，引きこもり，生活範囲が極端に狭くなったり，事件の場所に行けない，など。

（3）うつ病

うつ病はどんな人でもかかり得る精神疾患といえる。

①**概略**：抑うつ気分，興味，関心の低下，睡眠障害，食欲不振，精神運動の抑制，焦燥，気力減退，無価値感などの症状が，一日中，ほぼ毎日，少なくとも2週間以上持続する精神疾患である。

②**うつ病と災害**：災害時に，被災者は家族や友人など愛着対象の喪失，物質的な喪失，それに伴う金銭的な負担，社会的，経済的基盤が失われるなど，同時期に多くの喪失・悲嘆を体験し得る。また復興の長期化に伴い，みえない方向性に，自分で人生をコントロールできない裁量権のなさや，なぜわれわれがこのような被害に遭わなければならないのかと，自分の身に降りかかったことを憂う。復興がみえてきて，安堵した途端に張り詰めていた緊張から解かれ，うつ病になった人もいると聞く。災害直後から，急性期，そして慢性期まで起こる可能性がある。

（4）双極性障害

①**概略**：双極性障害（躁うつ病）は，躁状態とうつ状態という，2種類の「病相」を繰り返す病気である。これらの病相が1回で終わることは少なく，多くの場合再発し継続加療が必要である。

②**双極性障害と災害**：災害によって双極性障害が悪化，発症することがある。災害時は，行方不明の身内を探しに不眠不休で探索することなど，過度に疲労する。また見通しがつくまで，過剰な労働を強いられたり，休日を取れないことがある。このように，過度の継続的な労働，不眠などが続く環境は，もともと双極性障害の脆弱性がある人では発症・

悪化しやすいことがある。また双極性障害の治療をしている人が，薬剤を服用できなくなることで悪化することもある。

(5) アルコール関連の精神障害

①**概略**：アルコール関連の精神障害の一部に離脱，乱用，依存がある。離脱は，酒を普段多く飲用していた人が，急に飲酒量減少によって生じる身体的，精神的な変化をいう。乱用は，その物質を社会一般的に許容される範囲から逸脱した目的や方法で自らの意思で使用することをいう。依存症は自分でコントロールできずに，やめたくてもやめられない状態をいう。

②**アルコール依存症と災害**：災害時には今までの社会生活の基盤を失うことがある。東日本大震災の例をあげると，震災後，放射線被害や津波災害などで漁ができなくなった漁師やその関連職種は，普段仕事終わりの夜に飲酒していた習慣が，日中にすることがなくなり，気晴らし，不眠に対して昼間から飲酒する習慣になり，依存症が形成された例があった。また，もともとアルコール依存症で，今までは家庭内だけの問題で，問題が表面化されていなかったが，避難所での集団生活の中で露呈してしまい，対応に苦慮した。また避難所に激励のために酒が送られることも多くあった。「こんなひどいことばかりでは，飲酒でもしていないととても正気ではいられないだろう」という，親切心からの行為であることが多く，日本の文化ではお歳暮などで酒を贈る風習もあり，送る側も問題があるとは考えていないことがある。このため，酒を被災地に送らないように，啓発する団体もあった。アルコール関連の精神障害は，災害後の初期から中長期まで大きな影響をもたらすため注意が必要である。最近は，被災県でアルコールに関する教育講演，介入が増えている。

（6）統合失調症

①**概略**：統合失調症は人口の約 1％に発症し，若年発症する治療が長期間必要な精神疾患である。しかし，この疾患に対して理解が乏しいことがあり，十分な治療を受けられず，症状が悪化して受診する例も少なくない。幻覚，妄想，奇妙な思考などの陽性症状と，社会的なひきこもりなどの陰性症状等が特徴的である。

②**統合失調症と災害**：災害時に問題になるのは，平時は家の中で，本人のペースで生活していたが，災害時に避難し，プライベートのない避難所の環境にさらされ，環境の変化に弱いため適応困難になったり，薬を飲めなくなり症状が増悪する。幻覚妄想が再燃し，もともと対人交流が不得手であるため，避難所では周囲の人との対人関係で，不適応を起こし得る。このため，平時であれば穏やかに生活を送っていた患者が，入院を含めた救急対応が必要になることがある。建築基盤が脆弱な精神科病院が地震などの自然災害で損壊し，精神科以外の一般救急外来に搬送され，搬送先病院に精神科医がいない場合には，対応に混乱を生じやすい。

9. こころのケアチームや DPAT について

（1）DPAT（disaster psychiatric assistant team：災害派遣精神医療チーム）とは

東日本大震災の時には被災者のこころの問題をサポートする「こころのケアチーム」が入って活動した。多くの被災者に対して積極的な精神的サポートが行われ，災害時のこころのケアの重要性を改めて国民が認識した。

しかしその一方で，課題も見受けられた。災害急性期に，重大な被害を受けた精神科病院が孤立し支援が遅れ，機能停止した精神科病院からの患者搬送，人員・物資等の支援が困難であった。精神科医療機関，避難所等における精神保健医療に関するニーズを把握することが難しく，効率的な活動が困難であった。どこから連絡を受けて指示を出すかなど指揮命令系統が決まっておらず，こころのケアチームを効率的にコーディネートすることが課題でもあった。

また平時の準備体制の不備もあり，要請を受けてからチーム編成を行ったために，人員・資機材の確保に時間を要したこと，災害時の精神保健医療の研修体制がなく，専門性をもったチームの質の担保が困難であった。すなわち精神科医がいるチーム，看護師だけのチーム，心理士だけのチーム，宗教家のチームなど，こころのケアチームといってもそれぞれのチームの構成員は決まっておらず，標準化されていなかった。このため精神医療を行うことができるチームが明確にされておらず，傾聴・共感だけでは対応できない緊急の精神医療ニーズ（入院，処方，搬送，その他医療提供など）にあわせての対応が困難であった。その反省を生かして厚生労働省のもと，DPAT が各都道府県・政令指定都市で構成員の育成・配置が始まり，整備が進んでいる。情報共有も東日本大震災時には紙ベースであったが，今はインターネットを用いたリアルタイムでのデータ収集へと進んでいる。構成員も精神科医師，看護師，その他精神関連職種，ロジスティック対応員などで構成するよう取り決めがなされている。またある一定の基準の研修を受けているので，各県でのDPAT チーム教育に偏在がないよう配慮されている。つまり，すべてのチームで求められる災害精神医療に対応できるようトレーニングされている。

このような形で，災害精神医療において，標準化されたチームができてきている。災害の多い日本では，災害を完全に防ぐことは難しい。前記のように次に起こるかもしれない大災害や緊急事態に対して，準備体制を構築している。災害後 48 時間以内に被災地入りする急性期から活動する DPAT 先遣隊も各県で整備が進み，急性期からの精神的課題に対しても準備・整備がなされている。一方，中長期の支援について各地域での精神医療，精神保健の早急な立て直し，強化，DPAT からの引き継ぎについて，平時からの準備，体制整備が求められている。

平成 26（2014）年の広島土砂災害，同年の御嶽山噴火災害，平成 28（2016）年の常総市水害，平成 29（2017）年熊本震災，令和 2（2020）年ダイヤモンドプリンセス号などの COVID-19 関連事案，令和 3（2021）年 7 月伊豆山土砂災害で DPAT は活動を行い，さらにこれから起こる災害に対応すべく時代を想定して，年々進化し，次の災害への準備をしている。

10. 新型コロナウイルス感染症（COVID-19）に関連する精神・心理課題

この COVID-19 の蔓延している状態は，感染症災害とも考えられる。多くの死者が世界中で増加しており，感染症は人を恐怖に陥れる。感染した，させられたという被害的な構造をもつため，人間不信，猜疑的，疑心暗鬼になったり，不安，恐怖，怒りが前面にたち，他者に対して攻撃的な行動を起こすことが散見される。このため，誹謗中傷や差別などが起こりやすく，こころが傷つく・傷つけられることがあり，ある意味トラウマティック・ストレスと考えられるような状況になる。また感染制御のため行動制限が起こり，それに伴う社会的活動の減少，経済活動の制限があり，抑うつになることもある。今まで，災害精神の枠で説明したことが，感染症蔓延で起こることがある。また見えない対象物への恐怖と考えると，誹謗中傷，風評被害の視点は，東日本大震災での放射線災害に近い構造もある。このような視点からは，われわれ日本人が今まで体験してきた被災経験と対応を生かすことができる。支援者支援も重要で多くの保健所，病院のスタッフが疲労のピークを迎えている。市民を支える支援者を支援することは，災害状況の対応の質を上げ，持続可能な災害対応を継続することにつながる。感染症災害は影響が長期化しており，長期的な視点をもちながら，感染への不安，差別，怒り，経済問題や，行動の自由が制限されることに対する抑うつなどに対して幅広い対応が求められている。

11. まとめ

災害時において，メンタルヘルスは急性期にも復興期にも重要である。被災者の中でも特に心の傷を負いやすい人がいる。その反面，こころには柔軟性があり，すべての人がこころの傷を負うわけでないことも知っておきたい。被災者だけでなく，それを支援する人々への支援も被災者支援につながる。日本ではDPATが創設されて，これからの災害精神対応が進んできている。平時から災害時に何が起こるかを十分に知っておくことで，災害時のこころの傷を減らす可能性が高く，平時の準備が重要である。

わが国では，災害というと自然災害への関心が高いが，テロや戦闘行為といった意図的に引き起こされた災害についても，欧米では災害精神医学の重要な課題とされている。感染症の蔓延も，災害といって過言ではないほどの死者を出している。想定外の事態についても備えを怠らないというのが，危機管理の大原則といえる。大規模災害が生じた際の心理的ケアの対象について概説してきたが，緊急時の経済的・人的資源を有効に活用できるように臨機応変な態度をとることが望ましい。平時の準備が災害時の対応につながり，また災害時への準備が平時のメンタルヘルスを高める。まさに「災害は平時のために，平時は災害のために」

である。

たとえきわめて強いストレスに曝(さら)されたとしても，本来，人間が有する力強さであるリジリエンスについても取り上げた。極度のストレスに曝されて，病的な症状にばかり関心が向く傾向があるが，このような態度に対して慎重でなければならない。大規模災害時のこころのケアは，緊急事態の中で，平時に行っているメンタルヘルス対策をいかに臨機応変に実施するかにかかっているといえるだろう。

学習のヒント

1．災害時の「こころのケア」にはどのようなことをする必要があるか考えてみよう。
2．日本には過去に多くの災害がある。精神的な対応がどれくらい行われたか，調べてみよう。
3．被災者にはどのような問題が起こるのか調べてみよう
4．大災害時に自分自身，周りの人のこころを守るためにできることは何があるであろうか？　そのために何を準備したらよいであろうか？
5．身の回りで準備できることは何があるであろうか？
6．新型コロナウイルス感染症（COVID-19）などの感染症の蔓延では，不幸にも感染した人やその家族，所属団体，また医療職など感染にかかわる人が差別や誹謗中傷を受けることがある。その理由を考えてみよう。

さらなる学習のために

酒井明夫ほか（監），大塚耕太郎ほか（編）：『災害時のメンタルヘルス』医学書院，東京，2016

高橋　晶，高橋祥友（編）：『災害精神医学入門：災害に学び，明日に備える』金剛出版，東京，2015

高橋　晶：『災害支援者支援』日本評論社，東京，2018

ロバート・J・ウルサノほか（編）（重村　淳訳）：『災害精神医学ハンドブック』誠信

書房，東京，2022

フレデリック・J・スタッダードJrほか（編著）（富田博秋ほか監訳）：『災害精神医学』星和書店，東京，2015

WHO版PFA：ストレス・災害時こころの情報支援センター
http://saigai-kokoro.ncnp.go.jp/pdf/who_pfa_guide.pdf

アメリカ国立 子どもトラウマティックストレス・ネットワーク：サイコロジカル・ファーストエイド実施の手引き 第2版；兵庫県こころのケアセンター（日本語版）．2009
https://www.j-hits.org/document/pfa_spr/page1.html

Psychological First Aid for Children（PFA for Children）：緊急化の子どものこころケア．セーブ・ザ・チルドレン・ジャパン．2019
https://www.savechildren.or.jp/pfa/

日本集団災害医学会：『改訂第2版DMAT標準テキスト』へるす出版，東京，2015

日本トラウマティック・ストレス学会：『PTSDの治療薬処方の手引き』診断と治療，東京，2013

大熊輝雄：『現代臨床精神医学（改訂第12版）』金原出版，東京，2013

高橋三郎ほか（訳），日本精神神経学会（監）：『DSM-5精神疾患の診断・統計マニュアル』医学書院，東京，2014.

ベンジャミン・J・サドックほか（編著），（井上令一監，四宮滋子訳）：『カプラン臨床精神医学テキストDSM-5診断基準の臨床への展開 第3版』医学書院，東京，2016

引用文献

1) Bonanno GA：The Other Side of Sadness：What the New Science of Bereavement Tells Us About Life After Loss. Basic Books, New York, 2009（高橋祥友監訳，高橋 晶ほか訳：リジリエンス：喪失と悲嘆についての新たな視点．金剛出版，東京，2013）

14 グリーフケア

高橋祥友

《目標＆ポイント》
人は大切な絆や価値を失うと，喪失感や深い悲しみを覚える。これがグリーフ（悲嘆）である。グリーフには否定的な側面ばかりではない。多くの場合，時間とともに悲嘆に向き合い，それを受容していく。その先に，さらなる成長が生じることも稀ではない。グリーフは人生の至るところで生じる心理ともいえる。本章ではグリーフの性質を理解し，それにどのように対処していくべきかを取り上げていく。

《キーワード》 トラウマ，悲嘆，グリーフ，心的外傷後の成長，リジリエンス

1. グリーフとは

グリーフ（grief）とは，大切にしていた絆や価値を失うことによって生じる心理的反応を指す。典型的な例としては，愛する家族を病気で失った遺族の反応がある。そのほかにも，事故死，自殺，殺人などを経験した後の心理を思い浮かべるだろう。しかし，それだけではない。人生は喪失と悲嘆の連続とみることもできる。たとえば，歳を取って，若かった頃には当たり前にできたことができなくなる。人間の一生は生老病死と表現される。生まれ，老い，病気になり，そして死ぬ。これは誰もが通る道である。健康に自信のあった人が癌の宣告を受けて，人生設計の変更を迫られることもあるだろう。病気を克服したとしても，誰にも必ずいつかは死が訪れる。また，大規模災害に襲われて，大切な家族を喪うかもしれない。交通事故で親友を喪う。誕生を待ち望んでいた子ども

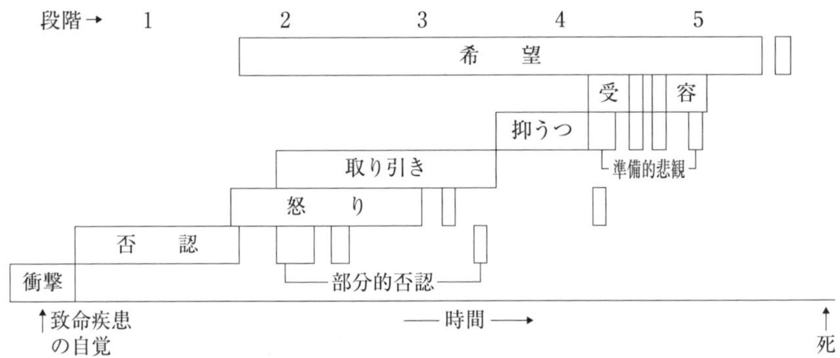

図 14-1　死の過程の諸段階

（E・キューブラー・ロス，鈴木 晶訳：死ぬ瞬間―死とその過程について（改訂版）．p 430，中公文庫，東京，2020）

の死産を経験する。このような出来事に出会って，これまでは何の疑問も抱かずに当たり前に過ぎていった日常に大きな変化が起きる。

グリーフで生じる反応としては，不眠，不安，焦燥感，自責感，さまざまな身体症状，気分や意欲の低下などがある。最悪の場合には ASD（acute stress disorder：急性ストレス障害），PTSD（post-traumatic stress disorder：心的外傷後ストレス障害），不安障害，薬物乱用，うつ病，適応障害などといった明らかな精神疾患に発展し，専門的な治療が必要になることすらある。

グリーフの過程としてよく知られているキューブラー・ロス（Kübler-Ross E）の理論をみてみよう。キューブラー・ロスは，末期癌を告知された患者が次のような 5 段階を経て死を受容していくと述べている（図 14-1）[1]。

①**否認**：「癌であるはずがない」「何かの間違いだ」と現実から目をそらそうとする。現実を受け入れられずに無感覚で，無反応な状態になる

こともある。

②**怒り**：「なぜ私が癌にかかってしまったのだ」「神は私を見捨てた」と，怒りにかられる。怒りや敵意がどこに向けられるかによって反応もさまざまに異なる。

③**取り引き**：「これからは健康管理に注意する。定期的に健康診断も受ける。だから命を助けてほしい」と運命を変えようと，藁をも掴む思いで神に祈るといったことも始まる。

④**抑うつ**：①～③の努力が空しいとわかると，近い将来に訪れる死に直面させられ，無力感に圧倒されて，抑うつ的になる。眠れず，食事もとれず，目の前の仕事にとりかかる意欲も失う。他者との関係も絶って引きこもってしまうこともある。

⑤**受容**：さまざまな複雑な心理を経た後，ようやく現実を受け止めて，死が間近に迫っているという運命を受け止めていく。新たな対人関係を築き始める。

このキューブラー・ロスの説はあまりにも有名であるが，反論も多い。ファイゲンバーグ（Feigenberg S）らやワイスマン（Weisman HM）は，ストレスに対処する機制は個々人によって異なるものであり，すべての人がこのように同様な過程をたどり，死を受容していくとするのは誤りだとした[2)3)]。シュナイドマン（Shneidman E）も普遍的な順で段階が進んでいくなどということは決してないと述べている[4)]。筆者（高橋）自身の臨床経験からも，グリーフの過程は各人各様であると考えている。ひと言でまとめると，その人が生きてきたのと同じように，突然の喪失を受け止めていくといってよいだろう。

2. 大規模災害

グリーフの１例として大規模災害を経験した人についてみていこう。

筆者はかつて大規模災害からの教訓を得るために，内外の各地で被災者や支援者からさまざまな経験について聞き取りをした。米国南部に大きな被害をもたらしたハリケーン・カトリーナの影響について知るために，ルイジアナ州ニューオリンズを訪れた時のことであった。時差ボケのためホテルの一室で午前2時頃に目が覚めてしまい，その後，まったく眠れなかった。ぼんやりした頭で，あれこれと思いを巡らせていた。

すると，福島（東日本大震災），ニューヨーク（9・11米国同時多発テロ），ニューオリンズ（ハリケーン・カトリーナ），マニラ（台風ハイヤン）を訪問した際に，被災者や支援者から聞いた言葉が次々に蘇ってきた。彼らが共通して語る，次のような内容があることにふと気づいた。

①「大規模災害は不変の幻想を打ち砕く」：私たちは日常生活を送っていて，昨日と同じように今日が，今日と同じように明日がやってくることを，何の疑問も抱かずに暮らしている。誰も次の瞬間に大規模災害が襲ってくるなど想像もしないで生活している。しかし，実際に大規模災害が起きると，平穏な日常が永遠に続いていくことが幻想でしかないことを思い知らされるというのだ。

②「どれほど激しい災害に襲われても，それでも人間は生き延びていく力強さがある」：これがリジリエンスである。大規模災害に襲われても必ずそこから立ち直る強さが人間にはあることを思い知らされたという。これはposttraumatic growth（心的外傷後の成長）と呼ばれ，最近の心理学のトピックスの1つでもある。

③「激変してしまった世界で生き延びるには，新たな意味を見いださなければならない」：あまりにも突然に起きた大きな変化を元に戻すことが不可能であるならば，自分自身を変えて新たな意味を見いだす必要があるという。

国も土地も言葉も文化も異なる人々が大規模災害を経験して，共通の内容を語ることにふと気づき，筆者は驚いた。そして，次に鴨 長明の『方丈記』[5]の冒頭の文が頭に浮かんだ。

> 行く川のながれは絶えずして，しかももとの水にあらず。よどみに浮ぶうたかたは，かつ消えかつ結びて久しくとゞまることなし。世の中にある人とすみかと，またかくの如し。

鴨長明（1155～1216年）は，12世紀末の京都で安元（1177年）の大火，治承（1180年）の竜巻，養和（1181～1182年）の飢饉，元暦（1185年）の地震を経験し，自己の人生と重ね合わせて，無常観をこのように表現した。現代に生きる被災者や支援者も同様の思いを浮かべていることに，筆者は深い感慨を覚えた。

さらに，それに続いてヴィクトール・フランクル（Frankl V）の言葉も浮かんだ[6]。フランクルはオーストリアの精神科医であるが，ユダヤ人であったため，ナチス・ドイツにより強制収容所に入れられた。幸い第二次世界大戦が終了し，フランクルは解放された。強制収容所における体験を「夜と霧」としてまとめ，それは世界的なベストセラーとなった。フランクルも「自分の置かれた状況を変えることができないのであれば，自分自身を変えざるをえない」と述べている。

このように大規模災害の被災者や救援者の多くが，平穏な日常を突然失ったものの，そこから立ち上がるという経験をしている。これもまたグリーフの経験とそこからの回復の過程の実例といえるだろう。

ここで，リジリエンス（resilience）についても触れておこう。想定外の心理的打撃を受けた際の否定的側面ばかりに注目してしまっては，実相を見誤る危険がある。人間には本来備わった回復力がある。この概念は，最近，心理学や教育学の分野で注目を浴びている。

きわめて強い打撃を受けたとしても，必ずしも人はそれに圧倒されて，打ちひしがれて，そこから立ち直れなくなってしまうというわけではない。むしろ，ほとんどの人にとっては，悲嘆は決して圧倒するようなものでも，最終的なものでもない。喪失のもたらす苦悩はおそろしいものではあるかもしれないが，ほとんどの人にはリジリエンスが備わっている。これは私たちが生来備えている回復力というべきものである。実際に，喪失をとても柔軟に受け入れられる人もいて，トラウマからの影響をほとんど受けないようにみえることもある。喪失に強い衝撃を受けて，傷つくかもしれないが，それでも何とかバランスを取り戻し，人生を送ることができる人もいる。悲嘆の際に苦悩や悲しみが生じることは否定できない。しかし，それ以上のこともまた存在する。悲嘆は人間に運命づけられたものではあっても，決定的に圧倒するものではない。むしろ，悲嘆に対する反応は，それを受け入れて，比較的早期に再適応し，実り豊かな生活を引き続き送ることができるようにするという役割もあるのだろう。

もちろん，リジリエンスによって，すべての人が喪失を完全に克服するというのではない。リジリエンスが高い人であっても，ある種の悲哀感を呈することもある。しかし，自分自身の生活をそれまでと同じように続けていきながら，身近な人々を愛することも可能である（Bonanno GA)。このリジリエンスを忘れてしまい，悲嘆のもたらす否定的な側面ばかりを強調してしまうと，人生の重要な側面を見失うことになりかねない。

ただし，最近では「こころを鍛える」といったあたかもリジリエンスを強化することが可能であるかのような議論も出てきているが，筆者はこれには疑問を抱く。リジリエンスは訓練しさえすれば，どのような状況にも適応できるようになるといったものではなく，個々人に備わった本来のリジリエンスがあると考えるほうがよいだろう。さまざまな状況で本来のリジリエンスを発揮することを妨げている要因を探り，それを除去することによって，個人に固有のリジリエンスを十分に発揮させるという考え方のほうが実用的であるように思われる。

3. 症例

我が子の自殺を経験した母親に対するグリーフケアの1例を示すことにしよう（プライバシーの保護のために意図的に情報を変更してある）。

55歳，女性：

25歳で結婚し，2男1女の母親。長男は成績優秀で，好成績で大学を卒業し，大手企業に就職した。幼い頃から長男は手のかからない，弟や妹の手本となる息子だった。幼稚園の頃から，チックがあり，瞬目が激しく，無意味な単語や汚い単語を状況に沿わない場面でつぶやくことがあった。緊張すると，チックは特に強くなった。

長男は就職した会社では研究部門に配属された。母親はこれで長男もひと安心だと，胸をなでおろしていた。ある日，突然，長男が会社の寮で縊死したとの連絡が入った（享年25）。

警察署に駆けつけて，変わり果てた息子に対面した。その直前の週末に長男は久しぶりに自宅に帰ってきて，家族で楽しく夕食を済ませたばかりだった。あの時に何か悩みがあって帰宅したのかもしれないと，自殺にまで至った息子の悩みに気づかなかった自分を責めた。葬儀の手配はすべて夫に任せきりだった。

初七日，四十九日と過ぎていっても，どうしても長男の死を受け入れることができなかった。警察署で長男の遺体に対面した時の状況が突然目に浮かぶ（フラッシュバック）。台所で料理をしていると，居間に息子がいる雰囲気をありありと感じたり，仏壇の写真を眺めているとその唇が動いて自分に話しかけてくるように感じた。

上司の話では，息子は仕事ぶりが高く評価されていて，若手の有望株とみなされていた。自死の直前に，職場での相互評価があった。上司が長男の業績を評価するばかりでなく，その会社では同僚や部下からもさまざまな点を評価されるシステムだった。ある女性の部下が長男について「意味もない変な言葉を突然つぶやくので，気持ちが悪い」と自由記述欄に書いていた。母親はその記述を見て，個人的なハンディキャップを取り上げるとはあまりにもひどいと，激しい怒りを覚えた。

長男の死後，不眠，不安・焦燥感，気分や意欲の低下を呈した。「成績のよい，手のかからない子」とばかり思っていたが，誰にも打ち明けられない悩みに気づいてやれなかったと，母親は自分を責めた。徐々に，子育てが間違っていたのではないかと考えるようになった。さらに，そもそも子どもを産むべきではなかった，結婚自体が間違っていたとさえ考え始めた。そして，行きつくところは，自分が生まれてこなければよかったと，自己の全存在を否定するような結論を下した。

このような悩みは誰にも打ち明けることができなかった。子どもの自殺を経験したことのある人など身近にはいないし，誰に話しても理解してもらえないと確信していた。

長男の死から約1年が経って，整理できない想いを抱えながら，筆者の精神科外来を受診してきた。

受診後の経過：筆者は担当医として最初に次のような原則を伝えた。

「話せることだけ話してください」：すべてのことを一挙に語る必要はないと伝えた。これから定期的に話を聞く機会をもつので，「今，ここで」

話してもよいと思うことだけを話してほしい。まだその準備ができていないと思うことは，準備ができるまで待ってかまわない。

「3つのTを大切に」：自殺の後に遺された人に必要な3つのTを紹介した。Time（時）：短期間で愛する人の死を受け入れることなどできない。十分な時間が必要である。Talk（話）：自分の思いを受け止めてくれる人を見つけて，こころの内を表現する。Tear（涙）：自然な感情を表現してもよい。泣きたくなったら我慢する必要はない。

「起こり得る反応を解説する」：愛する人を突然の自殺で失った場合，遺された人にさまざまな嵐のような感情が襲ってくる。時間とともに徐々に軽減していくことが多いのだが，重症化するとうつ病，不安障害，薬物乱用，ASD，PTSDを呈し専門的な治療が必要になることもある。早期に症状に気づいて，独りで抱え込まないことが重要である。

「薬物療法か心理療法か」：症状によっては薬が効果を表すこともあるが，身近な人の自殺を経験した人の語りに正面から向き合い，傾聴することが欠かせない。

その後，この女性は週に一度精神科外来を受診してきた。初診時の症状をまとめると，気分と意欲の低下，食欲不振，不眠，不安・焦燥感，自責感，フラッシュバックなどが病像の前景に立っていた。

しばしば語られたのは「息子を忘れられない」という内容だった。「街で同じ年頃の青年を見ると，息子を思い出してしまう」と訴える。これは自殺の後に遺された人からしばしば発せられる言葉である。それに対しては，あえて忘れよう，息子の想い出を整理しようというのではなく，絆が強ければ強いほど，忘れることなどできないのであって，思い出すことが供養だと考えてはどうだろうかと筆者はこの女性に応えた。

「自分には居場所がない」「誰にも理解してもらえない」との想いもしばしば口にした。それに対しては不自然な励ましを控えて，傾聴していった。

「なぜ息子の自殺を防げなかったのか？」という疑問がしばしば患者の脳裏をかすめた。一日中この疑問が頭に浮かんだ。この疑問がさらに「子育てが失敗だった」となり，「そもそも結婚が失敗だった」，「人生そのものが失敗だった」，そして最後には「私など生まれてこなければよかった」との結論にまで至ることになる。子どもを亡くした母親が自己の存在の全否定にまで至ってしまいかねないことをこの症例はよく示している。

身近な人を自殺で喪ったという経験をした人に対して，心理的な問題が生じると一般には考えるだろう。しかし，心と身体は固く結びついているのであって，非常に強いストレスがかかると，こころの反応ばかりでなく，身体の症状もしばしば生じる。ところが身体面での症状を放置しておくことがよく起きる。この女性も，歯が痛むのに，歯科を受診しようとしなかった。「息子が自殺にまで追い詰められていたのに気づかなかった私が，歯痛くらいで歯医者に受診することなど許されない」と語った。強い自責感のあまり，自己の身体的管理を怠ってしまうということもあるのだ。身近な人の自殺を経験した後，遺された人に病気が再発したり，持病がさらに悪化したりすることがある。これは周囲の人々が早い段階で気づいて，適切な処置を進める必要がある。

フラッシュバック（例：息子の遺体が目の前に蘇る）にはSSRI（selective serotonin reuptake inhibitor：選択的セロトニン再取込み阻害薬）を，不眠には睡眠導入剤を処方することを提案し，これらの症状を改善することによって，患者の苦痛は部分的に軽減した。もちろん，薬物療法で亡くなった息子が生き返るわけではない。治療の要はあくまでも心理療法であり，定期的な精神科受診で，こころの内を語ることによって，徐々に（それもかなり長期間にわたって）息子の死を受け入れ始めた。

息子がパソコンに克明な日記を遺していたことがわかり，夫がそれをプリントアウトしてくれた。当初はとても読む気がしなかった。しかし，徐々に息子の死を受け入れ始めた。日記を読み始め，息子への思いを付箋紙に書きこみ，欄外に貼り付けるようになった。この作業を続けていくことによって，患者は「息子が自殺した直後は，息子の後を追って死ぬことばかり考えていました。でも，今は息子がそれを望んでいないとわかったように思えてきました」と語った。

まるで亡き息子と日記のうえで対話を続けるようなやり取りが，死の受容に大きな役割を果たした。そして，この患者は自死遺族の自助グループに加わり，積極的な役割を果たすようになっていった。

自慢の長男を亡くした母親のグリーフケアの経過を簡単にまとめてみた。紙幅の制限があるため，いかにも短期間にやすやすと，この女性が息子の自殺というトラウマを受容していったと思われるかもしれないが，息子の死をなんとか受け入れて，自分自身の人生に向き合うまでには3年以上の月日が必要であったことを付記しておく。

4. まとめ

最近ではグリーフやグリーフケアについて社会の関心が払われるようになってきた。その多くは身近な人を病気で亡くした家族が経験するグリーフであるように思われる。しかし，本論で説いたように，人生そのものがグリーフの連続であると言ってもよいだろう。病気ばかりでなく，自分自身や家族の健康や立場の変化，大規模災害の経験などでも深刻なグリーフを呈する。それでも人間はその打撃から立ち直る力強さをもっているというのも現実である。トラウマやグリーフを経験してもそこから立ち直る力について最近の心理学が焦点を当てていて，それがまさにリジリエンスである。本章ではグリーフについて主な点について解説した。関心のある読者はさらに関連の文献を参照してほしい。

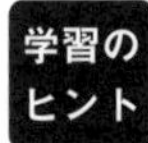

1．自分や家族が癌と診断されて，余命が半年と告げられたとする。どのような反応が生じるか，そしてこの事態をどのように受け止めるか考えてみよう。
2．わが国では大規模自然災害がしばしば起きる。ボランティアとして被災地に出向くことになったら，どのような準備をすべきだろうか？物心両面の準備について考えてみよう。
3．最近，家族を病気で亡くした友人に対して，どのような言葉をかけるか考えてみよう。

さらなる学習のために

広瀬寛子：『悲嘆とグリーフケア』医学書院，東京，2011

Leick N, Davidsen-Nielsen M：『Healing pain：Attachment, loss and grief therapy』. Routledge, New York, 1991.（平山正実，長田光展監・訳：『癒しとしての痛み—愛着，喪失，悲嘆の作業』岩崎学術出版，東京，1998）

島薗 進：『ともに悲嘆を生きる；グリーフケアの歴史と文化』朝日選書，東京，2019

Smolin A, Guinan J：『Healing after the suicide of a loved one』Fireside, New York, 1993.（柳沢圭子訳：『自殺で遺された人たちのサポートガイド—苦しみを分かち合う癒やしの方法』明石書店，東京，2007）

高橋 晶，高橋祥友（編）：『災害精神医学入門；災害に学び，明日に備える』金剛出版，東京，2015

Bonanno GA：The Other Side of Sadness：What the New Science of Bereavement Tells Us About Life After Loss. Basic Books, New York, 2009（高橋祥友監訳，高橋晶ほか訳：『リジリエンス：喪失と悲嘆についての新たな視点』金剛出版，東京，2013）

引用文献

1) E・キューブラー・ロス著（鈴木 晶訳）：死ぬ瞬間―死とその過程について（改訂版）p 430，中公文庫，東京，2020
2) Feigenberg L, Shneidman E：Clinical thanatology and psychotherapy：Some reflections on caring for the dying person. OMEGA 10：1-8, 1979
3) Weisman A：On dying and denying；A psychiatric study of terminality. Behavioral Publications, New York, 1972.（高橋祥友ほか訳：死をどう受けとめるか：末期患者の否認と受容の心理．中央洋書出版部，東京，1992）
4) Shneidman ES：A commonsense book of death：Reflections at ninety of a lifelong thanatologist. Bowman & Littlefield, New York, 2008.（高橋祥友監訳，清水邦夫ほか訳：生と死のコモンセンスブック-シュナイドマン90歳の回想．金剛出版，東京，2009）
5) 鴨 長明（市古貞次 現代語訳）：新訂 方丈記．岩波文庫，東京，1989
6) Frankl VE：... trotzdem Ja zum Leben sagen：Ein Psychologe erlebt das Konzentrationslager. Kösel-Verlag, München, 1977.（霜山徳爾訳：夜と霧．みすず書房，東京，1985）

15　自殺とその予防

高橋祥友

《目標＆ポイント》
わが国では1998年から長期にわたり年間自殺者3万人台という緊急事態が続いた。この現状を直視して，2006年には自殺対策基本法が成立し，自殺予防は社会全体で取り組むべき課題であると宣言された。本章では自殺予防に関して，自殺の現状，自殺予防の基本概念，自殺予防の原則について解説する。自殺を予防するには，早期の段階で問題に気づき，適切な対応を取ることが重要である。

《キーワード》　自殺，自殺未遂，危険因子，事故傾性，自殺対策基本法

1. 自殺の現状

（1）統計からみたわが国の自殺

図15-1は厚生労働省と警察庁が発表した自殺に関する統計である（なお，本章執筆時の最新の統計は2021年のものである）。わが国の年間自殺者数は1998年に32,863人となり，その後10年以上，年間自殺者数3万人台が続いた。2012年には15年ぶりに年間自殺者数が3万人を切り，徐々に減少する傾向をみた。とはいえ，2021年の年間自殺者数は21,007人であり，交通事故死者数（2,636人）の8倍にのぼった。そして，自殺未遂者数は少なく見積もっても既遂自殺者数の10倍にのぼると推計されている。さらに，強い絆のあった人の自殺未遂や既遂によって深刻な影響を受ける人は，1件あたり最低5人は存在すると推定される。このように，自殺は単に約21,000人の自殺者だけの問題にとどまらず，社会

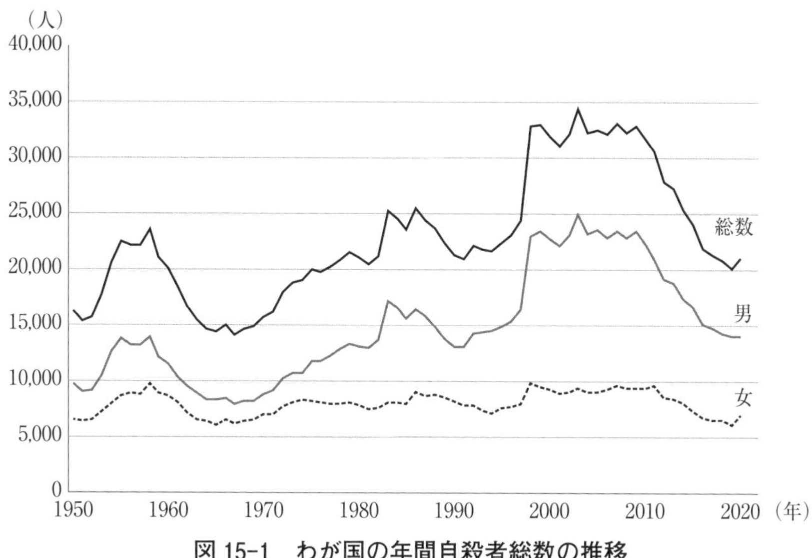

図 15-1　わが国の年間自殺者総数の推移

（厚生労働省，警察庁：令和 2 年中における自殺の状況．2021）

を広く巻き込む深刻な問題になっている。

（2）自殺予防の基本概念

自殺予防を理解するうえで，いくつかの基本概念を理解しておきたい。

①事前予防，危機対応，事後対応

自殺予防は，事前予防（prevention），危機対応（intervention），事後対応（postvention）に大別される。

事前予防：現時点でただちに危険が迫っているわけではないが，その原因などを取り除いて，自殺が起きるのを未然に予防することを指す。自殺予防教育なども広い意味で事前予防に含まれる。

危機対応：今まさに起こりつつある危機的状況に働きかけて，自殺を予防する。ある人が薬を多量に服用して自殺を図ったとする。胃洗浄をして，救命し，自殺を予防するといった処置がこれにあたる。

事後対応：どれほど努力しても，起きてしまう自殺があることも現実である。そこで，不幸にして自殺が生じてしまった場合に，遺された人々に及ぼす影響を可能な限り少なくするための働きかけを指す。

②医学モデルと地域モデル

自殺予防対策は，医学モデル（medical model）と地域モデル（community model）が互いに緊密な関連を保ちながら，長期的な視野に立って実施しなければならない。

医学モデル：自殺の背景にはしばしば精神疾患が存在しているのだが，それに気づかずに，適切な治療を受けることなく，自ら命を絶っている人が多い。そこで，自殺に直結しかねない精神疾患を早期の段階で発見し，適切な治療に導入し，自殺を予防する。

地域モデル：医学モデルだけでは十分ではない。健康な一般住民を対象に問題解決能力を高めるような働きかけを実施する。早期の問題認識と援助希求的態度の促進を重視するとともに，精神疾患に対する偏見を減らすような努力をしていく。

国の対策として，自殺予防に成功した例としてフィンランドが広く知られている。図 15-2 に示すように，1990 年にはフィンランドの自殺率は人口 10 万人あたり約 30 であり，最近のわが国の自殺率よりもはるかに高かった。自殺の実態調査をしたうえで，医学モデルと地域モデルの間で緊密な連携をとりながら，対策を進め，自殺率を約 30%低下させることに成功した。ただし，この時期に隣国からの脅威であったソビエト連邦が崩壊したことや，国内の経済が安定していたことも自殺率の低下に関連していたという解釈もある。

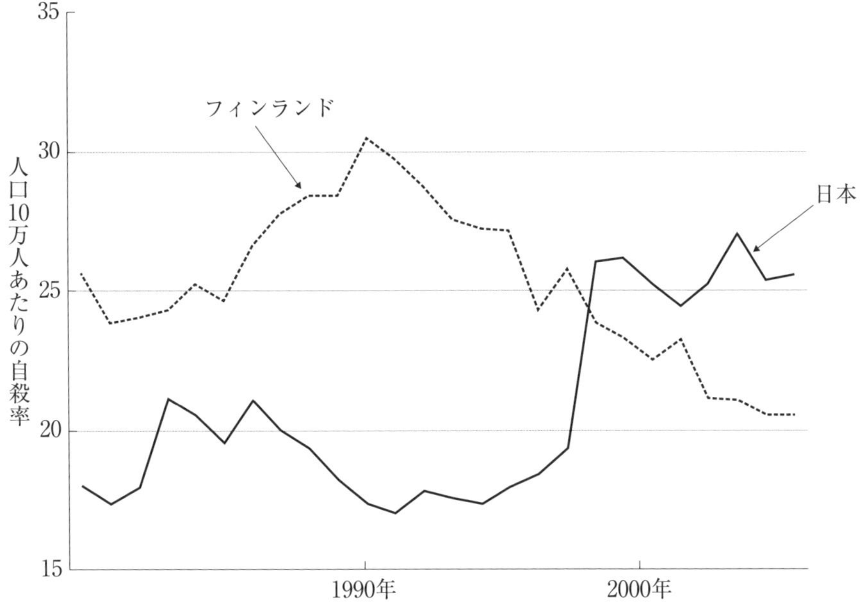

図 15-2　フィンランドと日本の自殺率の比較
（フィンランド厚生省の資料をもとに筆者が作成）

③ライフサイクルと自殺

ひと口に自殺といっても，子ども，若年成人，壮年期の人，高齢者では抱える問題にはそれぞれ特有のものがある。そのようなライフサイクルに特有な問題について自殺との関連を検討していくことは，自殺予防には欠かせない視点である。

（3）自殺対策基本法

2006 年 6 月に自殺対策基本法（以下，基本法）が成立した。自殺というと，一般には自由意志に基づいて選択された死であるという捉え方が

表 15-1　自殺対策基本法案の概要

本法の目的

自殺対策を総合的に推進して，自殺の防止を図り，あわせて自殺者の親族等に対する支援の充実を図り，もって国民が健康で生きがいを持って暮らすことのできる社会の実現に寄与すること

内容の概要

1　自殺対策の基本理念

①自殺が個人的な問題としてのみとらえられるべきものではなく，その背景に様々な社会的な要因があることを踏まえ，社会的な取組として実施されなければならないこと。

②自殺が多様かつ複合的な原因及び背景を有するものであることを踏まえ，単に精神保健的観点からのみならず，自殺の実態に即して実施されるようにしなければならないこと。

③自殺の事前予防，自殺発生の危機への対応及び自殺が発生した後又は自殺が未遂に終わった後の事後対応の各段階に応じた効果的な施策として実施されなければならないこと。

④国，地方公共団体，医療機関，事業主，学校，自殺の防止等に関する活動を行う民間の団体その他の関係する者の相互の密接な連携の下に実施されなければならないこと。

2　国，地方公共団体，事業主，国民のそれぞれの責務

3　政府による自殺対策大綱の策定と，国会への年次報告

4　国・地方公共団体の基本的施策

①自殺の防止等に関する調査研究の推進並びに情報の収集，整理，分析及び提供の実施並びにそれらに必要な体制の整備

②教育活動，広報活動等を通じた自殺の防止等に関する国民の理解の増進

③自殺の防止等に関する人材の確保，養成及び資質の向上

④職域，学校，地域等における国民の心の健康の保持に係る体制の整備

⑤自殺の防止に関する医療提供体制の整備

⑥自殺する危険性が高い者を早期に発見し，自殺の発生を回避するための体制の整備

⑦自殺未遂者に対する支援

⑧自殺者の親族等に対する支援

⑨民間団体が行う自殺の防止等に関する活動に対する支援

5　内閣府に，関係閣僚をメンバーとする自殺総合対策会議を設置

強いが，実際には，さまざまな問題を抱えた末の「強制された死」という側面が強い。そこで，自殺を社会全体の問題として捉えて，幅広い取り組みが必要であることを基本法は宣言している（表15-1）。翌2007年には自殺総合対策大綱（以下，大綱）が発表され，具体的な方針が明らかにされた。大綱は5年ごとに見直されることとなっており，2012年に初の改訂が行われた。基本法も大綱も「(2) 自殺予防の基本概念」を枠組みとしてまとめられているので，興味のある読者は一読を勧める。

2. どのような人に自殺の危険が迫るのか

(1) 自殺を理解するためのキーワード

自殺を理解する重要なキーワードは「孤立」である。助けの手を差し伸べてくれる人が現実にまったくいないといった悲惨な状況に置かれている人もいる。また，うつ病をはじめとする精神疾患にかかった影響で，実際には周囲の人々が援助の手を差し伸べようとしているにもかかわらず，「私には助けてもらう価値がない」「私などいないほうが皆は幸せだ」と主観的に孤立感を強めている人もいる。

現実的にしても，精神疾患の影響にしても，自殺が起きる危険をはらんだ状況では必ず絶望的なまでの孤立感が存在する。そこで，自殺を予防するには，死の淵にまで追いやられている人が発している救いを求める叫びを的確に捉えて，周囲の人々との絆を回復することが重要である。

また，自殺はさまざまな原因からなる複雑な現象であることを理解しなければならない。最近では，子どもの自殺が起きると「いじめ」が，大人の自殺が起きると「職場の問題」がなかったかといった具合に，単一の原因を捜し求める傾向が強い。しかし，自殺はたった1つの原因だけで説明できるほど単純な現象ではない。図15-3に示すように，単一のストレスだけでなく，精神疾患，衝動性をコントロールする能力の低下，

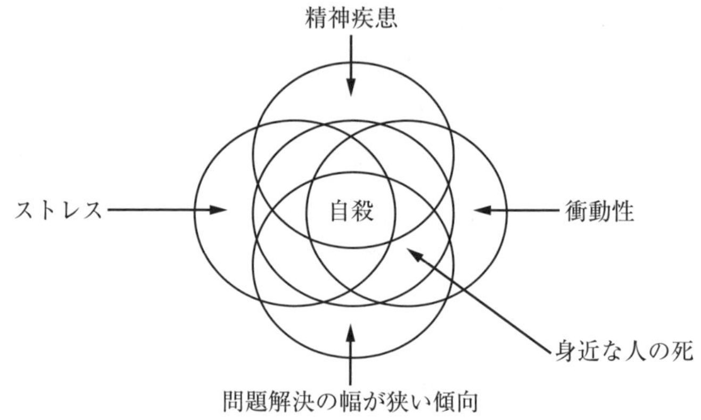

図 15-3　自殺の原因

（高橋祥友：自殺の危険：臨床的評価と危機介入 第 3 版．金剛出版，東京，2014）

身近な人の死の体験，問題解決の幅が狭いといった性格傾向などが，複雑に絡みあって，自殺の準備状態がしばしば長年かかってできあがっている。この準備状態こそが重要であり，自殺の直接の契機は，一見するとごく些細な出来事であることも稀ではない。

（2）自殺の危険因子

表 15-2 にあげたような危険因子を数多く満たす症例は，自殺が生じる可能性が潜在的に高いと捉える必要がある。

①自殺未遂歴

これまでに自殺未遂に及んだことのある人では，その後，適切なケアを受けられないままであると，将来も同様の行動を繰り返して，結局，自殺によって命を落とす危険は，そのような行為を認めない人に比べるとはるかに高い。手首を浅く切る，薬を少し余分に服用するといった，ただちに死に至らないような方法で自傷行為に及んだ人の場合，周囲の

表 15-2　自殺の危険因子

①自殺未遂歴	自殺未遂はもっとも重要な危険因子 自殺未遂の状況，方法，意図，周囲からの反応などを検討
②精神疾患	気分障害（主にうつ病），薬物乱用（主にアルコール依存症），統合失調症，パーソナリティ障害等
③サポートの不足	未婚，離婚，配偶者との死別，職場での孤立
④性別	自殺既遂者：男＞女　自殺未遂者：女＞男
⑤年齢	年齢が高くなるとともに自殺率も上昇（男性は中高年でピーク）
⑥喪失体験	経済的損失，地位の失墜，病気や怪我，業績不振，予想外の失敗
⑦他者の死の影響	精神的に重要なつながりのあった人が突然不幸な形で死亡
⑧事故傾性	事故を防ぐのに必要な措置を不注意にも取らない。慢性疾患への予防や医学的な助言を無視

（高橋祥友：自殺の危険：臨床的評価と危機介入 第 3 版．金剛出版，東京，2014）

人々から「狂言自殺だ」「ただ周囲の人を脅かそうとしただけだ」といった捉えられ方をしてしまいかねない。

②精神疾患

精神疾患に関してはほかの章で取り上げるので，詳しくはそちらを参照してほしい。自殺者の大多数は最後の行動に及ぶ前に，気分障害（主にうつ病），薬物乱用（主にアルコール依存症），統合失調症，パーソナリティ障害といった，なんらかの精神疾患に罹患していたことを多くの調査が明らかにしている。

図 15-4 は，世界保健機関（World Health Organization：WHO）が実施した，自殺者に関する調査結果である。これによると，自殺前に精神疾患の診断に該当していたと考えられる人は 96％であり，「診断なし」はわずかに 4％に過ぎなかった。このように大多数の自殺者が生前にな

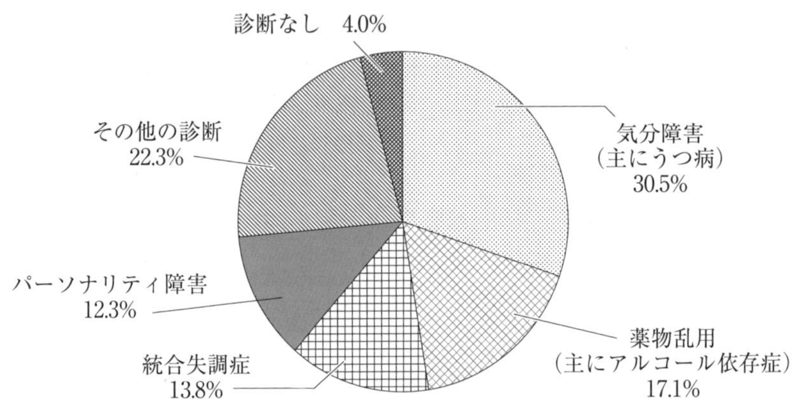

図 15-4　自殺と精神疾患

（United Nations：Prevention of suicide；Guidelines for the formulation and implementation of national strategies. United Nations, New York, 1996）

んらかの精神疾患に罹患していたと推定されるのだが，適切な治療を受けていた人となると，このうちの1～2割程度に過ぎない。うつ病，アルコール依存症，統合失調症に対しては今では効果的な治療法があるので，早期に診断し，適切に治療することによって，自殺率を低下させる余地は十分にあると，WHOは強調している。

なお，自殺行動を起こす際に酩酊状態にある人が多いという点も注目される。飲酒すると，一時的に気分が晴れることを経験しているために，自殺の危険の高い人の酒量が増えたり，飲酒によって不眠を改善させようとしたりする人もいる。しかし，アルコールは中枢神経系の機能を抑制する作用があり，長期的にはうつ病の症状をかえって悪化させてしまう。また，酩酊状態で自己の行動をコントロールする力を失い，自殺行動に及ぶ人も多いというのが現実である。

③周囲からのサポートの不足

未婚の人，離婚した人，なんらかの理由で配偶者と離別している人，近親者の死亡を最近経験した人の自殺率は，結婚し配偶者のいる人の自殺率よりも約 3 倍の高さを示す，という報告もある。また，家族が全員揃っていて，表面的には特に問題のないようにみえることがある。しかし，詳しく検討すると，その中でもある特定の人が疎外されていて，自殺の危険が高まっている状況が明らかになってくる場合も少なくない。

④性別

自殺者の男女比はごく一部の例外を除いて，ほとんどの国で男性のほうが高い。最近のわが国の既遂自殺者の男女比は 2 倍以上である。対照的に自殺未遂者は女性に多い。

⑤年齢

第二次世界大戦直後は，わが国の自殺率は若年成人期と老年期に 2 つのピークを描いていた。しかし，近年では，わが国の若年層の自殺率は欧米に比較して際立って高いわけではない。特に男性でその傾向が強いが，40～50 歳代に最初のピークがあり，高齢者層に第二のピークを認める。働き盛りの世代に自殺率のピークを認めることは，世界と比べて，最近のわが国の自殺の特徴といえる。

⑥喪失体験

各種の喪失体験として，経済的損失，地位の失墜，失業，病気や怪我，近親者の死亡，訴訟を起こされることなどがあげられる。これらの喪失体験が，すべての人にとってまったく同じ意味をもつわけではない。自殺を図ろうとする人にとって，どのような意味をもつかを十分に理解する必要がある。

⑦他者の死の影響

同一家系に自殺が多発することがしばしば報告されていて，遺伝が自殺に果たす役割さえ指摘されている。ただし，近親者の自殺を経験することが一種の学習となって，自殺の危険を高めていると主張する研究者もいる。現段階では，遺伝か学習かそのどちらかが妥当な解釈であるか，論争に決着はついていない。

他者の自殺が複数の自殺を誘発する群発自殺という現象が知られている。家族以外にも親しい人の自殺，事故死，不審死を最近経験したことはないか，また，著名人のセンセーショナルな自殺報道に接して影響を受けていないか，といった点にも注意する。

⑧事故傾性

自殺はある日突然，何の前触れもなく起きると一般に考えられているが，実際には自殺に先行して自己の安全や健康を守れなくなる事態を認めることがある。自殺に先行するこのような現象は事故傾性（accident proneness）と呼ばれている。これまでにも多くの事故を認める，事故を防ぐのに必要な処置を不注意にもとらない，慢性の病気に対して予防あるいは医学的な助言を無視するという人については，自己破壊傾向の観点から検討する必要がある。

たとえば，医療の現場では次のような例がある。糖尿病であってもそれまでは十分に管理できていた人が，食事療法も，薬物療法も，運動療法も突然やめてしまう。あるいは，逆にインスリンという糖尿病の治療薬を自ら多量に注射するといったこともある。また，腎不全の患者が血液透析を突然受けなくなったりするといったことで，事故傾性に気づかれた例もある。これ自体が生命の危険をもたらしかねない行動であるが，このような行動の変化に気づかれて間もなく，自殺企図に及ぶことがある。

一般の職場の例としては，これまで真面目な仕事ぶりだった会社員が借金を重ねる，何の連絡もなく失踪する，しばしば交通事故を起こす，性的な問題行動に及ぶ，酩酊状態で喧嘩に巻き込まれる，全財産を賭けるような株式投資に打って出るといった行動の変化を，自殺の前に認めることがある。抑うつ的であった人が失踪に及んだ場合には，自殺の代理行為として真剣に捉える必要があり，本人の安全をまず確保したうえで，専門の精神科医の診察を受けるようにしてほしい。

以上，自殺の危険因子について簡潔に解説してきた。自殺予防の第一歩は，自殺の危険を適切に評価することから始まる。生活史上に認められた自己破壊傾向を評価しながら，危険因子を総合的に検討すれば，得られた情報は，自殺の予防のためにさらに有用なものとなる。

（3）自殺の危険の高い人の心理

自殺の危険の高い人は，「死んでしまいたい。今すぐに楽になりたい」という気持ちと同時に，「助けてほしい。生きていたい」という気持ちの間を，激しく揺れ動いている。このように相反する感情を同時に呈することを両価性（ambivalence）と呼ぶ。両価性は自殺の危険の高い人が示す特徴的な心理状態である。さらに，次にあげるような共通の心理が認められる。

①**極度の孤立感**：この孤立感は，最近発症した精神疾患の影響で生じている場合もあるのだが，幼い頃から長年にわたって抱き続けてきた感情であることも少なくない。実際には家族もいるし，友人や知人も大勢いる。しかし，そのなかで絶望を伴う深い孤立感を常に抱き続けてきた。あるいは，現実には周りから多くの救いの手を差し伸べられていても，精神疾患の影響で自己肯定感が極端に低くなってしまい，この世の中で自分は一人きりであり，誰も助けてくれるはずはないという，深い孤立感を抱き，それに耐えられなくなっている。

②**無価値感**：「私は生きるに値しない」「生きていても仕方がない」「私などいないほうが皆は幸せだ」といった感情である。これは，うつ病な

どの精神疾患のために，最近になって生じている場合もあれば，幼少期から強い絆のある人からのメッセージとして長年にわたって抱き続けている場合もある。もっとも不幸な例としては幼少期に心理的・身体的・性的虐待を経験してきたような人であり，「生きていることさえ許されない」「生きる意味がまったくない」という絶望感に圧倒されている。自分を守るべき存在，愛されるべき存在として捉えることができない。

③**極度の怒り**：自殺の危険の高い人は，絶望感とともに強烈な怒りを覚えている。これは社会やある特定の人に向けられている場合もあれば，他者に対してそのような怒りを感じている自分を意識することで，かえって自分自身を責める結果になっている場合もある。

④**窮状が永遠に続くという確信**：今，自分が置かれている絶望的な状況に対して何の解決策もないし，どんなに努力をしたところで報われず，窮状が永遠に続いていくという訂正不能な妄想に近いほどの確信を抱いている。

⑤**心理的視野狭窄**：自殺の危険が迫っている人の思考法をトンネルの中にいる状態にたとえた心理療法家がいる。トンネルの中にいて周囲は真っ暗である。遠くから一条の光が差し込んでいて，それがこの闇から出る唯一の方法である。そしてそれが自殺であって，ほかには解決策がまったく見当たらないという独特の心理的視野狭窄の状態に陥っている。

⑥**諦め**：自殺の危険の高い人は，同時にさまざまな感情に圧倒されているのだが，次第に，ありとあらゆる必死の闘いを試みた後に独特の諦めが生じてくる。これは穏やかな諦めというよりは，「嵐の前の静けさ」「台風の目」といった不気味な感じさえ伴う。「疲れ果てた」「もうどうでもいい」「何が起きてもかまわない」といった感覚である。この段階に至ると，怒りも，抑うつや不安も，孤立感さえも薄れていく。このような

諦めに圧倒されてしまうと，周囲からはこれまでの不安焦燥感が薄れて，むしろ穏やかになったと捉えられてしまいかねない。

⑦**全能の幻想**：どんなに環境や能力に恵まれた人であっても，問題を解決するには，時間も努力も必要であり，他者からの助けも要る。しかし，自殺の危険の高い人というのは，ある時点を超えると，今の自分の力でもただちに変えられることがあると思い始める。そして，「自殺は自分が今できる唯一残された行為だ」といった全能の幻想を抱くようになる。この段階にまで至ると，自殺の危険はもはや直前にまで迫っているので，ただちに本人を保護するために必要な対策をとらなければならない。

自殺の危機が直前にまで迫った人はこのような複雑な感情に圧倒されている。たとえば，働き盛りの男性が自ら命を絶ったような場合，周囲の人々は「幼い子どもを遺してどうして自殺などできたのだろうか？」との疑問をしばしば抱く。しかし，自殺の危険の高い人にとっては，「ともかくただちにこの辛い状況から抜け出したい。楽になりたい」という思いに圧倒されていて，遺される家族のことまで考える余裕さえ失っていたというのが現実である。

3. 自殺の危険の高い人への対応

（1）TALK の原則

自殺を真剣に考えるほどの絶望的な気持ちは，これまでの関係から，この人ならば真剣に聞いてくれるはずだという人を選んで，打ち明けられている。カナダで自殺予防活動を実施しているグループが，自殺の危険の高い人への対応を次のように **TALK の原則**としてまとめている。TALK とは「Tell, Ask, Listen, Keep safe」の頭文字を取ったものである。

T：相手のことを心配しているとはっきりと言葉に出して伝える。

A：真剣に対応するのであれば，自殺を話題にしたからといって，背中を押すことにはならない。むしろ自殺予防の第一歩になる。

L：傾聴である。励まそう，助言しよう，叱ろうなどと考えたりするかもしれない。しかし，まずしなければならないのは，徹底的に聴き役に徹することである。

K：危険だと思ったら，その人を一人にしない。安全を確保したうえで，周りの人々からの協力も得て，必要な対処をする。はっきりと自殺を口にしたり，自分の身体を傷つけたりする行為に及んだ人については，確実に精神科受診につなげる。

（2）治療の原則

問題を抱えたときに，自殺を図ろうとするパターンは繰り返される傾向が高いので，治療は長期にわたることを念頭において計画を立てる。最終的には，問題が生じた状況でも，自殺以外の適応力の高い方法を用いて，本人がその問題に対処できるような能力を身につけ，自立を援助することが治療の目標となる。自殺の危険の高い人に対しては，以下のような点を中心に長期的・総合的な治療計画を立てる。

①**心理療法**：問題を抱えたときに，自殺以外のほかの選択肢としてどのような方法があるか検討していく。社会生活を送るうえで欠けているスキルがあれば，それを身につけるように働きかける。

②**薬物療法**：背景に精神疾患が存在する場合には，適切な薬物療法を実施する。

③**周囲の人々との絆の回復**：自殺の危険の高い人が，自ら断ち切ってしまった周囲の人々との絆を回復するように援助する。

4. まとめ

わが国では現在も年間約2万人の自殺が生じていて，この数は交通事故死者数の7倍にも及ぶ。自殺や自殺未遂は周囲の人々にも深い心の傷を負わせる。このように自殺とは死にゆく約2万人の問題にとどまらず，広く社会を巻き込む深刻な問題である。本章では，自殺の現状，自殺予防の基本概念，自殺予防の原則について解説した。紙幅に限りがあるため，自殺後に遺された人々に対するケアについては解説できなかったので，関心のある方はほかの成書を参考にしてほしい。

学習のヒント

1. 自ら命を絶った知人がいたら，その人の心理について考えてみよう。（そのような人がいない場合には，小説や映画の中に描かれた自殺者の心理について考えてみよう）
2. 自殺の危険の高い人を目の前にしたときに，自分にはどのような対応ができるか考えてみよう。
3. 自殺が起きた後に遺された人の心理と，その人にどのように接したらよいか考えてみよう。

さらなる学習のために

Brent DA, Poling KD, Goldstein TR（高橋祥友訳）：『思春期・青年期のうつ病治療と自殺予防』医学書院，東京，2012

Chiles JA, Strosahl KD（高橋祥友訳）：『自殺予防臨床マニュアル』星和書店，東京，2008

厚生労働省，警察庁：令和3年中における自殺の状況．2022

Smolin A, Guinan J（柳沢圭子訳）：『自殺で遺された人たちのサポートガイド：苦しみを分かち合う癒やしの方法』明石書店，東京，2007

高橋祥友：『群発自殺―流行を防ぎ，模倣を止める』中公新書，東京，1998

高橋祥友：『自殺予防』岩波新書，東京，2006
高橋祥友：『自殺の危険：臨床的評価と危機介入 第 4 版』金剛出版，東京，2022

付表：精神疾患の分類

1．DSM-5による精神障害の分類（抄）

Ⅰ．神経発達障害群

知的能力障害群（知的能力障害，全般的発達遅延など）

コミュニケーション障害群

自閉症スペクトラム障害

注意欠如・多動性障害

限局性学習障害

運動障害群

その他の神経発達障害群

Ⅱ．統合失調症スペクトラム障害および他の精神病性障害群

統合失調型（パーソナリティ）障害

妄想性障害

短期精神病性障害

統合失調症様障害

統合失調症

統合失調感情障害

Ⅲ．双極性障害および関連障害群

双極Ⅰ型障害

双極Ⅱ型障害

気分循環性障害

Ⅳ．抑うつ障害群

重篤気分調節症

うつ病/大うつ病性障害

持続性抑うつ障害（気分変調症）

月経前不快気分障害

Ⅴ．不安障害群

分離不安障害

選択性緘黙

限局性恐怖症

社交不安障害（社交恐怖）

パニック障害

広場恐怖症

全般性不安障害

Ⅵ．強迫性障害および関連障害群

強迫性障害

身体醜形障害

その他（ためこみ症，抜毛症，皮膚むしり症など）

Ⅶ．心的外傷およびストレス因関連障害群

反応性アタッチメント障害/反応性愛着障害

脱抑制型対人交流障害

心的外傷後ストレス障害

急性ストレス障害

適応障害

Ⅷ. 解離性障害群

解離性同一性障害

解離性健忘

離人感・現実感消失障害

Ⅸ. 身体症状症および関連症群

身体症状症

病気不安症

転換性障害（機能性神経症状症）

虚偽性障害

Ⅹ. 食行動障害および摂食障害群

異食症

反芻性障害

神経性やせ症/神経性無食欲症

神経性過食症/神経性大食症

過食性障害

Ⅺ. 排泄症群

Ⅻ. 睡眠-覚醒障害群

不眠障害

過眠障害

ナルコレプシー

呼吸関連睡眠障害群（中枢性睡眠時無呼吸など）

概日リズム睡眠-覚醒障害群（睡眠相後退型など）

睡眠時随伴症群

ノンレム睡眠からの覚醒障害（睡眠時遊行症など）

レストレスレッグス症候群（むずむず脚症候群）

XIII. 性機能不全群

XIV. 性別違和

XV. 秩序破壊的・衝動制御・素行症群

反抗挑戦性障害

間欠性爆発性障害

素行障害

放火症

窃盗症

XVI. 物質関連障害および嗜癖性障害群

物質関連障害群

物質使用障害群

物質誘発性障害群

実際の物質としてはアルコール，カフェイン，大麻，幻覚薬，吸入剤，オピオイド，鎮静薬，睡眠薬，抗不安薬，精神刺激薬（アンフェタミン，コカイン），タバコなど

非物質関連障害群（ギャンブル障害など）

XVII. 神経認知障害群

せん妄

認知症

軽度認知障害

原因疾患として以下のものが挙げられる。

アルツハイマー病，前頭側頭葉変性症，レビー小体病，血管性疾患，外傷性脳損傷，物質・医薬品の使用，HIV 感染，プリオン病，パーキンソン病，ハンチントン病，その他

XVIII. パーソナリティ障害群

A 群パーソナリティ障害

猜疑性パーソナリティ障害/妄想性パーソナリティ障害

シゾイドパーソナリティ障害/スキゾイドパーソナリティ障害

統合失調型パーソナリティ障害

B 群パーソナリティ障害

反社会性パーソナリティ障害

境界性パーソナリティ障害

演技性パーソナリティ障害

自己愛性パーソナリティ障害

C 群パーソナリティ障害

回避性パーソナリティ障害

依存性パーソナリティ障害

強迫性パーソナリティ障害

他のパーソナリティ障害

XIX. パラフィリア障害群

【参考文献】

高橋三郎，大野　裕（監訳）：「DSM-5 精神疾患の分類と診断の手引」（医学書院）

2．ICD-11 による精神障害の分類（抄）

1　神経発達症群

1.1　知的発達症

1.2　発達性発話または言語症群

1.3　自閉スペクトラム症

1.4　発達性学習症

1.5　発達性協調運動症

1.6　一次性チックまたはチック症群

1.7　注意欠如多動症

1.8　常同運動症

2　統合失調症または他の一次性精神症群

2.1　統合失調症

2.2　統合失調感情症

2.3　統合失調型症

2.4　急性一過性精神症

2.5　妄想症

2.6　他の一次性精神症

3　気分障害群

3.1　双極性障害または関連症群

3.1.1　双極Ⅰ型障害

3.1.2　双極Ⅱ型障害

3.1.3 気分循環症

3.2 抑うつ症群

3.2.1 単一エピソードうつ病

3.2.2 反復性うつ病

3.2.3 気分変調症

3.2.4 混合抑うつ不安症

3.5 月経前不快気分障害

4 不安または恐怖関連症群

4.1 全般不安症

4.2 パニック症

4.3 広場恐怖症

4.4 限局性恐怖症

4.5 社交不安症

4.6 分離不安症

4.7 場面緘黙

5 強迫症または関連症群

5.1 強迫症

5.2 醜形恐怖症

5.3 自己臭症

5.4 心気症

5.5 ためこみ症

5.6 身体への反復行動症群（抜毛症，皮膚むしり症など）

6 ストレス関連症群

6.1 心的外傷後ストレス症

6.2 複雑性心的外傷後ストレス症

6.3 遷延性悲嘆症

6.4　適応反応症

6.5　反応性アタッチメント症

6.6　脱抑制性対人交流症

6.7　急性ストレス反応

7　解離症群

7.1　運動，感覚または認知領域の解離症

7.2　解離性健忘

7.3　解離性同一性症

7.4　部分的解離性同一性症

7.5　離人感・現実感喪失症

8　食行動症または摂食症群

8.1　神経性やせ症＜神経性無食欲症＞

8.2　神経性過食＜大食＞症

8.3　回避・制限性食物摂取症

8.4　異食症

8.5　反芻・吐き戻し症

9　排泄症群

10　身体的苦痛症群または身体的体験症群

11　物質使用症＜障害＞群または嗜癖行動障害群

11.1　物質使用障害

【物質一覧】

アルコール，大麻，合成カンナビノイド，オピオイド，鎮静薬，睡眠薬・抗不安薬，コカイン，精神刺激薬（アンフェタミン，メタンフェタミンなど）

【使用症一覧】

11.1.19　［物質］の有害な使用（単一エピソード）

11.1.20 ［物質］の有害な使用（反復パターン）
11.1.21 ［物質］依存
11.1.22 ［物質］中毒
11.1.23 ［物質］離脱
11.1.24 ［物質］誘発性せん妄
11.1.25 ［物質］誘発性精神症

11.2 嗜癖行動障害群
11.2.1 ギャンブル障害
11.2.2 ゲーム障害
11.2.3 嗜癖行動障害

12 衝動制御症群

放火症，窃盗症，強迫的性行動症，間欠爆発症など

13 秩序破壊的または非社会的行動症群

13.1 反抗挑発症
13.2 素行・非社会的行動症

14 パーソナリティ障害群および関連特性

14.1 パーソナリティ障害
14.2 顕著なパーソナリティ特性
否定的感情，脱抑制，離隔，非社会性，制縛性など
14.3 ボーダーラインパターン

15 パラフィリア症群

露出症，窃視症，小児性愛症など

16 作為症群

17 神経認知障害群

17.1 せん妄
17.2 軽度認知障害

17.3　健忘症

17.4　認知症

17.4.1　アルツハイマー病による認知症

17.4.2　血管性認知症

17.4.3　レビー小体病による認知症

17.4.4　前頭側頭型認知症

17.4.5　精神作用物質（医薬品を含む）による認知症

17.4.6　アルコール使用による認知症

17.4.7　鎮静薬，睡眠薬，抗不安薬使用による認知症

以上のほか，パーキンソン病，ハンチントン病，重金属や他の毒素への暴露，ヒト免疫不全ウィルス，多発性硬化症，プリオン病，正常圧水頭症，頭部外傷，ペラグラ，ダウン症候群などによる認知症

17.4.21　認知症にみられる行動的または心理的症状

精神症症状，気分症状，不安症状，アパシー，興奮または攻撃性，脱抑制，徘徊など

18　性の健康に関連する状態

12.1　性別不合

12.2　性機能不全群

12.3　性疼痛症群

ICD-11　新病名案（日本精神神経学会 2018 年 6 月 1 日付）による。

索引

●配列は五十音順，＊は人名を示す。

●さ　行

●た　行

●な　行

●**欧文（アルファベット）**

分担執筆者紹介

（執筆の章順）

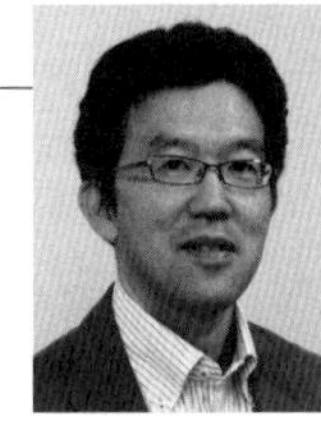

山口　創（やまぐち・はじめ）

・執筆章→2・3・4

1967年　静岡県に生まれる
1996年　早稲田大学大学院人間科学研究科終了
1996年　早稲田大学人間総合研究センター助手
1999年～　聖徳大学人文学部講師，桜美林大学准教授を経て
現在　桜美林大学リベラルアーツ学群教授
専攻　健康心理学，発達心理学
主な著書　『子供の「脳」は肌にある』『子育てに効くマインドフルネス』（光文社新書）
『愛撫・人の心に触れる力』（NHK ブックス）
『からだとこころのコリをほぐそう―身体心理学入門』（川島書店）
『皮膚感覚の不思議―皮膚と心の身体心理学』（講談社ブルーバックス）
『皮膚という「脳」』（東京書籍）
『手の治癒力』『人は皮膚から癒される』（草思社）
『皮膚感覚から生まれる幸福』（春秋社）
『皮膚は心をもっていた』（青春出版社）
『からだの無意識の治癒力』『最良の身体を取り戻す』（さくら舎）

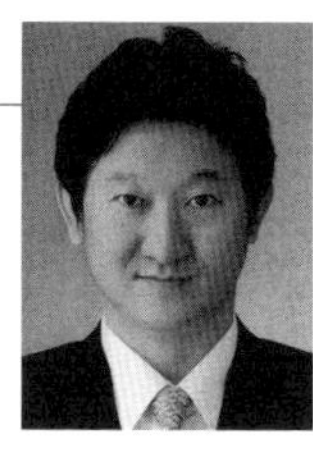

高橋　晶（たかはし・しょう）

・執筆章→5・12・13

1996年　昭和大学医学部卒業
1998年　聖路加国際病院　レジデント
2004年　国立精神・神経センター武蔵病院勤務
2012年　筑波大学大学院人間総合科学研究科疾患制御医学専攻精神病態医学分野大学院卒業
2012年　筑波大学医学医療系災害精神支援学　講師
2016年～　現職，筑波大学医学医療系災害・地域精神医学　准教授
専攻　精神医学，災害精神医学，老人精神医学，リエゾン精神医学
主な著書　『災害精神医学入門』（金剛出版）

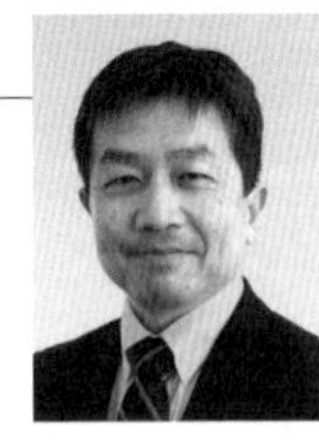

種市康太郎（たねいち・こうたろう）

・執筆章→6・7・8

1971年　青森県に生まれる
1994年　早稲田大学第一文学部卒業
2001年　早稲田大学大学院博士後期課程単位取得後退学。同年博士（文学）取得。
2001年　早稲田大学文学部助手
2002年　聖徳大学人文学部臨床心理学科講師，2006年同助教授を経て
現在　桜美林大学リベラルアーツ学群教授，領域長
専攻　臨床心理学，産業精神保健

主な著書　『ワーク・エンゲイジメント』（共編訳　星和書店，2014）
『産業保健スタッフのためのセルフケア支援マニュアル』（共編　誠信書房，2016）
『人事のためのジョブ・クラフティング入門』（共著　弘文堂，2021）
『新人・若手職員のためのメンタルヘルス・ハンドブック』（監修　地方公務員安全衛生推進協会，2022）

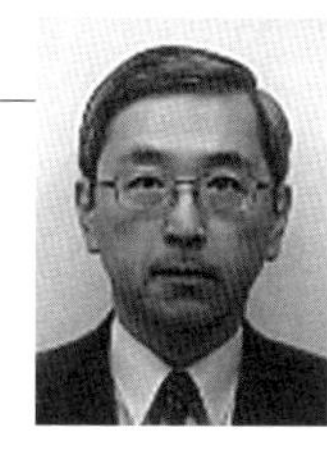

高橋　祥友（たかはし・よしとも）

・執筆章→14・15

1953年	東京都に生まれる
1979年	金沢大学医学部卒業
	東京医科歯科大学（研修医，医員）
1983年	山梨医科大学（助手，講師）
1987～1988年度	UCLA（フルブライト研究員）
1991年	東京都精神医学総合研究所（副参事研究員）
1992年	防衛医科大学校・防衛医学研究センター・行動科学研究部門（教授）
2012年	筑波大学・医学医療系・災害精神支援学（教授）
現在	医療法人 啓仁会　ロイヤルこころの里病院・診療部長
専攻	精神医学，精神保健
主な著書	『医療者が知っておきたい自殺のリスクマネジメント』（医学書院）
	『自殺のポストベンション』（医学書院）
	『自殺の危険：自殺予防と危機介入』（金剛出版）
	『青少年のための自殺予防マニュアル』（金剛出版）
	『自殺そして遺された人々』（新興医学出版社）
	『自殺予防』（岩波新書）
	『群発自殺』（中公新書）他

編著者紹介

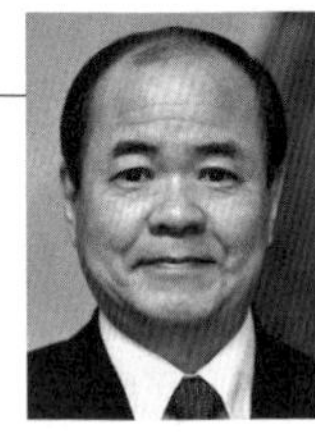

石丸　昌彦（いしまる・まさひこ）

・執筆章→1・9・10・11

1957 年生	愛媛県出身
1979 年	東京大学法学部卒業
1986 年	東京医科歯科大学医学部卒業
1994～97 年	米国ミズーリ州ワシントン大学精神科留学
1999 年	東京医科歯科大学難治疾患研究所講師
2000 年～	桜美林大学助教授，教授を経て
現在	放送大学教授
専攻	精神医学
主な著書・訳書	『根拠にもとづく精神科薬物療法』（共訳　メディカル・サイエンス・インターナショナル） 『精神医学特論』（編著　放送大学教育振興会） 『統合失調症とそのケア』（キリスト新聞社） 『死生学のフィールド』（編著　放送大学教育振興会） 『パラダイム・ロスト　心のスティグマ克服，その理論と実践』（共訳　中央法規出版） 『健康への歩みを支える～家族・薬・医者の役割』（キリスト新聞社） 『精神疾患とは何だろうか』（左右社）

放送大学教材　1519433-1-2311（テレビ）

新版　今日のメンタルヘルス
—健康・医療心理学の実践的展開—

発　行　　2023 年 3 月 20 日　第 1 刷
編著者　　石丸昌彦
発行所　　一般財団法人　放送大学教育振興会
〒 105-0001　東京都港区虎ノ門 1-14-1　郵政福祉琴平ビル
電話 03（3502）2750

市販用は放送大学教材と同じ内容です。定価はカバーに表示してあります。
落丁本・乱丁本はお取り替えいたします。

Printed in Japan　ISBN978-4-595-32401-7　C1347